Frances Cha

Hätte ich dein Gesicht

Zu diesem Buch

Schöner, reicher, mächtiger – nur wer perfekt ist, steigt auf im schillernden Seoul. Vier junge Frauen versuchen, in den gnadenlosen Hierarchien hinter Gangnams Hochglanzfassaden zu bestehen. Kyuri, mit ihrem makellosen Gesicht, unterhält Nacht für Nacht mächtige Geschäftsmänner in exklusiven Room-Salons. Miho, aufstrebende Künstlerin, findet sich unfreiwillig in der superreichen Elite wieder. Ara, stumm seit ihrer Jugend, flieht in den Schein der glitzernden K-Pop-Welt. Und Wonna, frisch verheiratet, sucht verzweifelt nach einem Ausweg aus ihrem vorgeformten Leben. In bonbonfarbenen Schönheitskliniken und an den Marmortischen der High Society offenbaren sich die Abgründe einer Gesellschaft, in der Fehler nicht geduldet werden und Erfolg nur ein einziges Gesicht trägt.

»Cha gelingt es, nachhaltig zu skizzieren, wie die koreanische Gesellschaft über Mechanismen und Automatismen funktioniert. Ein Roman, dessen Wucht und Fülle Eindruck hinterlässt.« *Bjoernandbooks*

Die Autorin

Frances Cha, geboren in Saint Paul, Minnesota, ist Autorin und Journalistin. Sie verbrachte ihre Kindheit in Texas und Hongkong, im Alter von zwölf Jahren zog sie nach Korea. Sie studierte Englische Literatur und Kreatives Schreiben, anschließend war sie u. a. als Redakteurin für CNN International in Seoul und Hongkong tätig. Als Dozentin lehrte sie Medienwissenschaften und Kreatives Schreiben, u. a. an der Columbia University und der Seoul National University. Cha lebt mit ihrem Mann und zwei Töchtern in Brooklyn und Seoul.

Die Übersetzerin

Nicole Seifert (*1972), Autorin, Übersetzerin und Herausgeberin, studierte nach einer Ausbildung im S. Fischer Verlag Allgemeine und Vergleichende Literaturwissenschaften und Amerikanistik. Sie hat u. a. Werke von Torrey Peters, Shirley Jackson und Julia Strachey übersetzt. Sie lebt in Hamburg.

Mehr über die Autorin und ihr Werk auf *www.unionsverlag.com*

Frances Cha

Hätte ich dein Gesicht

Roman

Aus dem Englischen
von Nicole Seifert

Unionsverlag

Die Originalausgabe erschien 2020 bei Ballantine Books, Random House, Penguin Random House LLC, New York.

Im Internet
Aktuelle Informationen, Dokumente und Materialien
zu Frances Cha und diesem Buch
www.unionsverlag.com

Unionsverlag Taschenbuch 1006

Originaltitel: If I Had Your Face

Neptunstrasse 20, CH-8032 Zürich
Telefon +41 44 283 20 00
mail@unionsverlag.ch

Die erste Ausgabe dieses Werks im Unionsverlag erschien 2022
Reihengestaltung: Heinz Unternährer
Umschlagmotiv: Velizar Ivanov; Earl Wilcox (Unsplash)
Umschlaggestaltung: Peter Löffelholz
Satz: Greiner & Reichel, Köln
Druck und Bindung: CPI – Clausen & Bosse, Leck
ISBN 978-3-293-71006-1

Der Unionsverlag wird vom Bundesamt für Kultur mit einem Verlagsförderungs-Strukturbeitrag für die Jahre 2021–2024 unterstützt.

Auch als E-Book erhältlich

Für meine Mutter, die mir beibrachte,
wie man an einem Traum festhält

Ara

Sujin ist wild entschlossen, ein Room-Salon-Mädchen zu werden. Sie hat Kyuri von gegenüber in unsere winzige Wohnung eingeladen, und wir drei sitzen in einem kleinen Dreieck auf dem Boden und gucken aus dem Fenster auf unsere mit Bars übersäte Straße. Betrunkene Männer in Anzügen wanken vorüber und überlegen, wo sie für die nächste Runde Drinks hingehen. Es ist spät, und wir trinken Soju aus kleinen Pappbechern.

Kyuri arbeitet im Ajax, dem teuersten Room Salon in Nonhyeon. Dahin gehen Männer mit ihren Geschäftspartnern, um an Marmortischen in langen dunklen Räumen Besprechungen zu führen. Sujin hat mir erzählt, was diese Männer pro Abend zahlen, damit Mädchen wie Kyuri neben ihnen sitzen und sie abfüllen, und ich habe ihr lange nicht geglaubt.

Bevor ich Kyuri kennengelernt habe, hatte ich noch nie von Room Salons gehört, aber seit ich weiß, woran man sie erkennt, sehe ich sie in jeder Nebenstraße. Von außen sind sie fast unsichtbar. Dunkle Treppenabgänge unter nichtssagenden Schildern führen in unterirdische Welten, wo Männer dafür bezahlen, sich wie blasierte Könige aufzuführen.

Sujin möchte Teil all dessen sein, wegen des Geldes. Gerade fragt sie Kyuri, wo sie ihre Augen machen lassen hat.

»Ich hab meine noch in Cheongju machen lassen«, sagt Sujin betrübt. »Großer Fehler. Ich meine, guck mich mal an.« Sie reißt die Augen auf. Und es stimmt, die Falte an ihrem rechten Augenlid sitzt ein klein bisschen zu weit oben, was ihr ein verstohlenes, schiefes Aussehen verleiht. Ganz ehrlich, Sujins Gesicht ist leider auch abgesehen von den asymmetrischen Augenlidern zu quadratisch, um im koreanischen Sinn jemals als hübsch zu gelten. Außerdem steht ihr Unterkiefer zu weit vor.

Kyuri dagegen ist eines dieser elektrisierend schönen Mädchen. Die Nähte ihrer doppelten Lidfalte wirken natürlich blass, ihre Nasenspitze hat man aufgerichtet, die Wangenknochen verschmälert und den ganzen Kiefer verlagert und zu einer schmalen V-Linie geschliffen. Entlang ihres tätowierten Lidstrichs wurden lange, fedrige Wimpern implantiert, und sie macht regelmäßig Lichttherapie, weshalb ihr Gesicht wolkig weiß schimmert wie entrahmte Milch. Vorhin hat sie uns über Lotusblattmasken und Ceramidseren für ein strahlendes Dekolleté vollgelabert. Das einzig nicht Gemachte an ihr ist erstaunlicherweise ihr Haar, das sich wie ein dunkler Fluss über ihren Rücken ergießt.

»Ich war so dumm. Ich hätte warten sollen, bis ich älter bin.« Noch ein neidischer Blick auf Kyuris perfekte Lidfalten, dann seufzt Sujin und betrachtet in einem kleinen Handspiegel wieder ihre eigenen Augen. »So eine Geldverschwendung.«

Sujin und ich wohnen jetzt seit drei Jahren zusammen. Wir waren in Cheongju gemeinsam in der Mittelstufe und der Oberstufe. Die Oberstufe war an einer berufsorientierten Schule und dauerte dort nur zwei Jahre, aber Sujin hat nicht mal die zu Ende gemacht. Sie konnte es kaum erwarten, nach Seoul zu gehen, dem Waisenhaus zu entkommen, in dem sie aufgewachsen ist, und nach unserem ersten Jahr hat sie ihr Glück an einer Friseurschule versucht. Aber sie war ungeschickt mit der Schere, und Perücken zu ruinieren ist teuer, also hat sie auch das abgebrochen. Aber erst, nachdem sie mich gefragt hatte, ob ich ihre Lehrstelle übernehme.

Jetzt bin ich fertig ausgebildete Stylistin, und Sujin kommt ein paar Mal die Woche in den Salon, in dem ich arbeite, um Punkt zehn Uhr morgens. Ich wasche und föhne ihr die Haare, bevor sie zur Arbeit ins Nagelstudio geht. Vor ein paar Wochen hat sie Kyuri mitgebracht, als neue Kundin. Für kleine Friseurläden ist es eine große Sache, ein Room-Salon-Mädchen als Kundin zu ergattern, denn Room-Salon-Mädchen lassen sich jeden Tag professionell Haare und Make-up machen und bringen ordentlich Geld rein.

Das Einzige, was mich an Kyuri nervt, ist, dass sie manchmal zu laut redet, wenn sie mit mir spricht, obwohl Sujin ihr gesagt hat, dass mit meinem Gehör alles in Ordnung ist. Ich höre sie im Friseursalon auch oft von meinem »Zustand« reden, wenn ich ihr den Rücken zuwende.

Ich glaube aber, sie meint es gut.

Sujin klagt immer noch über ihre Augenlider. Eigentlich tut sie das schon, seit ich sie kenne – bevor sie sie hat machen lassen und danach auch. Der operierende Arzt war der Ehemann einer unserer Lehrerinnen und hatte in Cheongju eine kleine Praxis für plastische Chirurgie. Fast die halbe Schule hat sich in dem Jahr die Augen bei ihm machen lassen, weil die Lehrerin uns fünfzig Prozent Rabatt gegeben hat. Die andere Hälfte, zu der ich gehörte, konnte sich nicht mal das leisten.

»Gott sei Dank muss bei mir nicht nachgebessert werden«, sagt Kyuri. »Mein Krankenhaus ist fantastisch. Es ist das älteste Krankenhaus im Beauty Belt von Apgujeong. Da gehen auch die Stars hin, Yoon Minji zum Beispiel.«

»Yoon Minji! Die finde ich toll! Sie ist so hübsch. Und sie soll supernett sein.« Sujin sieht Kyuri ganz verzückt an.

»Na ja«, sagt Kyuri, und ein Schatten huscht über ihr Gesicht. »Sie ist ganz okay. Ich glaub, sie hat nur ein bisschen lasern lassen, wegen der ganzen Sommersprossen, die sie von ihrer neuen Show kriegt. Die auf dem Land, mit der ganzen Sonne?«

»Oh ja, die lieben wir!« Sujin stupst mich an. »Ara vor allem. Sie ist ganz versessen auf diesen Typen von Crown, der Jüngste aus der Band. Du solltest mal sehen, wie sie jede Woche nach der Sendung schmachtend durch die Wohnung streift.«

Ich tue so, als würd ich ihr eine langen, und schüttle den Kopf.

»Taein? Den finde ich auch echt süß!« Kyuri redet wieder lauter. Sujin sieht sie gequält an und wirft mir einen schnellen Blick zu.

»Sein Manager kommt manchmal ins Ajax, mit Typen in den engsten Anzügen, die ich je gesehen habe. Wahrscheinlich Investoren, jedenfalls prahlt der Manager vor ihnen immer damit, wie berühmt Taein in China ist.«

»Verrückt! Nächstes Mal sag Bescheid. Ara lässt alles stehen und liegen und sprintet zu dir.« Sujin grinst.

Ich runzle die Stirn und hole mein Notizheft und meinen Stift hervor, was mir lieber ist, als auf dem Handy zu tippen. Mit der Hand zu schreiben, ist dem Sprechen irgendwie ähnlicher.

Taein ist zu jung für einen Laden wie das Ajax, schreibe ich.

Kyuri beugt sich vor, um zu sehen, was ich geschrieben habe. »Chung Taein? Der ist so alt wie wir. Zweiundzwanzig«, sagt sie.

Das meine ich ja, schreibe ich. Und Kyuri und Sujin lachen mich aus.

Sujin nennt mich Ineogongju, Kleine Meerjungfrau. Weil die Kleine Meerjungfrau ihre Stimme verloren, aber später wiederbekommen hat und glücklich lebte bis ans Ende ihrer Tage. Ich erzähle ihr nicht, dass das die amerikanische

Zeichentrickversion ist. In der ursprünglichen Fassung bringt sie sich um.

Sujin und ich haben uns kennengelernt, als wir denselben Süßkartoffelstand zugewiesen bekamen, während unserem ersten Jahr in der Mittelstufe. So verdienten in Cheongju im Winter viele Teenager Geld – wir standen an einer Straßenecke im Schnee und rösteten über Kohlen in kleinen Blechdosen Süßkartoffeln, die wir für ein paar Tausend Won das Stück verkauften. Das haben natürlich nur die schlimmen Jugendlichen gemacht, Jugendliche, die zu den Iljin gehörten – den Schulgangs –, und nicht die Streber, die für Aufnahmeprüfungen büffelten und ihr hübsch verpacktes Mittagessen verspeisten, das ihre Mütter ihnen jeden Morgen mitgaben. Wobei die an den Süßkartoffelständen die *guten* schlimmen Jugendlichen waren. Immerhin gaben wir den Leuten was für ihr Geld. Die richtig Schlimmen nahmen es ihnen einfach weg.

Die besten Straßenecken waren hart umkämpft, weshalb es ein Glück war, mit Sujin zusammengesteckt zu werden. Sie konnte skrupellos sein, wenn nötig.

Als Erstes brachte Sujin mir bei, meine Fingernägel richtig einzusetzen. »Du kannst jemandem die Augen auskratzen oder die Kehle aufreißen, wenn du willst. Aber deine Nägel müssen die optimale Länge und Dicke haben, damit sie im entscheidenden Moment nicht abbrechen.« Sie überprüfte meine und schüttelte den Kopf. »Also, so geht das nicht«, sagte sie, verordnete mir Nägel stärkende Vitamine und einen bestimmten Härtungslack.

Das war, als ich noch sprach und Sujin und ich an unserem Stand rumgewitzelt und gesungen und den Passanten aus voller Kehle zugerufen haben: »Süßkartoffeln sind gut für die Haut! Sie machen schön *und* gesund! Und sie schmecken köstlich!«

Ein paar Mal im Monat kam Nana, um ihren Anteil zu kassieren, das ältere Mädchen, das uns ihre heiß begehrte Ecke überlassen hatte. Sie war ein bekanntes Iljin-Mitglied und hatte in einer Serie legendärer Kämpfe den gesamten Bezirk erobert. Beim letzten hatte sie sich allerdings den kleinen Finger gebrochen, und bis sie wieder gesund war, hatte sie uns ihr Gebiet übergeben.

Nana machte die anderen Mädchen in den Schultoiletten fertig, aber mich mochte sie, denn ich war das einzige Mädchen in unserer Gang, das keinen Freund hatte. »Du weißt, worauf es im Leben ankommt«, sagte sie immer zu mir. »Und du wirkst unschuldig, das ist perfekt.« Ich bedankte mich jedes Mal und verbeugte mich tief, und sie schickte mich Zigaretten holen. Ihr selbst verkaufte der Mann im Eckladen keine, weil ihm ihre Nase nicht passte.

Ich glaube, ich weiß jetzt, warum Sujin so besessen ist von ihrem Äußeren. Sie wuchs im Loring Center auf, das in ganz Cheongju als seltsam galt. Es beherbergte nicht nur ein Waisenhaus, sondern auch ein Heim für Behinderte und Missgebildete. Sujin hat mir erzählt, ihre Eltern seien gestorben, als sie ein Baby war, aber neulich ist mir klar geworden, dass sie von einem Mädchen, das noch jünger war als wir, ausgesetzt worden sein muss. Vielleicht war Sujins Mutter auch ein Room-Salon-Mädchen.

Ich habe Sujin gesagt, dass ich sie immer gern im Center besucht habe, weil dort niemand auf uns achtete. Wir konnten all die abgelaufenen, vom Supermarkt gespendeten Getränke trinken und unseren Süßkartoffelwagen dort abstellen, ohne dass es jemanden kümmerte. Aber insgeheim waren mir die Behinderten manchmal unheimlich, wie sie so langsam übers Gelände zogen, begleitet von der immer gleichen Leier ihrer Betreuer.

»Ich sags dir wirklich ungern, aber auch Taein hat in meinem Krankenhaus ganz schön viel machen lassen. Hat mir der Leiter der Klinik erzählt.« Kyuri sieht mich verschlagen an und zuckt die Schultern, als ich sie böse anfunkele. »Ich meine, die haben die beste Chirurgie der Welt. Es wäre dumm, sich *nicht* das Gesicht dort richten zu lassen, wenn man ein Star sein will.« Sie erhebt sich langsam und streckt sich wie eine Katze.

Sujin und ich beobachten sie dabei und gähnen ebenfalls, obwohl ich ihr den Seitenhieb gegen Taeins Gesicht heimlich verübele. Ich glaube wirklich nicht, dass er sich was anderes als die Zähne hat machen lassen. Er hat nicht mal eine doppelte Lidfalte.

»Moment, du redest doch nicht etwa von der Cinderella-Klinik, oder?« Sujins Augen verengen sich zu Schlitzen.

»Doch«, sagt Kyuri.

»Ich hab gehört, die Ärzte da wären alle Klassenbeste im Seoul National gewesen«, ruft Sujin aus.

»Ja, sie haben da eine Wand mit Fotos und Lebensläufen aller Ärzte, und in jedem Einzelnen taucht das Seoul National auf. Schönheitsfabrik nennen sie es.«

»Ist der Chefarzt da nicht total berühmt? Dr. Shin oder so?«

»Dr. Shim Hyuk Sang«, sagt Kyuri. »Man steht *Monate* auf der Warteliste für einen Termin bei ihm. Er erkennt Schönheitstrends schon, bevor es sie überhaupt gibt, und weiß, wie Mädchen aussehen wollen. Das ist einfach so wichtig!«

»Den meine ich! Ich hab auf BeautyHacker alles über ihn gelesen. Da war letzte Woche ein langer Beitrag über ihn.«

»Er ist wirklich nett. Und natürlich begabt.«

Kyuri wedelt sich mit der Hand vor dem Gesicht herum und blinzelt. Sie wankt auch ein bisschen, und erst bei genauem Hinschauen wird mir klar, dass sie total betrunken ist.

»Ist das echt dein Arzt?« Sujin beugt sich vor. Ich weiß, worauf das hinausläuft.

»Ja. Ich hab eine Freundin von mir dazu gebracht, mich ihm vorzustellen, sodass ich nicht den üblichen Aufpreis zahlen musste. Sie hat sich bei ihm den Haaransatz und die Waden machen lassen.«

»Wahnsinn!« Sujin springt auf. »Kannst du mich ihm vorstellen? Ich muss unbedingt meinen Kiefer richten lassen, und in diesem Artikel stand, das wäre seine Spezialität.« Nur ich weiß, dass sie seit Wochen überlegt, wie sie Kyuri danach fragen kann – wahrscheinlich wohl schon, seit sie sich kennengelernt haben. Sujin erzählt mir ständig, dass Kyuris Kinnlinie die schönste ist, die sie je gesehen hat.

Kyuri sieht Sujin lange an. Die Stille ist unangenehm, dann bedeutet mir Kyuri, dass sie mehr Soju möchte. Ich gieße ihr noch einen Becher ein und mische ein bisschen kaltes, süßes Yakult darunter. Sie verzieht das Gesicht, weil ich ihren Drink verdünne.

»Hör zu, ich sage nicht, dass ich meine Kiefer-OP bereue. Sie hat mein Leben verändert. Und ich sage nicht, dass eine OP dein Leben nicht auch verändern würde – das würde sie ganz bestimmt. *Trotzdem* kann ich nicht sagen, dass ich es empfehlen würde. Außerdem ist Dr. Shim echt viel beschäftigt, und das Krankenhaus ist richtig teuer. *Richtig* teuer, auch noch ohne den Aufschlag. Er nimmt nur Bargeld. Sie sagen zwar, du kannst mit Karte zahlen, aber dann ködern sie dich mit einem so fetten Rabatt auf die Barzahlung, dass du ganz einfach nicht *nicht* bar zahlen kannst. Es ist einfach zu teuer. Außer du bist Schauspielerin und bei einer der großen Agenturen unter Vertrag, dann sponsert er dich.« Kyuri kippt den Rest von ihrem Soju runter und zwinkert mit ihren fedrigen Wimpern. »Oder man muss sich woanders Geld leihen. Und dann ewig lange Zinsen zurückzahlen.«

»Na ja, das wird die größte Investition meines Lebens, und ich spare schon eine ganze Weile.« Sujin wirft den Kopf in den Nacken und schaut kurz zu mir herüber. Ich mache ihr die Haare gratis, damit sie für die nächste OP sparen kann. Das ist das Mindeste, was ich tun kann.

»Ich weiß nicht, wie viel du gespart hast, aber du wirst dich wundern, wie teuer es ist. Es ist am Ende nie nur die eine OP, für die man gekommen ist«, sagt Kyuri. Später werden Sujin und ich die möglichen Gründe dafür diskutieren, warum Kyuri anscheinend nicht will, dass Sujin sich dieser OP unterzieht – ist es ihr unangenehm, Dr. Shim um einen Gefallen zu bitten? Oder denkt sie, Sujin könnte am Ende zu sehr aussehen wie sie? Warum sollte sie nicht wollen, dass sich Sujins Leben ändert?

Kyuri seufzt und fügt hinzu, sie wünschte, sie könnte mehr Geld sparen. Wie Sujin mir erzählt hat, ist es für Room-Salon-Mädchen schwer, etwas zu sparen, weil sie sich ständig verschulden, in »Ho-Bars« ihren Frust von der Arbeit ablassen und Geld für Roomboys ausgeben. »Mit dem, was die meisten Room-Salon-Mädchen an einem Abend für Alkohol ausgeben, könnte ich zwei OPs bezahlen«, hat Sujin mal gesagt. »Du kannst dir nicht vorstellen, in welchem Maßstab die jede Woche Geld verdienen und zum Fenster rauswerfen. Ich *muss* dahin. Ich muss einfach.« Sie sagt, sie wird weiter sparen, bis sie aufhören kann, sich Sorgen zu machen, wie sie den nächsten Tag, den nächsten Monat überstehen soll.

Wenn sie so was sagt, nicke und lächle ich immer, damit sie weiß, dass ich ihr glaube.

Manchmal, wenn mich jemand fragt, wie es passiert ist, sage ich, es sei wegen eines Jungen. *Er hat mir das Herz gebrochen, und ich habe meine Stimme verloren.* Romantisch, oder?

Ich habe überlegt, es zu tippen und auszudrucken, dann muss ich es nicht jedes Mal aufschreiben. Aber dann wurde mir klar, dass das zu sehr an stumme Bettler in der U-Bahn erinnert.

Ab und zu lüge ich und sage, ich wäre schon so zur Welt gekommen. Aber wenn ich neue Kundinnen habe, die ich mag, sage ich ihnen die Wahrheit.

Das war der Preis, um zu überleben, schreibe ich. *Außerhalb von Seoul läuft alles etwas anders.*

Eigentlich hätte es mehr Sinn ergeben, wenn ich taub geworden wäre. Die meisten Schläge haben meine Ohren abbekommen. Damals sind meine Trommelfelle geplatzt, aber sie haben sich fast vollständig wieder erholt, und ich kann gut hören. Manchmal frage ich mich, ob ich besser höre als vorher. Zum Beispiel den Wind. Ich kann mich nicht erinnern, dass sein Klang vorher so viele Schattierungen hatte.

Am Montag kommt Kyuri etwas zu spät in den Friseursalon. Sie sieht müde aus, winkt mir aber vom Make-up-Stuhl aus zu, als ich meine Ecke für ihren Blow-out vorbereite. Das Mädchen, das neben mir arbeitet, benutzt viel zu viel Haarspray. Ich habe ihr schon viele Zettel geschrieben und sie gebeten, weniger zu benutzen, weil ich Kopfschmerzen bekomme von dem süßlichen Geruch und dem Spraynebel, aber sie zwinkert mir nur milde zu und ändert überhaupt nichts.

Nachdem ich Kyuri die Haare gewaschen habe, bringe ich ihr geeisten Yuja-Tee. Sie sinkt in den Stuhl.

»Das Übliche, bitte, Ara.« Sie betrachtet sich prüfend im Spiegel und trinkt einen Schluck. »Oh mein Gott, sieh dir diese dunklen Augenringe an. Ich seh heut aus wie ein Monster. Ich hab gestern Abend zu viel getrunken.«

Ich greife nach dem Glätteisen und halte es ihr mit hochgezogenen Augenbrauen hin.

»Nein, nur Wellen, bitte.« Sie fährt sich gedankenverloren mit den Fingern durchs Haar. »Hab ich dir vielleicht noch gar nicht erzählt, aber das ist im Ajax tatsächlich eine Regel. Es dürfen nicht zu viele Mädchen dieselbe Frisur haben, deshalb bekommen wir pro Saison einen Look zugeteilt. Ich hab Glück gehabt, weil ich die Wellen bekommen hab. Das mögen die Männer, weißt du.«

Ich lächle und nicke ihr im Spiegel zu, lege das Glätteisen weg und greife stattdessen zum Lockenstab.

»Ich achte darauf, jeden Mann danach zu fragen – einfach, weil ich sicher sein will. Und sie alle sagen, dass sie lange, wellige Haare mögen. Ich glaub wirklich, das liegt an Cho Sehee, die aus dem Film *My Dove*. Sie war darin so wunderschön, findest du nicht? Und ihre Haare sind komplett natürlich, wusstest du das? Sie hat sie seit zehn Jahren nicht gefärbt und keine Dauerwelle bekommen, wegen ihrem Vertrag mit Shampureen.«

Kyuri plaudert mit geschlossenen Augen weiter, während ich ihr Haar in dünne Strähnen teile und festklemme. Ich beginne mit der linken Seite, drehe den Lockenstab von innen nach außen.

»Die älteren Mädchen müssen sich so ins Zeug legen mit ihren Frisuren. Alt werden ist echt tragisch. Wenn ich mir unsere Madam so angucke, die ist wirklich das hässlichste Wesen, das ich je gesehen habe. Ich glaub, ich würde mich umbringen, wenn ich so hässlich wär. Aber weißt du was? Ich glaube, wir sind der einzige Room Salon mit einer hässlichen Madam. Das zeichnet das Ajax wirklich aus. Und ich glaube, wir Mädchen wirken sogar hübscher, weil sie so gruselig aussieht.« Sie erschaudert. »Manchmal kann ich nicht aufhören, darüber nachzudenken, wie hässlich sie ist. Ich meine, warum lässt sie sich nicht einfach operieren? Warum? Ich verstehe hässliche Menschen nicht, wirklich. Schon gar nicht, wenn sie Geld haben. Sind die dumm?« Sie betrachtet sich genau im Spiegel, dreht den Kopf nach allen Seiten, bis ich ihre Haltung korrigiere. »Sind die pervers?«

Dass ich zu Hause Zeit mit Sujin verbringe, kommt überhaupt nur sonntags vor, mein einziger freier Tag. Unter der Woche gehe ich vormittags um halb elf zur Arbeit und komme abends um elf erschöpft zurück. Sonntags faulenzen wir in der Wohnung, essen Bananenchips und Ramen und sehen auf dem Laptop fern. Sujins Lieblingssendung ist eine Show, die *Von Extrem zu Extrem* heißt und mehrere schwer entstellte (manchmal auch einfach echt hässliche) Menschen vorstellt, damit die Leute anrufen und abstimmen, wer umsonst eine Schönheitsoperation von einem der besten Ärzte des Landes gewinnen soll. Sie liebt es, wie die Auserwählten nach dem finalen Umstyling hinter einem Vorhang hervortreten und ihre Familien – die sie während der Reha monatelang nicht gesehen haben – schreiend und weinend auf die Knie fallen, wenn sie sehen, wie wunderschön anders der oder die Gewinnerin jetzt aussieht. Es ist sehr dramatisch. Die Moderatoren sind ständig am Heulen.

Normalerweise guckt sie es mehrmals hintereinander, aber heute ist sie zu hibbelig.

»Kyuri war so nett, als sie es sich dann anders überlegt hat. Sie hat gesagt, sie redet mit den Leuten, denen sie ihre Taschen verkauft, und die werden mir das Geld für die Operation leihen. Sie sagt, das sei sogar deren Kerngeschäft – Room-Salon-Mädchen Geld leihen! Und wenn es mir dann besser geht und alles gemacht ist, hilft Kyuri mir, eine Stelle zu finden.«

Ich tätschele ihr den Arm, Sujin zittert vor Aufregung. »Ich kann es kaum erwarten«, sagt sie. »Ich werde nur noch Ramen essen und das Darlehen so schnell zurückzahlen, dass sich gar nicht viele Zinsen ansammeln können.«

Sie wirkt aufgekratzt. »Wäre es nicht wunderbar, abends schlafen zu gehen und jeden Morgen reich aufzuwachen? Aber ich werde nichts ausgeben. Oh nein. Ich werde im Herzen arm bleiben. Und deshalb werde ich reich bleiben.«

Was kaufst du denn mir?, schreibe ich. Sie lacht und zieht mir an den Haaren.

»Für Ineogongju«, sagt sie, »was ihr Herz begehrt.« Sie geht zum Spiegel und berührt mit den Fingerspitzen ihr Kinn. »Du musst bis dahin nur wissen, was das ist.«

Am Tag von Sujins Operation kommt Kyuri früh in den Friseursalon, damit sie Sujin ins Krankenhaus bringen und mit Dr. Shim reden kann, ehe er operiert. Ich werde heute um fünf Uhr Schluss machen, um da zu sein, wenn Sujin aus der Narkose aufwacht.

Danke, dass du sie so einem Künstler vorgestellt hast, schreibe ich. *Sie wird wunderschön sein.*

Kyuris Miene versteinert kurz, aber dann lächelt sie wieder und sagt, ihr gefalle die Vorstellung, dabei zu helfen, mehr Schönheit in die Welt zu bringen. »Ist es nicht unheimlich selbstlos von ihm, sie für einen so winzigen Aufschlag dazwischenzuschieben? Normalerweise ist er so ausgelastet, dass man auf Monate hinaus keinen OP-Termin bekommt.« Ich nicke. Bei der Untersuchung hat Dr. Shim Sujin gesagt, es sei kein Problem, ihre Lidfalten nachzubessern, und dass sie dringend sowohl eine Kiefer- als auch eine Kinnkorrektur brauche. Er wird den Ober- und den Unterkiefer verkleinern, verlagern und dann schleifen, damit ihre Kinnlinie nicht mehr so männlich wirkt. Außerdem empfiehlt er als Ergänzung zur Kieferoperation, die Wangenknochen zu reduzieren und am Kinn etwas Fett abzusaugen. Die Operationen werden insgesamt fünf bis sechs Stunden dauern, und Sujin wird vier Tage im Krankenhaus bleiben.

Weniger auskunftsfreudig war er bei der Frage, wie lange es dauern wird, bis sie wieder ganz natürlich aussieht. »Wahrscheinlich mehr als sechs Monate«, war noch die konkreteste Antwort, die wir bekamen. Das sei von Fall zu Fall sehr unterschiedlich. Aber eine Arbeitskollegin erzählte mir, bei ihrer Cousine hätte es länger als ein Jahr gedauert, bis sie wieder normal aussah. Sie spüre ihr Kinn immer noch nicht wieder, und das Kauen falle ihr schwer, aber sie habe eine Stelle im Vertrieb eines Spitzenkonzerns bekommen.

Ich habe Kyuris Haar in Wellen gelegt, lockere es auf und spritze mir mein teuerstes Glanzserum in die Hände. Ich reibe die Handflächen aneinander und fahre sanft durch ihr Haar. Es duftet wunderbar, nach Pfefferminz und Rosen.

Ich tippe ihr auf die Schulter, um ihr zu verstehen zu geben, dass ich fertig bin. Kyuri setzt sich auf, klimpert mit den Wimpern und schaut sich mit ihrem »Spiegelgesicht« an, die Wangen nach innen gesogen. Sie sieht atemberaubend aus mit ihrer Lockenkaskade und dem sorgfältig geschminkten Gesicht. Neben ihr wirke ich blass mit meinem gewöhnlichen Gesicht und meinem gewöhnlichen Haar, von dem mir Manager Kwon ständig sagt, ich solle es dramatischer stylen.

»Danke, Ara«, sagt sie, und langsam breitet sich ein dankbares Lächeln auf ihrem Gesicht aus. Sie begegnet meinem Blick im Spiegel. »Ich liebe es. Was für eine Göttin!« Wir lachen gemeinsam, aber mein Lachen ist tonlos.

Im Krankenhaus kann ich nichts tun, als ihre Hand zu halten, während sie still vor sich hinweint, nur Wimpern und Nase und Lippen sind von ihrem bandagierten Kopf zu sehen.

Als ich an diesem Abend nach Hause komme, finde ich auf dem Tisch ein Blatt Papier. Es ist Sujins Testament. Wir hatten viele Berichte über Patientinnen gelesen, die gestorben waren, weil Partikel des Kieferknochens in den Arterien hängen blieben, sodass sich das Blut in der Kehle sammelte und sie im Schlaf erstickten. Ich habe Sujin nach den ersten Artikeln gesagt, sie solle aufhören, aber heimlich habe ich sie alle gelesen.

Ich hinterlasse alles, was ich besitze, meiner Mitbewohnerin, Park Ara, steht da.

In der ursprünglichen Version der Geschichte erträgt die Kleine Meerjungfrau unaussprechliche Schmerzen, um menschliche Beine zu bekommen. Die Meerhexe warnt sie, dass ihre neuen Füße sich anfühlen werden, als ginge sie auf geschliffenen Klingen, aber sie werde in der Lage sein zu tanzen, wie noch nie ein Mensch getanzt habe. Also trinkt sie den Hexentrank, der ihren Körper durchfährt wie ein Schwert.

Was ich eigentlich sagen will, ist, dass sie mit ihren schönen Beinen göttlich tanzte, obwohl es schmerzte wie tausend Messer. Sie konnte gehen und laufen und in der Nähe ihres geliebten Prinzen bleiben, und selbst, als es mit ihm nichts wurde, war das nebensächlich. Sie hatte einen Traum gehabt, und dieser Traum war wunderbar gewesen.

Und am Ende, nachdem sie ihrem Prinzen Lebewohl gesagt und sich ins Meer geworfen hatte, in der Erwartung, zu Meeresschaum zu zerfallen, wurde sie von den Kindern des Lichts und der Luft fortgetragen und bekam eine neue, reine Seele.

Ist das nicht eine schöne Geschichte?

Kyuri

Gegen zehn Uhr abends kam ein Mädchen in unser Zimmer im Room Salon, das nicht zu uns gehörte. Sie war klein und teuer gekleidet, in einem fließenden, mit Vögeln bedruckten Seidenkleid und nerzbesetzten High Heels. Ich hatte genau dieses Kleid in der neuesten Ausgabe von *Women's Love and Luxury* gesehen, es kostete so viel wie eine Jahresmiete. Sie stand da, zierlich und voller Verachtung.

Fünf Room-Salon-Mädchen saßen um den Tisch, für jeden Mann eins, und sie stand im Türrahmen und stierte uns fasziniert an, eine nach der anderen. Die meisten Männer schienen sie nicht bemerkt zu haben – sie tranken und redeten laut –, aber wir erstarrten. Die anderen Mädchen sahen sofort wieder weg, die Köpfe gesenkt, aber ich hielt inne und stierte zurück.

Ganz ruhig betrachtete sie alles im Raum – die dunklen Marmorwände, den langen Tisch voller Flaschen und Gläser und Kristallplatten mit Früchten, das Licht, das aus dem Bad in der Ecke drang, die Karaoke-Anlage, die mitten im Lied abgestellt worden war, weil Bruce einen wichtigen geschäftlichen Anruf bekommen hatte und keine Lust hatte, rauszugehen. Dass sie nicht von einem Kellner begleitet wurde, bedeutete, dass ihr jemand genau gesagt hatte, in welchen Raum sie gehen sollte – in Anbetracht unseres bewusst verwirrenden unterirdischen Flurlabyrinths keine schlechte Leistung.

»Ji, komm her!«, rief Bruce, mein Partner, der meinem Blick gefolgt war und sich umdrehte, während er mir unter dem

Tisch grob in die Innenseite meines Schenkels kniff. »Da bist du ja!«

Das Mädchen namens Ji kam langsam auf uns zu und setzte sich dort, wo Bruce hinzeigte. Von Nahem konnte ich sehen, dass ihr Gesicht nicht operiert war – ihre Augen hatten keine doppelte Lidfalte und ihre Nase war flach. Nie im Leben würde ich mit so einem Gesicht rumlaufen. Aber ihrem Gang und ihrer Kopfhaltung nach zu urteilen, stammte sie aus einer so reichen Familie, dass sie keine OP brauchte.

»Hey«, sagte sie zu Bruce. »Sag mal, bist du betrunken? Warum sollte ich herkommen?« Sie klang aufgebracht, hierherbeordert worden zu sein, aber ich wusste, dass das Gegenteil der Fall war – sie war begeistert, einen Room Salon von innen sehen zu können. Frauen glotzen bei ihren seltenen Besuchen meistens wie die Fische und verurteilen uns. Man kann sie förmlich denken sehen: »Ich würde mich für Geld niemals so kompromittieren. Vermutlich machen die das doch bloß für Handtaschen.«

Ich weiß nicht, wer schlimmer ist, die oder die Männer. War nur ein Scherz, die Männer sind immer schlimmer.

Vor mir auf dem Tisch stand eine halb leere Flasche Whisky. Bruce hatte, wie immer, den größten Raum gebucht und die teuersten Flaschen von der Karte bestellt, aber heute Abend brauchten er und seine Freunde länger, um sie zu trinken, als die meisten anderen Gruppen. Bruce war für unseren Room Salon der neueste große Fang – nicht nur war seine Familie berühmt (seinem Vater gehörte eine Stammzellenklinik in Cheongdamdong), er hatte auch noch selbst eine Gaming-Firma gegründet. Madam war ganz begeistert, weil er jetzt schon seit zwei Monaten jede Woche kam. »Alles nur deinetwegen, Kyuri«, hatte sie vor ein paar Abenden zu mir gesagt und über ihr ganzes Krötengesicht gestrahlt. Ich strahlte zurück. Zufällig wusste ich, dass unser Room Salon von seinem Büro aus der nächstgelegene ist.

»Natürlich bin ich nicht betrunken«, fuhr Bruce das Mädchen an. »Ich hab dich angerufen, weil Miae nicht mit mir redet.«

Von Miae hörte ich zum ersten Mal, aber warum hätte ich auch von ihr hören sollen?

»Habt ihr euch schon *wieder* gestritten?«, fragte sie. Fröstelnd holte sie eine sandfarbene Strickjacke aus ihrer Tasche und zog sie an. Das allein war ein weiterer Affront. Madam kühlt den Raum so weit runter, dass sich die Männer in ihren Anzügen wohlfühlen, während wir in unseren Minikleidern versuchen, unsere Gänsehaut zu verbergen.

»Du musst mit ihr reden, sie wachrütteln, damit sie versteht, wie es in der wirklichen Welt zugeht.« Bruce nahm seine Brille ab und rieb sich die Augen, was er immer macht, wenn er frustriert ist. Ohne Brille sieht er aus wie ein verlorenes kleines Kind, und der Name Bruce wirkt dann ganz albern. Ich nenne ihn so, seit er mir erzählt hat, dass er schon vor seinem fünfzehnten Geburtstag den dritten Dan in Taekwondo hatte. Wir waren im Hotel, und ich zog ihn mit seinen dünnen Armen auf. Ich war an dem Abend zu müde für Sex und hoffte, er wäre dann genervt von mir.

Ich weiß nicht, wann Männer zu Arschlöchern werden – als Jungs, als Teenager? Wenn sie anfangen, richtig Geld zu verdienen? Wahrscheinlich hängt es von ihren Vätern ab, und von den Vätern ihrer Väter. Die Großväter sind normalerweise die allergrößten Arschlöcher, zumindest wenn meine irgendein Anhaltspunkt sind. Immerhin sind die Männer von heute schon viel besser als frühere Generationen – die ihre Geliebten mit nach Hause brachten und von ihren Ehefrauen erwarteten, ihre Bastardkinder durchzufüttern und zu versorgen. Ich habe einfach zu viele Geschichten über meinen eigenen

Stammbaum gehört, als dass ich mir je etwas vorgemacht hätte, nicht mal, bevor ich in einem Room Salon gearbeitet habe. Wenn sie nicht früh sterben und dich mit Kindern und gigantischen Betreuungskosten sitzen lassen, bescheißen sie dich auf andere, genauso sterbensöde Weise.

Gentlemen bekomme ich überhaupt nur im Fernsehen zu Gesicht. Das sind die netten Männer. Die beschützen dich und weinen und halten ihren Familien zum Trotz zu dir, auch wenn ich natürlich nicht wollen würde, dass sie auf das Familienvermögen verzichten. Ein armer Mann kann mir nicht helfen, wenn er sich selber nicht helfen kann. Ich weiß das, weil ich mal einen armen Mann geliebt habe. Er konnte nicht dafür bezahlen, Zeit mit mir zu verbringen, und ich konnte es mir nicht leisten, Zeit mit ihm zu verbringen.

»Ihr streitet euch mehr als jedes andere Paar, das ich kenne«, sagte das Mädchen. »Du musst es endlich beenden oder ihr einen Antrag machen.« Beim Sprechen betrachtete sie mich von oben bis unten.

Miststück, dachte ich und versuchte, dem Drang zu widerstehen, am Saum meines Kleides zu zupfen.

»Ich weiß«, sagte Bruce und griff nach der Flasche. Ich ließ zu, dass er sich nachschenkte, ohne meine Hilfe anzubieten. Wenn Madam mich gesehen hätte, hätte sie was gesagt. »Darum geht es im Moment eigentlich bei jedem Streit. Ich bin nicht bereit, ich bin erst dreiunddreißig. Von unseren Freunden ist niemand verheiratet. Nicht mal die Mädchen. Obwohl ich keinen Schimmer habe, was *deren* Plan ist.« Er runzelte die Stirn. »Bei dir ist es natürlich was anderes, Ji«, fügte er eilig hinzu. »Du musst dir ja offensichtlich keine Sorgen machen.«

Das Mädchen schaute genervt. »Ich bin es so leid, dass meine Familie diese Blind Dates für mich arrangiert, um mich zu verheiraten. Was glauben die, in welchem Jahrhundert wir leben?«

Seine Miene wurde ernst, als er über ihr Problem nachdachte. Ich rollte mit den Augen, was zum Glück niemand sah.

»Meine Großmutter hat schon ein Datum für meine Hochzeit festgelegt«, fuhr sie fort. »Im September, der fünfte oder so. Sie brauchen nur noch einen Bräutigam. Sie meint, sie müsse sorgfältig abwägen, in welchem Hotel ich heirate, um die Besitzer all der anderen Hotels nicht vor den Kopf zu stoßen.«

Ich holte mein Puder hervor und besserte mein Make-up nach. Über was für einen krassen Scheiß sich manche Leute Sorgen machen. Früher wäre ich unruhig geworden und verlegen, hätte mich unbehaglich gefühlt, wenn sie mich so angeguckt hätte. Jetzt will ich ihr einfach eine klatschen. Und Bruce gleich auch, weil er sie herbestellt hat.

»Jedenfalls finde ich es ein gutes Zeichen, dass dich das mit Miae so beschäftigt«, sagte sie. Dann fing sie an, schnell Englisch zu sprechen und dabei wild zu gestikulieren. Das machen Leute so, wenn sie Englisch reden, ist mir aufgefallen. Sie rudern wild mit den Händen, und ihre Köpfe bewegen sich viel beim Reden. Lächerlich wirkt das.

»Bruce, was soll der Scheiß?« Die Köpfe der anderen Männer fuhren herum, als sie Ji Englisch reden hörten. Erst jetzt merkten sie, dass ein Mädchen aus der Außenwelt unter ihnen war.

»Scheiße, Mann«, sagte der feiste, verschwitzte Typ, der zu meiner andern Seite saß. Vorhin hatte ich gehört, wie er Sejong gegenüber, dem Mädchen, das er sich ausgesucht hatte, damit angab, er sei »Anwalt bei einer Topkanzlei«. Sejong hatte sich gar nicht mehr eingekriegt vor Lachen, und er war rot geworden wie ein Teenager.

Sein dickes Gesicht war feindselig, als er jetzt von Bruce zu dem Mädchen und wieder zu Bruce sah.

»Jungs, das ist meine Freundin Jihee, ihr kennt sie von Miaes Geburtstagsparty, wisst ihr noch?«, lallte Bruce strahlend. Alle starrten ihn an. Sie kannte wahrscheinlich ungefähr ein Drittel ihrer Schwestern und Ehefrauen und Kolleginnen. Wahrscheinlich auch deren Eltern.

Das Mädchen lehnte sich auf ihrem Stuhl zurück und guckte so unschuldig wie möglich. Gehen wollte sie nicht, so viel war klar.

Eine Stille trat ein, die keine von uns zu überbrücken versuchte. Es war mies von Bruce, die ungeschriebene Regel zu brechen, aber die Typen durften nicht wütend sein. Er war ohnehin zu betrunken, als dass es ihm was ausgemacht hätte, aber vor allem zahlte er für den kompletten Abend, wie immer. Die Rechnung entsprach wahrscheinlich ihrem halben Monatsgehalt. Also wandten sich die Männer wieder ihren Mädchen zu, wenn auch sehr viel zurückhaltender jetzt.

An jedem anderen Abend wäre ich aufgestanden und in eins der anderen Zimmer gegangen, weil meistens Stammkunden nach mir fragen und ich deshalb von Raum zu Raum gehe. Aber Bruce ist eine Ausnahme, und an diesem Dienstag war nicht viel los. Außerdem hatte ich Hunger, und die Teller mit Anju waren noch unangetastet. Obwohl es gegen die Salonregeln verstieß und ich das noch nie gemacht hatte, nahm ich mir ein Stück Drachenfrucht und begann zu essen. Das Fleisch war seidig, schmeckte aber fast nach nichts.

»Wie fing der Streit eigentlich an?«, fragte das Mädchen.

»Miae wollte, dass wir heute Abend mit der neuen Freundin ihres Bruders essen gehen«, sagte Bruce. »Ich hab für diesen Börsengang so hart gearbeitet, dass ich jeden Abend am Schreibtisch eingeschlafen bin, und jetzt hock ich mich auf gar keinen Fall zu so 'ner Hinterwäldlerin, die ihr Idiot von einem Bruder an seiner Feld-Wald-Wiesen-Universität kennengelernt hat. Interessiert mich einen *Scheiß*.«

Er trank einen Schluck Whisky und grübelte. Mich ignorierte er komplett, als hätte er mich nicht zwei Nächte zuvor über einen Sessel gebeugt gevögelt.

»Für sie fühlt sich das an, als wäre dir ihre Familie egal. Nimm das lieber ernst.«

Er schnaubte. »Weißt du, dass ihr Bruder mich um *Taschengeld* bittet?« Er schüttelte angewidert den Kopf. »Und natürlich wird er mich auch um einen Job bitten, obwohl wir niemanden einstellen, der nicht von einer der drei Top-Unis kommt. Oder wenigstens vom KAIST. Oder jemanden mit Eltern, die uns unterstützen können.«

»Was macht ihr Dad noch mal? Ich glaub, ich wusste es schon mal, aber ich habs vergessen.«

»Der ist einfach Anwalt mit 'ner Winzkanzlei in einem Viertel, von dem ich noch nie gehört hab und das kaum noch zu Seoul gehört.«

Er wirkte aufgebracht.

»Warum machst du dann nicht einfach Schluss?«, fragte das Mädchen, mittlerweile ungeduldig. »Sie ist inzwischen auch meine Freundin, und ich sage das in ihrem Sinne. Verschwende ihre Zeit nicht, wenn sie sich doch jemand anders suchen muss. Es wird sie ein Jahr kosten, sich jemand Neues zu suchen, vielleicht ein weiteres, bis übers Heiraten gesprochen wird, dann noch ein paar Monate bis zur Hochzeit und dann noch ein Jahr, bis sie Kinder bekommen. Und sie ist schon dreißig!«

»Ja, ich weiß«, sagte er düster. »Deshalb hab ich ja auch eingewilligt, dass sich unsere Eltern kennenlernen. Beim Abendessen. Und jetzt krieg ich Panik. Mein Leben, wie ich es kenne, wird am ersten März enden. Am Tag der Unabhängigkeitsbewegung. Sieben Uhr abends. Es kommen sogar sämtliche Geschwister.« Sein Gesichtsausdruck war tragisch.

»Was?«, sagten sie und ich gleichzeitig. Und dann sahen Bruce und das Mädchen mich an, Bruce amüsiert und das Mädchen mit vernichtendem Blick.

»Ein Sangyeonrae?«, fragte sie. »Das ist endgültiger als ein Antrag.«

Ich wusste nicht, warum die Nachricht mich so schockierte, aber ich verzog die Lippen zu einem spöttischen Lächeln und witzelte: »Du heiratest? Dann seh ich dich in Zukunft ja *noch* öfter!«

»Deshalb war ich so angepisst«, fuhr Bruce fort, als hätte er mich nicht gehört. »Ich will die Freundin ihres Bruders nicht bei dem Essen dabeihaben – meine Mutter würde der Schlag treffen bei der Vorstellung, dass jemand wie sie mit unserer Familie verschwägert sein könnte. Als wäre nicht so schon alles schwierig genug. Aber Miae bleibt dabei, dass es ihren Bruder zu sehr aufregt, wenn seine Freundin nicht mitdarf.«

»Warum ist es denn noch so lange hin?«, fragte sie. »Drei Monate? Wo soll es denn stattfinden?«

»Ich hab ein Separee im Reign Hotel reserviert«, sagte Bruce. »Ihre Mom war bei der ganzen Sache so verdammt fordernd, und meine Eltern haben schließlich Ja gesagt. Es ist einfach der erste Abend, an dem meine Eltern beide Zeit haben. Aber sie schieben es auch so lange wie möglich raus. Und, ehrlich gesagt, der Grund, dass es überhaupt stattfindet, ist, dass meine Mom zu einer Wahrsagerin gegangen ist. Anscheinend ist Miae die ideale Schwiegertochter, Ehefrau und Mutter. Oh Gott.« Er schüttelte den Kopf. »Ich weiß nicht, ob ich das kann.«

»Schluss jetzt mit dem Elend«, tadelte das Mädchen. »Deine Eltern müssen Miaes Familie früher oder später kennenlernen.«

Bruce stöhnte und zuppelte am Armband seiner glänzenden Uhr herum.

»Immerhin sind sie angesehen«, fügte sie nach einer Pause hinzu. »Es könnte viel schlimmer sein.«

Ihr Tonfall sagte mir, dass sie mich meinte.

Über Ansehen weiß ich zufällig alles. Meine ältere Schwester, Haena, hat in ziemlichen Reichtum eingeheiratet.

Sie hat einen Abschluss von einer der Top-Frauen-Universitäten in Seoul, ein Diplom in Kochwissenschaft, was ihre Eheschließung überhaupt erst möglich gemacht hat. Bei der Hochzeit, gefeiert in einem der teuersten Hotels von Seoul, gehörten zur Seite des Bräutigams mehr als achthundert Gäste, überwiegend Männer in schwarzen Anzügen mit Ferragamo-Animalprint-Krawatten und Geldgeschenken in weißen Umschlägen. Für unsere Seite musste seine Familie Fake-Gäste engagieren, damit es nicht wirkte, als würden sie nach unten heiraten.

Inzwischen ist sie seit einem Jahr geschieden und hat es unserer Mutter immer noch nicht gesagt.

Ihr Ex-Mann, Jaesang, hat die Farce bisher mitgespielt und ist an den wichtigen Feiertagen, zu Chuseok und zum Neujahrsfest, zu uns nach Hause gekommen. Aber neulich hat er Haena in Panik versetzt, weil er sich weigert, weiterhin zu den Hochzeiten unserer Verwandten zu gehen. Mit ihrem reichen Schwiegersohn anzugeben, ist der ganze Stolz unserer verwitweten Mutter.

Jaesangs Eltern wissen von der Scheidung und sind offenbar hin- und hergerissen, wägen die Peinlichkeit ab gegen den unmittelbaren Drang, nach einer besseren zweiten Frau für ihren Sohn Ausschau zu halten. Sie haben meine Mutter während der gesamten zweijährigen Ehe nur zwei Mal getroffen, die Gefahr, dass sie es ihr sagen, besteht also nicht.

Haena konnte in der Wohnung in Gangnam bleiben, die immer noch auf Jaesangs Namen läuft. Einige seiner Sachen sind dort noch strategisch platziert, falls meine Mutter mit Körben voller selbst gekochtem Essen für ihren geliebten Schwiegersohn vorbeikommt.

»Es ist das Einzige, was ich für ihn tun kann«, sagt meine Mutter jedes Mal, wenn Haena einwendet, Jaesang esse doch kaum zu Hause. »Es ist meine Art, dich zu beschützen.« Also nimmt Haena das Essen an.

An einem dieser Tage im letzten Jahr, nach einem weiteren frustrierenden Telefonat mit meiner Mutter über Haena (»Kyuri-ya, was soll ich Jaesang zu seinem Geburtstag kaufen, was meinst du? Sieh zu, dass du dein Geschenk rechtzeitig losschickst, und schreib eine Karte.«), lud ich die beiden Mädchen von gegenüber auf einen Drink zu mir ein. Ich hatte schon lange vorgehabt, mal mit ihnen zu reden.

Dass ich das überhaupt wollte, sagt einiges über meine geistige Verfassung. Keine von ihnen sah besonders interessant aus, und sie hatten auch keine interessanten Jobs oder relevante Hobbys oder irgendwas in der Art. Nein, was mich jedes Mal faszinierte, wenn ich sie sah, war, wie nah sie sich waren – wie freundschaftlich sie miteinander umgingen und wie wohl sie sich zusammen fühlten. Das aufgedrehte Mädchen mit dem quadratischen Gesicht und das unauffällige Mädchen mit dem blassen Gesicht, das waren sie für mich. Ich sah sie zusammen im Viertel, untergehakt, wie sie an einem der Straßenstände etwas aßen oder Soju im Eckladen kauften, die mit dem quadratischen Gesicht immer laut, beide Zärtlichkeit ausstrahlend. Manchmal ließen sie zum Lüften ihre Eingangstür weit offen, und ich sah, wie Bleichgesicht mit dem Haar von Quadratgesicht spielte, während sie in ihren Schlafanzügen dösend fernsahen. Ich erwischte mich bei dem melancholischen Gedanken: »Wie Schwestern.«

Meine eigene Schwester und ich kommen im Leben der anderen nicht viel vor, es sei denn, es geht um unser eines gemeinsames Ziel – unsere Mutter, so gut wir können, zu schützen.

Ich wusste schon, dass Jaesang in Room Salons seinen Ruf weghatte, bevor Haena das mit seiner »Freundin« rausfand. Vor drei Jahren habe ich ihn in einem Room Salon in Gangseo etwas besonders Ekliges tun sehen. Das war vor meiner doppelten Kiefer-OP, und der Salon war einer mit dazugehörigem Hotel im Obergeschoss.

Ich kam hinter den anderen Mädchen in den Raum und sah Jaesang in der hinteren Ecke sitzen. Ich floh, bevor er mich sah, und suchte die Madam, die mich für den Abend nach Hause schickte, weil ich so nervös war und sie keine Szene wollte. Später ging sie rein, stellte sich Jaesang vor und verwöhnte ihn den ganzen Abend lang, sodass er sich wie etwas ganz Besonderes vorkam. Sie nahm ihm das Versprechen ab, jedes Mal anzurufen, bevor er käme, damit ich nicht aus Versehen in sein Zimmer geschickt würde. »Ich lasse nicht zu, dass eins unserer Mädchen unglücklich ist«, sagte sie und kniff mir in die Wange. Ich hätte kotzen können. Als würde sie sich was aus mir machen, wo sie mich doch jeden Abend in Sorge darüber ließ, ob ich genug Geld einbrachte.

Natürlich habe ich es Haena nie erzählt. Meine normalerweise so nüchterne Schwester führte sich auf wie eine Irre, als sie von Jaesangs Freundin in einem Room Salon in Samseongdong erfuhr. Zur Scheidung kam es aber nicht, weil sie so einen Aufstand machte. Jaesang war nicht in das Room-Salon-Mädchen verliebt oder so. Er liebte Haena einfach nicht mehr und hatte keine Lust, ihre Herzensqual über sich ergehen zu lassen. Und bei unserer Familie musste er auch nicht lange überlegen, ob er sich von ihr scheiden ließ.

Es ist schön, heute endlich in einem der »Zehn Prozent« zu arbeiten – ein Salon, der angeblich nur die hübschesten zehn Prozent der Mädchen beschäftigt, und wo die Madam uns nicht offen zu Sex mit den Klienten drängt, damit sie noch eine Runde bestellen. Es herrscht immer noch Druck, Geld einzubringen, aber es geht ein bisschen zivilisierter zu. Immer, wenn ich mich über Madam ärgere, flüstern die anderen Mädchen mir zu, so schlimm sei sie gar nicht, und ich solle mich an die Madams meiner Vergangenheit erinnern. Wir haben alle unter sehr viel gemeineren gelitten.

Unsere Mutter hat auch ihre Geheimnisse, nur sind die von der harmlosen Sorte.

»Kyuri, die geheime Zutat, die ich in jede Beilage mische, sind ein paar Tropfen chinesische Pflaumensoße«, sagt sie, während sich Schweiß in den Tiefen ihrer Stirnfalten sammelt und sie Anchovis mit gemahlenen Erdnüssen und Pflaumensirup anbrät. »Die kann man überall ranmachen, und es ist so gesund!«

Zu Hause in Jeonju schaue ich ihr immer dabei zu, wie sie die Soße in die Pfanne schüttet und betrachte ihre dürren Handgelenke. Mich lässt sie nie an den Herd. Die Folge ist, dass Haena und ich keine einzige Mahlzeit zubereiten können, nicht mal Reis.

»Ihr werdet beide ein besseres Leben haben als eine Hausfrau und Schwiegertochter«, sagte sie uns, als wir heranwuchsen. Sie war in vieler Hinsicht keine traditionelle Mutter. »Mir wär am liebsten, ihr könnt überhaupt nicht kochen.«

Ihr Körper rüstet ab, seit unser Vater gestorben ist. Sie musste ihren Marktstand aufgeben, an dem sie die letzten fünfunddreißig Jahre lang Tofu verkauft hat. In ihrer rechten Brust wurden vor zwei Jahren zwei große Tumore entdeckt und entfernt. Sie waren gutartig, aber besorgniserregend groß.

Ihre Werte sind gefährlich nah an Diabetes, und ihre Knochen lösen sich langsam auf. Ihre linke Hand hat sich vor sechs Monaten entzündet und ist immer noch geschwollen wie ein Schwamm. Wenn ich zu meiner Mutter fahre, massiere ich ihr jedes Mal stundenlang die Hand, und nächsten Monat gehe ich mit ihr zu einem Chirurgen, der frühestmögliche Termin im SeoLim Hospital, den ich kriegen konnte.

Sujin betont immer gern, ich sei die einzige richtig töchterliche Tochter, die sie kennt, und Ara nickt heftig und stimmt ihr zu. »Wer hätte gedacht, dass ein Room-Salon-Mädchen die Tochter des Jahrhunderts ist?«, sagt Sujin, weil ich ihr erzählt habe, dass ich keine meiner Handtaschen selbst gekauft habe, und kein Geld habe, weil ich alles meiner Mutter schicke.

Ich hatte vergessen, dass Sujin Waise ist und Ara es hasst, ihre Eltern zu besuchen. Ständig trete ich in Fettnäpfchen.

Meine Mutter nennt mich Hyo-neo – Tochterkind – und streicht mir so liebevoll übers Haar, dass es mir das Herz bricht. Aber manchmal ist sie wie ausgewechselt und zittert vor Wut über mich.

»Es gibt keinen größeren Kummer, als nicht zu heiraten!«, sagt sie. »Der Gedanke, dass du ganz allein bleibst im Leben, ohne Kinder, der macht mich so alt und krank.«

Ich sage ihr, dass ich Dutzende Männer treffe, in dem Büro, in dem ich angeblich als Sekretärin arbeite. Es gehe nur darum, den Richtigen zu finden.

»Hast du nicht deshalb so viel Schmerz auf dich genommen mit deiner Operation?«, fragt sie und sticht mir den Finger in die Wange. »Wozu hast du denn so ein schönes Gesicht, wenn du nicht weißt, wie man es einsetzt?«

Schon als Kind wusste ich, dass ich mein Gesicht verändern müsste, um etwas zu erreichen. Wenn ich mein Spiegelbild betrachtete, wusste ich, alles daran musste sich ändern, noch bevor eine Wahrsagerin mir dasselbe sagte.

Als ich schließlich am Abend meiner Kiefer-OP aufwachte und die Narkose nachließ, wollte ich vor Schmerz schreien, aber mein Mund ging nicht auf, und kein Laut kam heraus. Nach Stunden anhaltender Qual konnte ich nichts anderes mehr denken, als dass ich mich umbringen wollte, um dem ein Ende zu machen – ich suchte einen Balkon, von dem ich springen konnte, und als ich keinen fand, suchte ich verzweifelt nach etwas Scharfem oder etwas aus Glas; nach einem Gürtel, um mich an einem Duschkopf aufzuhängen. Später sagte man mir, ich hätte es nicht mal bis zur Tür meines Krankenzimmers geschafft. Meine Mutter hielt mich die Nacht über im Arm, während ich weinte und die Verbände durchnässte, die mein Gesicht einschnürten.

Dass sie sterben könnte, versetzt mich in Panik. Wenn ich meinen Gedanken freien Lauf lasse, sehe ich, wie ihre Tumore Gift in ihrem ganzen Körper verteilen.

Neulich habe ich in meiner Klinik das echte Mädchen gesehen, nach dem ich mein Gesicht habe machen lassen: Candy, die Frontfrau von dieser Mädchenband, Charming. Als ich reinkam, saß sie im Wartezimmer, hing in sich zusammengesunken in der Ecke, mit unordentlich unter einer schwarzen Mütze hervorquellenden Haaren.

Ich setzte mich neben sie, um zu sehen, wie deutlich die Ähnlichkeit war. Zu meinen ersten Terminen bei Dr. Shim hatte ich Fotos von Candys Gesicht mitgebracht. Ihre Nase geht am Ende so ein bisschen nach oben, was sie auf so einzigartige, umwerfende Weise schön macht. Ihr Chirurg war Dr. Shim gewesen, weshalb ich diese Klinik gewählt hatte.

Von Nahem sah ich, dass ihre Augen rot geädert waren, als hätte sie geweint, und sie hatte hässliche Pickel am Kinn. Sie hat kein gutes Jahr, mit den ganzen Gerüchten, wie sie Xuna schikaniert, das neue Mädchen in der Band, und dass sie Proben verpasst, weil sie sich nur noch mit ihrem neuen Freund rumtreibt. Massenhaft gnadenlose Kommentare fluteten die Internetforen.

Sie spürte, dass ich sie anstarrte, zog ihre Mütze tiefer und drehte an ihren Ringen – ein schmaler goldener Reif an jedem ihrer zehn Finger.

Als die Schwester ihren Namen aufrief und sie aufstand, um reinzugehen, drehte sie sich zu mir um, und unsere Blicke trafen sich, als könnte sie hören, was ich ihr so unbedingt sagen wollte.

Ich wollte sie bei den Schultern packen und schütteln. Hör auf, dich wie eine Idiotin zu benehmen, wollte ich sagen. Du hast so viel, und du kannst machen, was du willst.

Ich würde dein Leben so viel besser leben als du, hätte ich dein Gesicht.

Wonna

Meine Großmutter ist letztes Jahr gestorben, in einer Anstalt für senile Alte in Suwon. Sie war allein, als sie starb – jedenfalls waren keine Familienangehörigen bei ihr –, und die alte Frau im Nachbarbett musste die Schwester auffordern, die Leiche wegzuräumen, weil sie anfing zu riechen.

Als ich die Nachricht bekam, war ich so erschüttert, dass ich früher von der Arbeit nach Hause gehen und mich hinlegen musste.

Mitgeteilt hatte es mir mein Vater, am Telefon. »Du musst nicht zur Beerdigung gehen«, sagte er. Als Kind und auch noch später hatte ich Tagträume, in denen sie starb. Ich sagte meinem Vater, dass ich nicht vorhätte, zur Beerdigung zu gehen.

Mein Vater und ich haben nie so richtig über die Jahre gesprochen, die ich als Kind bei ihr gelebt habe, während er im Ausland arbeitete. Manchmal spielte einer von uns indirekt auf ihre Sachen an – »Sieht aus wie der Hund, den deine Großmutter mal mit nach Hause gebracht hat, als ich noch zur Schule ging« oder »Der Schuppen sieht aus wie das Klohäuschen bei Großmutters Haus« – aber das waren keine Bemerkungen, auf die wir eine Antwort erwartet hätten.

Mein Mann kam an dem Tag früher nach Hause. Mein Vater musste ihn bei der Arbeit angerufen haben. Er kam ins Schlafzimmer, wo ich mit offenen Augen lag, setzte sich neben mich und nahm meine Hand.

Ich weiß nicht, was er sich über meine Gefühle zusammenreimte. Er wusste, dass ich als Kind bei meiner Großmutter gelebt hatte, und auch, dass ich nie über sie sprach und sie nicht ein einziges Mal besucht hatte. Er muss also *irgendwas* verstanden haben. Aber ich kann mit ihm unmöglich über meine Erinnerungen sprechen. Ich sehe vor mir, wie sich sein rundes, wohlmeinendes Gesicht vor Mitgefühl verziehen würde, und dann müsste ich aufstehen und gehen.

»Ich habe im Leben auch schreckliche Dinge erlebt, weißt du«, sagte er, als er zum ersten Mal versuchte, mich zu meiner Kindheit zu befragen, und ich einfach zu Boden blickte und nicht reagierte. Er sprach vom Tod seiner Mutter, was bestimmt sehr traurig war und ihn so weit verwundete, dass er Mitgefühl entwickelte, aber er würde nicht verstehen, was ich in der Zeit bei meiner Großmutter durchgemacht hatte. Die meisten Menschen haben nicht die Fähigkeit, wahre Dunkelheit zu begreifen, und dann versuchen sie nur zu kitten.

Er ist ein Mensch, der von anderen Freundlichkeit erwartet, weil er selbst freundlich ist. Wenn er trinkt oder einen Film sieht, sagt er sentimentales Zeug, was mir für ihn peinlich ist. Wenn wir in der Gruppe unterwegs sind, schäme ich mich zutiefst. Ich habe ihn geheiratet, weil ich müde und es schon zu spät war für mich, obwohl ich noch so jung war.

Nachts, wenn mein Mann neben mir schläft, werde ich oft so klaustrophobisch, dass ich runtergehen und mich auf die oberste Treppenstufe vor unserem Officetel setzen muss. Unsere Straße ist nachts so voller Leben, das wischt alle Gedanken beiseite.

An einem Wochentag trudeln normalerweise gegen elf Uhr die Mädchen wieder ein, die über mir wohnen. Sie wirken so still und abgeschlagen und als ob ihnen kalt ist, egal wie das Wetter ist. Sie nicken mir zu und sagen halblaut Hallo.

Manchmal sage ich auch Hallo, und manchmal gucke ich weg. Sie wissen nicht, dass ich auf sie gewartet habe.

Am Wochenende erwische ich sie gelegentlich, wenn sie gerade aufbrechen. Aber das Beste ist, wenn ich höre, wie sie beieinander anklopfen, um sich Make-up zu leihen oder zu seltsamen Tageszeiten gemeinsam Brathähnchen zu bestellen.

Bis sie nach Hause kommen, sitze ich auf der Treppe und beobachte Passanten. Tagsüber ist unsere Straße hässlich, abgewrackt und staubig, voller Müllhaufen und hupender Autos, die in komischen Ecken versuchen zu parken, aber abends leuchten die Neonschilder und Fernseher der Bars auf. Im Sommer werden draußen blaue Plastiktische und Stühle aufgestellt, und zum Teil kann ich hören, worüber die Leute reden, die dort sitzen und etwas trinken. Normalerweise erzählen sie sich Anekdoten vom letzten Mal, als sie zusammen was getrunken haben. Manchmal reden Männer über die Frauen, die sie treffen, und andersrum, aber oft drehen sich die Gespräche auch um Fernsehsendungen. Es ist erstaunlich, wie viel die Leute übers Fernsehen reden.

Vielleicht liegt es daran, dass ich den Großteil meiner Kindheit über keinen hatte – meine Großmutter hat ihren Fernseher bei einem ihrer Wutanfälle zertrümmert –, aber ich kann immer noch nicht über Serien oder Schauspieler reden, und ich verstehe auch die Witze aus diesen Realityshows nicht. Mein Mann fand das charmant, als wir uns kennenlernten, und versuchte immer, es in Gesprächen irgendwie unterzubringen, bis ich ihn bat, damit aufzuhören. Jeder, der von dieser Nebensache erfuhr, glaubte, es läge daran, dass meine Eltern so viel Wert auf Bildung legten – offensichtlich gibt es heute viele junge Eltern, die ihrer Kinder wegen keinen Fernseher im Haus dulden. Mir ist schon klar, dass Reality-TV das Hirn schädigen kann. So wie da immer und immer wieder dieselben Pointen mit denselben Lachkonserven wiederholt werden. Das reicht aus, um verrückt zu werden. Aber wenn sie den Namen der Provinz-Uni hören, auf der ich war, sehen sie sich an, als wollten sie sagen: Ist eben doch auch riskant, mit dieser modernen Erziehung.

Das ist vielleicht kein origineller Gedanke, aber ich glaube, die Leute sehen so viel fern, weil das Leben sonst unerträglich wäre. Wenn man nicht in eine Chaebol-Familie hineingeboren wird oder die Eltern zu den wenigen unfassbar Glücklichen gehören, die vor Jahrzehnten ein Grundstück in Gangnam gekauft haben, muss man arbeiten, arbeiten, arbeiten, für ein Gehalt, das nicht mal reicht, um sich ein Haus zu kaufen oder die Kinderbetreuung zu bezahlen, man sitzt am Schreibtisch, bis der Rücken krumm ist, der Chef ist zugleich inkompetent und Workaholic, und wenn der Tag vorbei ist, muss man trinken, um all das zu ertragen.

Aber ich lernte den Unterschied zwischen einem erträglichen und einem unerträglichen Leben nicht kennen, und als ich merkte, dass es so was gibt, war es zu spät.

Bis ich acht war, lebte ich mit meiner Großmutter in einem kleinen Steinhaus in Namyangju, nordöstlich von Seoul. Es hatte eine umlaufende, niedrige Steinmauer, ein Klohäuschen mit undichtem Dach und neben der Haustür zwei hohe Urnen, in denen meine Großmutter Goldfische hielt.

Meine Großmutter schlief in ihrem Zimmer, und ich schlief im Wohnzimmer, auf dem Fußboden neben einer kleinen weißen Statue der Jungfrau Maria, der blutige Tränen auf die Wangen gemalt waren. Nachts, wenn der Rest der Welt schlief, schien die Statue zu leuchten. Sie starrte auf mich herab, mit schwarz gewordenen Tränen. Wenn der Gebetskreis meiner Großmutter sich im Haus traf, erzählte sie manchmal, wie ich mal versucht hatte, mit einer Küchenbürste das Blut von den Wangen der Jungfrau zu schrubben, und sie die Tränen wieder hatte aufmalen lassen müssen.

Die Kirchenfrauen lachten in sich hinein und tätschelten mir den Kopf. Was sie ihnen nicht erzählte, war, dass es über eine Woche dauerte, bis die Wunden an meinen Beinen verheilten, nachdem sie mich in der Nacht mit dem Ast eines Baums aus dem Garten geschlagen hatte. Ich hatte diesen Baum sehr geliebt.

Im Winter wurde das Haus so kalt, dass ich drei oder vier Pullover übereinander trug und mich unter mehreren Mänteln meiner Großmutter begrub, an denen noch die Etiketten hingen. Jeden Herbst schickten meine Tante und mein Onkel meiner Großmutter einen neuen Wintermantel aus Amerika, der ihr aber immer zu groß war, obwohl es die kleinste amerikanische Größe war. Jedes Mal, wenn sie Besuch hatte, holte sie die Mäntel hervor, um mit ihnen anzugeben, und wenn die Gäste sie bewunderten, zuckte sie mit den Schultern und sagte, es wäre nicht ihre Größe und sie hoffe, jemand würde sie ihr abkaufen. Ich hatte immer schreckliche Angst, dass jemand anbiss, aber vermutlich dachten alle, ein Mantel aus Amerika wäre zu teuer.

Unser Viertel war nicht reich, aber die Kinder, die auf unsere Schule gingen, waren normalerweise ordentlich angezogen und hatten Dinge wie Geschwister und Frisuren und Kleingeld, das sie im Schreibwarenladen ausgeben konnten. Damals wusste ich das nicht, aber wenn ich mir die wenigen Fotos ansehe, die ich aus meiner Kindheit habe, sehe ich, dass ich ärmlich gekleidet bin, mit den alten Leibchen meiner Großmutter. Ich habe noch nie ein Foto gesehen, auf dem ich Kinderfarben trage. Das war nichts, was ich vermisst, wonach ich verlangt oder was ich auch nur bemerkt hätte. Die anderen

Kinder schikanierten mich nicht, aber sie suchten auch nicht meine Gesellschaft, also war es für mich ganz natürlich, nach der Schule allein zu spielen, am Bach oder im Garten unserer Kirche, wo eine der Nonnen mir einen Flecken zum Gärtnern überlassen hatte. Die Nonnen, die meine Großmutter jede Woche beim Gottesdienst sahen, wussten besser, wie sie war, als die meisten anderen.

Der Brief aus Amerika kam an einem schönen Frühlingstag, das weiß ich noch. Im Laufe der Woche waren die Kirschblüten über den Gartenmauern aufgebrochen, und meine Großmutter und ich waren auf dem Rückweg von dem Bergbrunnen, aus dem wir alle paar Tage unser Trinkwasser pumpten. Der Postbote stand an unserem Tor.

»Brief von Ihrem Sohn aus Amerika«, rief er winkend, als er uns sah.

»Wirklich? Er schreibt viel zu oft«, sagte meine Großmutter vergnügt. Sie hatte seit mehreren Tagen nicht mit mir gesprochen, war aber gut darin, ihre Laune vor anderen zu verbergen.

Weil sie weiter mit dem Brief prahlen wollte, machte sie ihn an Ort und Stelle auf.

»Er kommt diesen Sommer zu Besuch«, sagte sie, langsam lesend. »Mit seiner Frau und den Kindern.«

»Du meine Güte! Was für ein Ereignis. Ist das das erste Mal, seit er nach Amerika gegangen ist?« Der Postbote war, wie der Rest unserer Straße, über meinen Onkel im Bilde, das Wunderkind, das eine Stelle bei einer Expertenkommission in Amerika angeboten bekommen hatte, nachdem er meine Tante geheiratet hatte, das geliebte Einzelkind einer reichen Familie.

Meine Großmutter schürzte die Lippen. »Ja«, antwortete sie, ging abrupt durch die Pforte und ließ ihn verdutzt zurück.

Ich eilte ihr hinterher. Mein Cousin und meine Cousine würden kommen! Von dem Gedanken wurde mir schwindelig. Somin und Hyungshik, über die ich aus den Briefen von meiner Tante und meinem Onkel alles wusste. Als ich acht war, waren sie sechs und drei und lebten in Washington in einer Straße, in der sonst keine Asiaten lebten. Somin ging mit amerikanischen Kindern zur Schule und lernte so wunderbare Sachen wie Ballett und Fußball und Geige, und Hyungshik machte Kleinkindturnen.

Meine Großmutter verfiel jedes Mal, wenn ein Brief kam, in ihre mürrische Wut, während ich mich in die Einzelheiten der eleganten Handschrift meiner Tante vertiefte. Oft packte meine Tante in ihre Pakete und Briefe kleine Geschenke für mich mit hinein, und jedes Jahr kam von ihr eine amerikanische Geburtstagskarte mit Blumen oder Tieren. Sie schickte auch Fotos von Somins Geburtstagsfeiern, die ihre Tochter immer dabei zeigten, wie sie im Rüschenkleid und mit Partyhut Kerzen ausblies, umgeben von anderen kleinen Mädchen und Jungen, manche mit gelbem oder orangenem Haar und papierfarbener Haut.

»Was für ein lächerlicher Luxus für ein Kind!«, sagte meine Großmutter wütend und warf die Fotos in den Müll, manchmal, wenn sie besonders düster gestimmt war, zerschnitt sie sie auch mit der Schere.

Auf meinen jüngeren Cousin, Hyungshik, setzte ich keine großen Hoffnungen – ich hatte nur eine vage Vorstellung von den Fähigkeiten eines Dreieinhalbjährigen (konnte er überhaupt sprechen? Ich wusste es nicht, und es war mir auch egal), wahrscheinlich würde er Somin und mich nur beim Spielen stören. Aber ich träumte davon, Somin zu meinem Flecken im Kirchgarten mitzunehmen und ihr meine blühende Gurkenpflanze zu zeigen, aus denen man bestes Oiji machen konnte, wie sogar meine Großmutter fand.

Wenn es richtig gut lief, würde ich mit ihr auch in den Schreibwarenladen neben dem Markt gehen, vor dem sich die Kinder aus dem Viertel trafen, um auf den Bänken zu spielen. Ich stellte mir vor, wie die anderen miteinander flüstern würden, wie hübsch und interessant Wonnas Cousine wäre, das Mädchen aus Amerika.

Das waren so die Tagträume, die ich damals hatte.

Mein Vater war der zweite von drei Söhnen, aber es war mein jüngster Onkel, der in dem großen Haus in Amerika lebte. Meine Großmutter machte meine Tante zwar immer klein, wenn sie von ihr redete, sorgte aber auch dafür, dass die Geschenke, die mein Onkel aus Amerika schickte, im Haus auslagen, wenn jemand kam. Eine glänzend schwarze Kamera wurde auf dem Küchentisch liegen gelassen, aus einem Täschchen ergossen sich Kosmetika auf den Fußboden im Wohnzimmer.

Einmal, nachdem ihre Gäste weg waren, kramte sie in ihrer Kosmetiktasche und sagte, jemand müsse ihre Goldcreme genommen haben. Zu der Zeit war sie der wertvollste Besitz meiner Großmutter – eine schwere Dose Gesichtscreme mit goldenem Deckel, die meine Tante im Monat zuvor geschickt hatte. *E-suh-tae Ro-oo-duh* hieß die Creme. Nachdem sie meinen kleinen Schrank durchsucht hatte, um sicherzugehen, dass ich sie nicht genommen hatte, sagte sie, es müsse Mrs Joo gewesen sein, die bitter enttäuscht war, weil ihre Tochter von allen drei Söhnen meiner Großmutter verschmäht worden war. Meine Großmutter verfluchte die arme Frau tagelang mit einer furchterregenden Vielfalt an Ausdrücken, wie ich sie seitdem selten gehört habe. Ich habe Mrs Joo nie wieder in unserem Haus gesehen, was mich traurig machte, weil sie oft Yeot-Toffees in ihrer Tasche hatte und eine der wenigen Frauen im Ort war, die ein freundliches, mütterliches Lächeln für mich hatten. Einmal sah sie mich von der anderen Straßenseite aus vor dem Schreibwarenladen sitzen, umarmte mich unerwartet und schenkte mir einen Fünftausend-Won-Schein.

Meine Großmutter geriet oft in erbitterte Streitereien, wenn es um Geld ging. Manchmal mit Ladeninhabern, die sie angeblich übers Ohr gehauen hatten, manchmal mit ihren Schwestern, die aussahen und sprachen wie sie und auch genauso fies waren. Ihr einziger Bruder – das jüngste von vier Geschwistern – hatte ein armes Mädchen geheiratet, und die Beleidigungen, mit denen meine Großmutter und ihre Schwestern sie in den ersten Jahren ihrer Ehe überhäuften, brachten sie dazu, nach China zu fliehen.

Mein Onkel in Amerika hatte dagegen nicht nur reich geheiratet, sondern war auch der Einzige ihrer Söhne, der gut verdiente. Die anderen Söhne behandelte sie wie Idioten – ich weiß bis heute nicht, womit mein ältester Onkel sein Geld verdiente –, aber die meiste Verachtung hatte sie für meinen Vater reserviert, der auf ein gutes College gegangen war, aber bei einer Sanitärfirma arbeitete. Die größte Ironie an der Geschichte sei, dass sie das Kind des Sohnes aufgenommen hatte, der sie am meisten gedemütigt hatte, wie sie oft zu mir sagte.

Neben dieser armseligen Berufswahl war sein schlimmstes Vergehen die Wahl seiner Ehefrau. »Unverschämte, hochnäsige Zicke«, nannte meine Großmutter meine Mutter. »Ich hätte sie in den Fluss schubsen sollen, als sie mit dir schwanger war.«

Mit den Jahren reimte ich mir zusammen, dass die Familie meiner Mutter versagt hatte, weil die Aussteuer eine Beleidigung gewesen war und weder den Nerzmantel noch die Handtasche enthalten hatte, an denen meine Großmutter während der Verlobungszeit immer wieder Interesse gezeigt hatte. Außerdem habe meine Mutter im ersten Jahr ihrer Ehe, als sie bei meiner Großmutter lebten, immer wieder einen »inakzeptablen, arroganten« Gesichtsausdruck gehabt.

Wenn die Leute fragten, warum ich bei ihr lebte, sagte meine Großmutter, meine Eltern hätten sie gebeten, mich ein paar Jahre zu nehmen, während mein Vater in Südamerika arbeitete. »Er leitet internationale Projekte«, sagte sie. »Sie können in den Dschungel zu den wilden Tieren ja kein kleines Mädchen mitnehmen!«

Wenn ich besonders frech war, sagte sie, sie würde mich ins Waisenhaus in der nächstgrößeren Stadt stecken, und niemand – schon gar nicht meine Eltern – würde es merken. »Wenn der Junge zur Welt kommt, ist die Tochter sowieso kalter Reis«, sagte sie. »Die kann dann weg.«

Ihre Augen lächelten, wenn sie so was sagte.

Kurz bevor mein Cousin und meine Cousine endlich kamen, versteckte meine Großmutter jedes einzelne Geschenk, das Tante und Onkel über die Jahre geschickt hatten. Ich weiß nicht mal, wo sie sie alle hintat – sie muss sie zu ihren Schwestern gebracht haben.

Ich weiß nicht, ob sie so geboren wurde oder ob der frühe Tod meines Großvaters sie ein bisschen irregemacht hat.

Aber wie aufgeregt ich war! Durch meinen kleinen Körper lief ein Beben, als ich an ihrem Ankunftstag aufwachte. Ich wartete vormittags stundenlang im Garten und glaubte, Schritte zu hören. Aber erst, als ich nachmittags schließlich wieder ins Haus ging, hörte ich vor unserem Tor ein Auto.

Durchs Fenster sah ich, wie sie die Pforte öffneten und unseren Plattenweg entlanggingen. Meine elegante junge Tante trug Hyungshik, als wäre er ein Baby, und Somin hüpfte in einem sonnenfarbenen Kleid von einer Platte zur nächsten. Sogar vom Haus aus konnte ich erkennen, dass die drei – meine

Tante, Hyungshik und Somin – geradezu strahlten. Irgendwas haben glückliche Menschen an sich – ihre Augen leuchten, und ihre Schultern sind entspannter.

Mein Onkel dagegen – als er die Pforte schloss und zum Haus blickte, erkannte ich an seinem Gesichtsausdruck, dass er einer von uns war. Er stand eine Minute lang an der Pforte, und ich konnte sehen, dass er nicht reinkommen wollte.

Ich erinnere mich noch an das Sonnenblumenkleid, das meine Cousine an dem Tag trug. Es war an der Taille auf eine Weise ausgestellt, wie ich es noch nie gesehen hatte, und im Haar hatte sie ein passendes gelb-rotes Band mit einer winzigen Sonnenblume. Und ihre silbernen Schuhe! Ich glaube, da wurde mir zum ersten Mal bewusst, welche Macht Kleidung hat.

Während meine Tante den Koffer mit Geschenken aufmachte, die sie uns aus Amerika mitgebracht hatten, verkündete der Gesichtsausdruck meiner Großmutter großen Ärger.

»Kann ich Somin meinen Gemüsegarten auf dem Kirchhof zeigen?«, fragte ich schnell. Mein Onkel sagte Ja und strich mir über den Kopf. Ich tat ihm sehr leid, das konnte ich sehen.

»Ist das nicht zu weit?«, fragte meine Tante etwas besorgt. »Können sie das allein?«

»Wir sind hier nicht in Amerika«, sagte meine Großmutter mit eiserner Stimme. »Keine Verrückten mit Gewehren. Den Kindern wird nichts passieren.«

»Ich auch!«, sagte Hyungshik und zog an Somins Hand.

»Ja, du auch«, sagte mein Onkel und blickte ihn mit solcher Zärtlichkeit an, dass ich wegsehen musste. Dann begegnete mein Onkel meinem Blick, und er und ich wussten, dass sich eine Szene ankündigte. Er wollte, dass seine Kinder aus dem Haus waren, wenn es so weit war.

»Also los«, sagte ich und sprang auf.

Ich entschied mich für den langen Weg zur Kirche, den kleinen Hügel hinter unserem Haus hinauf und dann vorbei an den Läden am Ende der Straße. Mein Ziel war es, so lange wie möglich draußen zu bleiben und so vielen Leuten wie möglich meine teuer gekleidete Cousine zu zeigen – vielleicht eine Denkweise, die ich von meiner Großmutter übernommen hatte.

Zu meiner Enttäuschung sahen wir nur zwei oder drei Leute, die ich gar nicht kannte, und trafen niemanden, den ich gern treffen wollte. Das Einzige, was der lange Weg bewirkte, war, dass Hyungshik müde wurde.

»Mir tun die Füße weh«, jammerte er und trat gegen den Bordstein. »Ich will wieder zu meinem Papa. Mir ist langweilig.«

Ich sah ihn an und wurde zornig. Es lief überhaupt nicht, wie ich es mir erhofft hatte. Somin hatte kaum reagiert, als ich nervös von den Nonnen in der Kirche erzählt hatte, besonders von Schwester Maria, die mir am liebsten war. Sie war nur damit beschäftigt, Hyungshik dazu zu bringen, sich zu benehmen. Er lief nicht einmal normal geradeaus, sondern ging ein paar Schritte schnell voran, schwankte dann von einer Seite zur andern. »Guck mal, ich bin ein toter Elefant«, sagte er kichernd. Dann jammerte er wieder, weil er müde war.

Statt mit ihm zu schimpfen, lachte Somin ebenfalls. Ich verstand nicht, warum sie so nett zu ihm war. Sie nahm immer wieder Hyungshiks Hand, auch wenn der sie abschüttelte, und machte daraus ein Spiel. »Hab dich!«, sagte sie.

Ich gab es auf, mit ihr zu reden, während sie so mit ihrem Bruder beschäftigt war, und ging mürrisch vorweg. Als wir endlich am Kirchgarten ankamen, hätte ich vor Erleichterung weinen können. Mein kleines Beet befand sich in einer abgelegenen Ecke, direkt am Flussufer, und ich hatte den gesamten

Sommer darauf verwendet, es ordentlich und schön aussehen zu lassen, mit geometrisch gezogenen Gurken, grüner Paprika und Kürbis.

»Hier ist es«, sagte ich mit dramatisch ausholender Armbewegung. Schwester Margaret hatte mir in der Woche zuvor freundlich gesagt, dass sie noch nie so viele Gurken aus einer Pflanze hatte kommen sehen.

»Das ist dein Garten?« Somin sah mich mit hochgezogenen Augenbrauen an. »Dafür sind wir den ganzen Weg gegangen? Mein Garten in Washington ist dreimal so groß«, sagte sie und lachte. Als sie mein Gesicht sah, muss sie sich schlecht gefühlt haben, denn sie sagte nichts weiter. Aber Hyungshik hatte auch angefangen zu lachen, und dann riss er sich von ihr los und rannte auf meine Gurken zu.

»Oiii!«, schrie er, streckte die Hände nach einer besonders großen aus, die ich seit Tagen im Blick hatte, und riss mit aller Kraft daran. Er sah nicht, dass sie voller Stacheln war.

Der Schmerz muss mit Verspätung eingesetzt haben, denn er fing erst einige Sekunden danach an zu schreien. Ich sah, wie er die dornige Gurke noch fester umklammerte.

Wir liefen beide auf ihn zu – Somin und ich –, aber ich war zuerst hinter ihm, riss seine Hand los und zog ihn an seinem T-Shirt zu mir. Aber er schrie noch lauter, was mich erschreckte, weshalb ich losließ und er mit dem Gesicht in meine Gurkenpflanzen fiel.

Die Szene – ich sehe alles glasklar vor mir: den Himmel, den Garten, Hyungshiks Augen, die Wunden – ich muss oft daran denken. Wie schrecklich all das war. Ich kann es nicht fortwünschen.

Hyungshik steht auf, und als er hysterisch schreiend den Kopf hebt, sehen wir, dass er blutet. Sein Gesicht hatte sich in den Drähten verfangen, die ich gezogen hatte, um den

Kletterpflanzen Halt zu geben. Er führt die Hand zum Gesicht und sieht das Blut an den Händen. Als ich auf ihn zugehe, weicht er, immer noch schreiend, zurück.

Vor ein paar Jahren, während meines vorletzten College-Jahrs, fuhr mein Vater mit mir tatsächlich in eine psychiatrische Klinik. Es war ein kleines zweistöckiges Gebäude in Itaewon, gegenüber dem baumbewehrten amerikanischen Stützpunkt. Es gab damals noch Prostituierte, Straßenhändler und nächtliche Morde in Itaewon, aber es war das einzige Viertel, in dem ein paar Psychiater Barzahlung akzeptierten, ohne nach Versicherung oder Namen der Patientin zu fragen.

Nachdem er eine Weile im Kreis gefahren war, parkte mein Vater das Auto schließlich auf einem Hotelparkplatz, was ich noch nie erlebt hatte. Er hatte sich also damit abgefunden, an diesem Nachmittag einen Haufen Geld auszugeben.

Kurz zuvor hatte er herausgefunden, dass ich nicht mehr zu meinen Kursen ging und den Tag stattdessen in einem Comic-Café verbrachte, versunken in stapelweise Comic-Hefte. Eine der Frauen, die im Supermarkt nebenan arbeiteten, hatte mich verpetzt – sie lebte in unserer Wohnung und erzählte meinem Vater, ich triebe mich die ganze Zeit rum und wirke wie eine Obdachlose.

Ich wusste keine Antwort, als meine Eltern erst fragten, später brüllten, warum ich nicht mehr zu meinen Seminaren ging. »Du weißt genau, wie hoch die Gebühren sind!«, presste mein Vater wütend hervor. »Denkst du, wir könnten Geld aus dem Fenster werfen?« Meine Stiefmutter wiegte sich nur in stummer Empörung vor und zurück.

Ich hatte kein Bedürfnis mehr, zur Schule zu gehen. Mein Hauptfach war ein Witz und das College auch. Ich würde keinen Job finden, weil mein Vater mit fünfundfünfzig von seiner Firma gezwungen worden war, in den Ruhestand zu gehen, also keinen »Einfluss« mehr hatte, der aber nötig war, um Arbeit zu finden. Wozu also?

Lasst mich in Ruhe, wollte ich sagen. Außerdem schuldet ihr mir noch was. Aber das sagte ich nicht – ich sagte gar nichts, als mein Vater mich heftig ins Gesicht schlug und drohte, mir die Haare abzurasieren.

Nachts hörte ich sie leise in ihrem Schlafzimmer diskutieren. Ungefähr eine Woche danach sagte er, er werde mit mir zu jemandem in Itaewon fahren, mit dem ich reden könne.

»Muss ich Englisch reden?«, fragte ich alarmiert, als ich die englischen Schilder am Gebäude sah und eine sehr blonde Amerikanerin in der Tür erschien, an der MENTAL HEALTH COUNSELING AVAILABLE stand.

»Sie spricht Koreanisch«, sagte er. »Ich warte da.« Er zeigte auf das Fast-Food-Restaurant auf der anderen Straßenseite. »Ruf mich an, wenn ich bezahlen kommen soll.«

Ich überlegte, einfach wegzugehen, aber am Ende trieb mich die Neugier. Ich war noch nie bei einer Therapeutin gewesen, seither auch nicht mehr, und war neugierig, welche Zauberei so steile Preise rechtfertigte.

Also saßen wir da, die Therapeutin und ich, während sie tapfer und freundlich eine Stunde lang parierte. Sie enttäuschte meine Erwartungen sowohl äußerlich als auch inhaltlich, und zwar von dem Moment an, als sie in das kleine Zimmer kam, im billigen Nylon-Pulli und mit ausgeblichener Hose, die wohl kaum Respekt einflößten und schon gar nicht dazu verleiteten, seine Seele auszupacken.

»Möchten Sie über die Uni reden? Warum haben Sie das Gefühl, die Seminare nicht besuchen zu können?«

»Ich weiß nicht.«

Sie sah auf ihren Schreibblock. »Glauben Sie, Sie könnten mit mir darüber sprechen, wie Ihr Cousin erblindete, als Sie ein Kind waren? Es soll ein tragischer Unfall gewesen sein.«

»Was? *Nein.*«

Mein Vater zahlte für die Stunde, in bar, mit einem dicken Bündel aus Zehntausend-Won-Scheinen, das mich vor Erleichterung zusammenzucken ließ. Bei so viel Geld musste ich gründlich repariert worden sein – eine Patentlösung! Eine in Amerika ausgebildete Therapeutin!

Er antwortete nicht, als die Rezeptionistin einen Termin für meine zweite Sitzung vereinbaren wollte. Ich war es, die sagte, wir würden uns im Laufe der Woche melden.

Wenn Sie mich fragen, warum ich meinen Mann geheiratet habe, würde ich sagen, weil seine Mutter tot war.

Das erfuhr ich bei unserem zweiten Treffen – das erste war ein Blind Date gewesen –, als er über den Hirntumor seiner Mutter sprach, ihre tägliche Bestrahlung, ihre Metastasen und schließlich ihren Tod im Krankenbett, umgeben von ihren Kindern. Er sah das Aufblitzen nicht, das meinen Blick durchzuckt haben muss. Über seinen Teller Pasta gebeugt, sein Gesicht voll Trauer, erzählte er mir von ihrem und seinem Schmerz, während ich elektrisiert zuhörte.

Und noch etwas trug an jenem Tag zu meiner Entscheidung bei: die Tatsache, dass er ein Restaurant in meiner Nähe ausgesucht hatte, damit es für mich angenehm war. Ich hatte viele Blind Dates in Restaurants gehabt, die in der Nähe der Arbeit des Mannes lagen oder in der Nähe seiner Lieblingsbar oder, im schlimmsten Fall, in der Nähe seines Zuhauses. Je besser er auf dem Papier wirkte, desto egoistischer war er, so viel war klar.

Aber dieser Mann war nicht nur nett, seine Mutter war auch noch tot. Falls wir ein Kind bekämen – und ich wollte ein Baby, ein winziges Wesen, das ganz mir gehörte –, würde sie sich nicht in die Erziehung einmischen. Und sie könnte es mir auch niemals wegnehmen. Es war zu gut, um wahr zu sein.

Sie sehen, ich habe längst begriffen, was die meisten Frauen erst schmerzlich nach der Hochzeit lernen – dass der Hass, den Schwiegermütter für ihre Schwiegertöchter empfinden, allen Frauen dieses Landes in den Genen liegt. Der Zorn gärt unter der Oberfläche, schlummernd, lauernd, bis der Sohn ins heiratsfähige Alter kommt. Die Erbitterung darüber, beiseitegeschoben zu werden, die Wut darüber, bei ihrem Sohn nur noch an zweiter Stelle zu stehen. Es war nicht nur meine Großmutter; ich hatte es wieder und wieder beobachtet. Ich verstehe nicht viel von koreanischen Seifenopern, aber diesen einen Handlungsstrang erkenne ich immer. Also löste ich mich aus meiner Erstarrung und ergriff meine Chance.

Das war mir das Wichtigste. Damals.

Miho

Beim Aufwachen höre ich den Regen auf dem Dach. Nach mehreren Jahren in schalldichten Vorkriegs-Studentenapartments in New York erinnert mich der Klang an den Schlafsaal meiner Kindheit im Loring Center. Dort stand mein Bett am Fenster, und ich schlief oft zum Regen ein, der auf den Gehweg prasselte. Jetzt lebe ich im obersten Stockwerk eines kleinen, billig gebauten, vierstöckigen Officetel. Das Gebäude heißt Color House, obwohl die Fassade grau gestrichen und der Schriftzug weiß ist. Es gibt kein Fleckchen Farbe, über die gesamten vier Stockwerke, und die Miete ist saubillig, aber nur in unserer Etage. Mir war nicht klar, dass die Abneigung gegen die Zahl 4 nur asiatischer Aberglaube ist, bis ich nach Amerika ging, wo man eine Abneigung gegen die Zahl 13 hat, wegen irgendeines Horrorfilms mit einem Clown. Oder einem Vampir, hab ich vergessen. Jedenfalls kann der Besitzer den vierten Stock eines vierstöckigen Gebäudes schlecht verstecken, wie man es in höheren Gebäuden kann, indem man bei den Knöpfen im Fahrstuhl einfach auf die 3 gleich die 5 folgen lässt, und so gehöre ich zu der kleinen Gruppe Mädchen, die in zwei winzigen Apartments in diesem Stockwerk lebt, dankbar für die Postleitzahl und die nur zwei Blocks entfernte U-Bahn-Station.

Als Kind hätte ich mir nie vorstellen können, dass ich eines Tages im lebendigsten Teil Seouls leben würde, mit der glitzernden Skyline und wunderlichen Skulpturen, die vor jedem Wolkenkratzer Wache stehen. Ich staune immer noch, wie ungezwungen Menschen meines Alters aussehen, wenn sie mit Wegwerfkaffeebecher in der Hand und Mitarbeiterpass um den Hals in marmorierte Lobbys spazieren.

Mein Leben, ehe ich nach New York ging, hatte in einem kleinen Restaurant in einem Blumenfeld stattgefunden, dann in einem Waisenhaus mitten im Wald. Einer Provinz-Kunstschule in den Bergen.

Als Sujin mir nach dem Ende meines New-York-Stipendiums schrieb und mir vorschlug, mit ihr zusammenzuleben, ging ich sofort darauf ein. Sie hatte das Loring Center kurz vor mir verlassen, wir hatten uns über die Jahre viel geschrieben und Geschichten über New York und Seoul ausgetauscht. Über die Vergangenheit redeten wir nicht viel.

Sujin hatte mir gesagt, dass ihr Gebäude für ein Officetel sehr klein war – normalerweise waren das Hochhäuser mit Hunderten von Einheiten –, und ich sagte ihr, sie solle die Augen offen halten, ich würde ein Flugticket buchen, sobald etwas frei wurde.

Sie hatte Sorge, dass ich nach New York enttäuscht wäre, aber ich sagte, ich würde das Gebäude lieben, und das stimmt. Es war wie gemacht für Ungebundene.

Es leben überwiegend Mädchen hier – abgesehen von einem verheirateten Paar, das im Apartment unter uns wohnt. Den ganzen Tag lang gehen Mädchen in hübschen, gepflegten Outfits ein und aus. Ich glaube, ich bin die Einzige im gesamten Officetel, die sich nicht so stark schminkt und keine gefärbten oder dauergewellten Haare hat. Als Ara zum ersten Mal meine Haare sah, schnappte sie nach Luft, und immer muss sie sie berühren. Ich fand das schmeichelhaft (in den Staaten haben die Leute oft gesagt, wie sehr sie mich um mein Haar beneiden), bis ich sah, wie sie bedauernd den Kopf schüttelte, als Sujin mit den Fingern hindurchstrich. *So roh,* schrieb sie auf ihren kleinen Notizblock.

Weil mein Schlafzimmer neben der Eingangstür liegt und damit neben dem Treppenhaus, in dem es laut hallt, höre ich jeden Morgen, wie sich das Ehepaar von unten voneinander verabschiedet. Sie sind älter, Mitte dreißig, und der Ehemann ist extrem liebevoll zu seiner Frau, die immer klingt, als wäre sie in Gedanken ganz weit weg.

»Wonna, soll ich heute auf dem Rückweg einkaufen?«, fragt er beflissen. »Ist dir nach etwas Bestimmtem?« Drei Sekunden später antwortet die Frau: »Was? Ach, irgendwas«, und dann klackern sie die lauteste Treppe der Welt hinunter.

Manchmal sehe ich die Frau auf den Stufen sitzen, wenn ich spätabends aus dem Studio komme. Sie hebt nie den Kopf, wenn ich vorbeigehe. Das ist alles sehr unhöflich, aber ich bin an sie gewöhnt.

Ich höre noch ein bisschen dem Regen zu und versuche, mich zu erinnern, warum ich heute Morgen unruhiger bin als sonst. Dann durchströmt es mich – heute soll ich meinen Freund treffen, Hanbin, zum Mittagessen. In seinem Elternhaus.

Das ist ein gewichtiges Ereignis von gewaltiger Bedeutung. Seine Mutter wird da sein, und vielleicht – aber ich darf nicht zu lange darüber nachdenken, sonst wird mir ganz anders – auch sein Vater, der normalerweise seine Zeit damit verbringt, Golf zu spielen oder berühmte Leute aus dem Ausland zu treffen.

»Ich will dir den Ishii zeigen, der kam letzte Woche endlich«, sagte Hanbin gestern Abend, als er mich von meinem Studio in der Schule abholte. Es scheint irgendwie ungehörig, dass jemand einfach eine Ishii-Fischskulptur besitzen kann, um sie sich ins Haus zu stellen, um sie zu berühren, wenn man will, wann immer man will. Die einzigen Male, die ich überhaupt eine gesehen habe, war im Gagosian in New York, aus der Ferne, und in der National Gallery in D. C., nachdem ich zwei quälende Stunden lang mit voller Blase in der Schlange gestanden hatte, weil Ruby sie sehen wollte.

»Aber keine Sorge, Mr Choi wird auch da sein«, sagte er, als er mein Gesicht sah. Er meinte den Fahrer seiner Mutter, der uns schon oft abgeholt hatte und immer sehr höflich zu mir gewesen war. Ich sah ihn an, diesen gut aussehenden, selbstbewussten, ahnungslosen Jungen, extrem frustriert, weil er glaubte, der ältliche Fahrer seiner Familie, der durch ihr Nationalheiligtum von einem Haus taperte, wirke auch nur im Entferntesten beruhigend.

Ich stand auf. »Ich muss wieder an die Arbeit«, sagte ich. Wir waren unten in dem leeren Café, weil ich ihn in mein richtiges Studio nicht reinließ. Er hat nichts von dem gesehen, woran ich in dem Jahr, seit ich wieder in Korea bin, gearbeitet habe.

»Darf ich mal gucken?«, fragte er. »Es ist doch lächerlich, dass du mir nichts zeigen willst.«

Ich schüttelte missbilligend den Kopf. »Nein, jetzt nicht«, sagte ich. »Außerdem arbeitet meine Studio-Kollegin auch gerade, und die würde sich mächtig aufregen, wenn noch jemand mitkäme.«

Das war eine Lüge. Das Mädchen, mit dem ich mir das Studio teilte, hatte seit Monaten ein Stipendium an einer anderen Uni. Und selbst wenn sie noch da gewesen wäre, hätte sie nichts mehr geliebt als die Gelegenheit, mit einem gut aussehenden älteren Typen zu plaudern, der viele Fragen stellte. Sie hatte beim Arbeiten dermaßen viel geredet – sie saß meist an fluoreszierenden Reproduktionen von Kronen und Gürteln der Silla-Dynastie, über die man offenbar nicht groß nachdenken musste –, dass ich kurz davor war, mich beim Institutsleiter zu beschweren, als sie mir erzählte, sie könne ein Stipendium bekommen, das zehn Millionen Won mehr zahlte als unsere Uni. Sie wollte mir mit ihrer Prahlerei einen Stich versetzen, aber als ich begriff, dass sie sofort abreisen würde, schloss ich sie so tief empfunden in die Arme, dass sie sichtlich verunsichert war.

»Wir sehen uns morgen«, sagte ich entschlossen zu Hanbin.

»Ich hole dich bei deiner Wohnung ab?«, fragte er. Er wusste auch, dass ich es nicht mochte, wenn er zum Officetel kam. Ich will nicht, dass er in der Nähe der anderen Mädchen ist, schon gar nicht in der meiner Mitbewohnerin.

»Nein, das wär doch albern. Wir treffen uns einfach in Gyeongbokgung, da kannst du mich abholen. Warum solltest du so weit runterfahren? Das ist doch Zeitverschwendung.«

Hanbin seufzte und nahm meine Hand.

»Du machst mich noch wahnsinnig«, sagte er. »Ich muss ein kranker Masochist sein, mich zu so was hingezogen zu fühlen.«

Ich sagte nichts, weil es stimmen muss. Mit Ruby war er genauso, vor mir.

Im Wohnzimmer guckt meine schmerzlich künstliche Mitbewohnerin Kyuri ihre Lieblingsserie. An ihrem Make-up und ihrem Haar ist zu erkennen, dass sie seit gestern Abend noch nicht im Bett war. Sie streichelt eine rote Lammfell-Jumbo-Chanel-Tasche, als wäre sie ein Welpe, und starrt mit blutunterlaufenen, blinden Augen auf den Fernseher. Das sieht ihr gar nicht ähnlich – normalerweise bewahrt sie ihre heiligen Taschen zugedeckt im Kleiderschrank auf und holt sie nur zu dringenden Anlässen hervor.

»Die ist ja schön«, sage ich mit Blick auf die Tasche und mache mir eine Tasse Kaffee. »Auch wieder ein Geschenk?«

»Ja, die ist von meinem Gaming-Firma-CEO«, sagt Kyuri, ohne den Blick vom Fernseher zu wenden. »Ist sie nicht wunderschön?«

Kyuri führt akribisch Protokoll über ihre Geschenke und den Preis, zu dem sie sie verkauft, um nicht den Überblick zu verlieren, vom wem sie was bekommen hat. Sie hat eine Vereinbarung mit einem der Luxus-Secondhandshops an der Ecke Rodeo Drive in Apgujeong – die wissen, dass sie ihnen die Taschen vollkommen neu überlässt, und sie weiß, dass sie ihr den besten Preis im Viertel machen. Und manchmal, wenn sie sich mit einem Kunden treffen muss, der nach seinem Geschenk fragt, leiht sie sich für den Abend schnell eine Tasche aus dem Laden, der immer alle Exemplare vorrätig hat – jedenfalls von der Art Taschen, die die Kunden ihren Mädchen schenken. Meistens wünscht sie sich von all ihren Männern genau die gleiche, damit es nicht so schwierig ist, den Überblick zu behalten, und sie einfach eine behalten und die restlichen, die reinkommen, verkaufen kann.

Ich weiß, dass jeder Typ, der auch nur ansatzweise seriös ist, vor Entsetzen stürbe bei der Vorstellung, sich mit ihr sehen zu lassen. Aber sie verdient eine Menge Geld und spart auch viel, anders als andere Room-Salon-Mädchen offenbar – oder sonst jemand in unserem Alter –, und es ist schwer, ihr dafür keinen Respekt zu zollen. Kyuri geht nie zu Starbucks.

Für Mitbewohnerinnen kommen sie und ich ganz gut klar, was aber vor allem daran liegt, dass wir uns nicht oft sehen. Tagsüber bin ich normalerweise im Studio, und sie macht sich am späten Nachmittag auf den Weg in den Salon und arbeitet dann lange. Wenn sie nach Hause kommt, bin ich entweder noch im Studio, oder ich schlafe.

Ein Mal hätten wir uns allerdings fast gestritten, vor ein paar Monaten. Wir hatten am Wochenende zusammen was getrunken, und sie hatte mir vorgeworfen, ich würde mich ihr überlegen fühlen, weil ich hübsch wäre, ohne operiert zu sein.

»Du hast einfach nur Glück, weißt du, dass dein Gesicht gerade angesagt ist«, sagte sie mit vor Wut und Alkohol benebeltem Blick. »Deshalb brauchst du noch lange nicht so herablassend über OPs zu reden.«

Als ich protestierte und sagte, ich wisse gar nicht, wovon sie rede, feuerte sie Beispiele ab, Kritik, die ich geäußert hatte, wenn wir zusammen Serien guckten.

»Da ging es um Jeon Seul! Du warst meiner Meinung!«, sagte ich. »Du hast gesagt, ihre neue Nase sähe aus wie die von Michael Jackson!«

»Ja, ja, schon klar«, sagte sie und ließ sich zur Seite sinken. »Ich weiß, was du denkst. Du bist eine hochnäsige Zicke.«

Sie schlief am Tisch ein, und ich war so verärgert, dass ich sie nicht mal ins Bett verfrachtete. Am nächsten Morgen erinnerte sie sich nicht an unseren Streit und kam in mein Zimmer, um mich um ein Kältekissen zu bitten – sie war nachts vom Stuhl gefallen und hatte sich ihr teures Gesicht verletzt.

Ich muss allerdings zugeben, wenn ich gefragt werde, ob ich operiert bin, und Nein sagen kann, empfinde ich eine Prise Stolz. Unser Institutsleiter ging so weit, mir das Versprechen abzunehmen, dass ich mir nicht die Haare schneide, die langsam wirklich quälend widerspenstig sind, jetzt wo sie mir bis zur Taille reichen. Immer wenn ich davon spreche, mir die Haare zu schneiden, zur Hölle mit dem Institutsleiter, fasst Hanbin hinein und spricht zärtlich mit meinem Haar, als handele es sich um ein gefährdetes Kind. »Ich werde schon dafür sorgen, dass sie es nicht tut, keine Sorge«, gurrt er. Und Kyuri hat nicht mal die Artikel und Besprechungen meiner Arbeit gelesen, in denen ich zuverlässig als »Kunststipendiatin von natürlicher Schönheit« beschrieben werde.

»Also, ich soll heute mit Hanbins Mutter zu Mittag essen, in deren Haus«, sage ich wider besseres Wissen zu Kyuri. »Keine Ahnung, was ich anziehen soll.«

Kyuri setzt sich aufrecht hin, die geröteten Augen leuchten plötzlich. »Echt? Ich dachte, die hasst dich!«, sagt sie.

Ich ziehe eine Grimasse. »Vielleicht kommt es ja auch gar nicht dazu, aber das ist jedenfalls der Plan. Glaubst du, mein schwarzes Kleid mit den langen Ärmeln ist zu … schwarz?«, frage ich und nippe an meinem Kaffee.

Sie schüttelt den Kopf. »Das Problem ist nicht, dass es schwarz ist – hast du das nicht auf dem Markt in Itaewon gekauft? Du musst was *echt* Teures tragen. Es geht um die Haltung, wenn du es trägst. Du brauchst dieses Selbstvertrauen, das dir etwas gibt, das zu viel kostet.«

Kyuri steht auf und hängt sich die Chanel-Tasche über die Schulter, als würde sie ausgehen. »Du kannst dir was von mir leihen! Ich guck mal, was ich gerade habe.«

Für ihre Arbeitskleidung nutzt Kyuri einen Kleiderverleih, der sich auf Room-Salon-Mädchen spezialisiert hat. Das bedeutet eine Menge kurze Röcke und enge Polyester-Kleider. Ich bezweifle sehr, dass sie irgendwas hat, das ich anziehen will. Aber als ich ihr in ihr Zimmer folge, zieht sie drei überraschend züchtige Kleider aus ihrem Schrank, an denen noch die Etiketten vom Kaufhaus Joye hängen.

Ich streiche bewundernd über ein hochgeschlossenes, kobaltblaues Etuikleid. Wessen Geschmack ist das? Ganz bestimmt nicht Kyuris. Sie erklärt jedoch nichts, und ich frage nicht.

»Ich finde das hier perfekt«, sagt sie und hält ein olivfarbenes Seidenkleid mit Flügelärmeln und einem Chiffongürtel hoch. »Das ist farbig *und* hat Ärmel.«

Ich nehme es entgegen und halte es vor dem Spiegel hoch. Ich muss zugeben, das Kleid sieht schön aus. Ich sehe das

Etikett und schaudere. »Auf gar keinen Fall! Was, wenn ich kleckere?«

Sie rümpft ihre perfekte, nach oben zeigende Nase. »Schon okay – das heute ist wirklich wichtig! Ich will, dass du Im Ga-yoons Sohn heiratest, und dann stellst du mich immer Berühmtheiten vor.«

Sie spricht weiter, ohne mein Entsetzen zu bemerken.

»Probier es doch mal an, ich wasche mir so lange das Gesicht. Ich muss mich für meinen Kosmetiktermin fertig machen«, sagt sie und geht ins Bad.

Ich lache, weil ich weiß, dass sie sich jetzt komplett schminken wird, nur damit es dann für ihre Packungen und Behandlungen alles wieder abgewaschen wird. Sie dagegen gruselt sich angesichts meiner Sommersprossen und meiner nicht vorhandenen Hautpflege. Ich weigere mich, zweimal täglich ihre zehnteilige Kur anzuwenden. Sujin vergleicht liebend gern mit ihr zusammen die neuesten Gesichtsmasken und Seren – Kyuri hat ungefähr hundert Fläschchen und Tiegel auf ihrem Schminktisch stehen, während ich so gerade eben daran denke, mir vor dem Schlafengehen das Gesicht zu waschen.

Ich schlüpfe aus meinem Schlafanzug, probiere das Kleid an und knöpfe es hinten zu, Kyuri kommt mit feucht glänzendem Gesicht zurück und hilft mir. »Ist es nicht wunderschön?«, fragt sie und setzt sich an ihren Schminktisch. »Es steht dir total gut«, sagt sie anerkennend und sieht mich im Spiegel an, über ihre Kollektion von Flakons und Gesichtsmasken aller Formen und Größen hinweg. Sie bindet mit einem flauschigen Band ihre Haare zurück und beginnt ihr Ritual, indem sie tropfenweise Serum mit den Fingerspitzen in die Haut klopft. Dann holt sie eine kleine Pumpe hervor und drückt honigfarbene Flüssigkeit auf ihr Gesicht.

»Was ist das?«, frage ich. Mich fasziniert immer, wie viel Zeit sie auf Gesichtspflege verwendet.

»Hyaluronsäure mit Schneckenextrakt«, sagt sie sachlich. »Meine Haut ist heute so trocken, weil ich gestern so viel getrunken habe. Das ist nur zum Überbrücken, bis zur richtigen Behandlung in der Klinik. Eigentlich solltest du mitkommen, damit du für seine Mom so gut aussiehst wie möglich. Wahrscheinlich kann ich dafür sorgen, dass sie dich dazwischen nehmen, schließlich bin ich da Lieblingskundin.«

Ich gerate in Versuchung, weil Kyuris Haut gerade glänzt wie klares Glas, aber der Gedanke, ruhig auf einer Liege zu liegen, versetzt mich in Panik. Ich schüttle den Kopf. Sie seufzt angesichts meiner Miene und beginnt dann, mit ihrem Ringfinger winzige Punkte Augencreme zu verteilen.

»Deshalb bist du also so zappelig«, sagt sie. »Ich wollte dich zur Aufmunterung am Wochenende eigentlich zum Trinken animieren. Weißt du, dass deine nervöse Energie echt deprimierend ist? Wie wärs denn mit dieser Bottega zu dem Kleid?« Sie nimmt eine aufwendig gearbeitete Tasche aus ihrem Schrank und drückt sie mir in die Hand.

Hanbins Mutter, oder Im Ga-yoon, wie sie vom Rest des Landes genannt wird, gehört zum »Triumvirat« der Siebzigerjahre – drei Miss Koreas, die Schauspielerinnen geworden und in etlichen Filmen, Serien und Werbespots zu sehen gewesen waren. Sie war die Älteste der drei und die Produktivste, in der erfolgreichen Serie *Mein Name ist Star* hatte sie eine Kultrolle als Nonne gehabt, die sich in eine Femme fatale verwandelte. Früher hieß es, zur Sendezeit von *Mein Name ist Star* sei kein einziges Auto auf der Straße gewesen. Nach einer kurzen, rufschädigenden Affäre mit ihrem jüngeren Co-Star verschwand sie für ein paar Jahre aus der Öffentlichkeit, bis herauskam, dass sie heimlich den jüngeren Sohn der KS-Gruppe geheiratet hatte, eines zweitrangigen Großkonzerns, der Wassertanks und Heizungen herstellte.

Ein Jahrzehnt später eröffnete sie eine Galerie in der Nähe des Gyeongbokgung-Palasts und erfand sich neu als erste Galeristin Koreas, die die Welt der Stars mit der der Kunst zusammenbrachte. Die Promis strömten zu ihr, um ihre Häuser zu schmücken, und man vermutet, dass sie mehr Geld verdient als ihr Schwiegervater.

All das erfuhr ich durch intensives Studium der Klatschmagazine und obsessive Onlinerecherche zu Hanbins Familie. Die Schlagzeilen reichten von »Im Ga-yoon und Ehemann kaufen Land auf Jejudo auf« über »Sind Preise in Im Ga-yoons Promi-Galerie überhöht?« bis »KS-Gruppe wird Whistleblowing vorgeworfen: Muss Im Ga-yoons Schwager ins Gefängnis?«. Daneben waren meist Paparazzi-Aufnahmen von Im Ga-yoon zu sehen, wie sie im schneeweißen Pelz und mit Sonnenbrille vor ihrer Galerie aus einem Wagen steigt.

Ich hatte sie jetzt schon ein paarmal getroffen. Das erste Mal war in New York gewesen, bei Hanbins Abschlussfeier von der Columbia. Seit der Rückkehr nach Korea hat Hanbin sie zweimal überlistet. Einmal nahm er mich mit zum Flughafen, um sie nach einem Galerie-Einkaufstrip in Hongkong zu empfangen, das andere Mal organisierte er an seinem Geburtstag ein Mittagessen für uns drei in seinem Lieblingsrestaurant im Reign Hotel. Beim ersten Mal sagte sie nichts außer »Ach, hallo« und »Auf Wiedersehen« zu mir. Hanbins Fragen im Auto hatte sie einsilbig beantwortet. Beim zweiten Mal, dem Mittagessen, stellte sie mir freundlich Fragen zu meiner Familie, Fragen, die zeigten, dass sie bereits alles über mich wusste und ich gar nicht erst zu versuchen brauchte, mich aufzuwerten. »Also, wie alt warst du, als du deine Eltern zuletzt gesehen hast?« »Und dein Onkel hatte ein … Taxirestaurant?« (schaudernd). Und, die Krönung: »Wie wunderbar, dass es für Leute wie dich heutzutage so viele Möglichkeiten gibt, nicht? Unser Land lässt inzwischen wirklich hoffen.«

Ich hätte verletzt oder wütend gucken können, ich weiß, aber ich habe mich schon vor einer ganzen Weile für den Funktionsmodus *munter* entschieden, weil ich mich an etwas erinnerte, das Ruby in New York mal zu mir sagte.

»Reiche Leute sind von Glück fasziniert«, sagte sie. »Es macht sie rasend.«

Ich mache einen Zwischenstopp im Joye, um im Blumenladen im ersten Stock Mini-Orchideen zu kaufen. Sie kosten zehnmal so viel wie auf dem Blumenmarkt in der Nähe meiner Wohnung, aber der Topf trägt das Logo vom Joye. Als ich Hanbin vor der U-Bahn-Station bei seinem Haus treffe, sieht er die Tüte und sagt, ich hätte kein Geschenk kaufen müssen, aber ich merke, dass er es gut findet.

Hanbins Haus liegt auf einem Hügel in Sungbukdong hinter einer hohen Steinmauer. Es ist modern und beeindruckend – nichts als grauer Schiefer und Glas und Dachschrägen. Als sich das Tor für uns öffnet, sinkt mir das Herz mit einem ungläubigen Ruck, der mir den Atem nimmt. Er hat mir nur von den Unannehmlichkeiten erzählt, wie kalt es im Winter werden kann, dass Touristen und Journalisten durch das Viertel stapfen, um einen Blick durch das Tor zu erhaschen, dass Freunde des berühmten niederländischen Architekten zu spontanen Besuchen vorbeikommen, um seinen ersten Auftrag in Asien in Augenschein zu nehmen. Die Architektur erinnert mich an japanische Museen, die in meinem Studium vorkamen, lauter klare Linien und stille Schönheit.

Aber erst als ich auf dem Rasen stehe – welches Haus in Seoul, zumal im begehrtesten Kunstviertel, hat schon eine *Wiese aus echtem Gras?* –, wird mir bewusst, dass ich Hanbin gerade beinahe verachte. Auf jeden Fall seine Mutter.

Innen scheint das Haus zum Bersten gefüllt mit noch viel mehr weißen Blumen als im Garten. Dazu massenweise

Orchideen und Pfingstrosen in ungewöhnlichen Arrangements. Ich schaue traurig auf meinen kleinen Topf.

»Ich werde Ihrer Mutter sagen, dass Sie da sind«, sagt der Mann, der uns die Haustür geöffnet hat. Er verbeugt sich, nimmt meinen Mantel und händigt mir ein Paar Lederslipper aus dem marmornen Schuhschrank aus. Obwohl er so förmlich mit Hanbin geredet hat, ist er leger gekleidet – trägt nur ein langärmliges (gestreiftes!) T-Shirt und eine knittrige Khaki-Hose, nicht den Anzug oder die Uniform, die ich, wie ich bemerke, erwartet hatte.

»Ist schon gut – ich gehe hoch und sage es ihr selbst«, sagt Hanbin. Er bittet mich, in dem Wohnzimmer links vom Foyer zu warten, und verschwindet dann durch den Flur nach rechts.

Das Wohnzimmer ist riesig – ungefähr so hoch und so groß wie ein Basketballfeld, mit Sesselgruppen und Couchtischen in jeder Ecke. In der Mitte der Ishii-Fisch, in Größe und Farbe einem Babyelefanten ähnlich – ein schönes Ding, das beim Näherkommen glitzert. Die Kunst an den Wänden ist ebenfalls modern japanisch, ein Mix aus Tsunoda, Ohira und Sakurai. Ich setze mich ins lange Eck, neben einen weiteren winzigen Ishii in der Farbe einer dunklen Wolke.

Der Mann, der die Haustür geöffnet hat, bringt mir Tee auf einem Tablett. In der Tasse schwimmt eine kleine mauvefarbene Blume, die sich, während sie zieht, im Wasser öffnet. Er verrückt wortlos die Blumen auf dem Tisch, und mir wird klar, dass Hanbin recht hatte, Mr Choi, der Fahrer, hätte mich tatsächlich beruhigt, wäre er hier. Was nicht der Fall ist.

»Mutter fühlt sich nicht so gut, wir bleiben heute also zu zweit«, sagt Hanbin, als er auf mich zukommt. »Sie hat furchtbare Kopfschmerzen und hat sich hingelegt.«

Er sieht mich bei diesen Worten etwas zu ernst an, als müsse er sich zwingen, nicht wegzugucken. Entweder lügt er, oder er glaubt, dass sie lügt, und mein Herz beginnt, laut zu schlagen. Säure tröpfelt durch meine Venen. Er sagt nicht, dass sie sich für ihre Abwesenheit entschuldigt.

»Die Arme. Ich hoffe, es geht ihr bald besser.« Was soll man auch sonst sagen? Wir starren in unseren abkühlenden Tee, dann räuspert er sich.

»Ich zeige dir die Gärten, während man sich um das Mittagessen kümmert. Es sei denn, du möchtest Kuchen oder Tteok? Hast du Hunger?«

Ich schüttle den Kopf, und er nimmt meine Hand und führt mich durch das Foyer wieder nach draußen. Auf dem Weg sehe ich zwei uniformierte Frauen, die aus einem Türrahmen verstohlen zu mir gucken. Ich drehe den Kopf, blicke in die andere Richtung. An der Tür erscheint der Mann, der uns vorhin geöffnet hat, mit unseren Mänteln.

Der Garten erstreckt sich rund um das Haus in mehreren Miniaturlandschaften. Meine liebste ist der Kiefernhain ganz hinten, ein Labyrinth bewusst geformter und sorgsam beschnittener Kiefern. Ihr Duft hat eine beruhigende Wirkung auf meine Nerven.

Durch die Bäume gleitet die Aussicht auf uns zu. Über den Hügel verteilt stehen weitere riesige Häuser, unter ihnen breitet sich die Stadt aus.

Hanbin geht vor mir her, duckt sich unter niedrig hängenden Ästen. Mein Herz brennt. Es ist zu viel, dieses Haus, seine Mutter, die Kunst. Was hat er sich dabei gedacht, mich hierherzubringen?

»Dahinten ist das Haus meiner Großmutter«, sagt Hanbin und zeigt auf ein zweistöckiges Gebäude in der Ferne. Es ist ein Haus im westlichen Stil, umgeben von Rosenbüschen und noch mehr Kiefern. Seine Großmutter väterlicherseits wird langsam dement und wirft ihren Bediensteten seit Neuestem vor, sie zu bestehlen.

»Und da drüben, das ist das Haus von Rubys Vater«, sagt er. Mein Kopf fährt herum, in die Richtung, in die er zeigt, rechts vom Haus seiner Großmutter. Noch aus der Distanz ragt es auf wie eine Festung, dunkel und mürrisch, der Park ein unheimlicher Burggraben. Aber vielleicht liegt das daran, dass ich bei dem Anblick Rubys Stimme im Ohr habe.

Wir stehen da, ohne etwas zu sagen, bis er den Rückweg antritt.

Nach dem Mittagessen – eine schrecklich peinliche Angelegenheit, serviert von zwei stummen Männern in einem spektakulär sonnenbeschienenen Esszimmer – bitte ich Hanbin, mich bei meinem Studio abzusetzen. Er protestiert nicht, obwohl ich weiß, dass er einen Film sehen wollte, und im Auto sind wir beide still.

»Kann ich mit reinkommen?«, fragt er wieder, als er auf dem Campus vor den Kunststudios hält.

»Auf keinen Fall«, sage ich und gebe ihm einen flüchtigen Kuss auf die Wange, ehe ich aussteige. »Ich weiß nicht, warum du das immer noch fragst.«

Missmutig fährt er davon.

Im Studio überkommt mich die große Erleichterung, die ich immer empfinde, wenn ich durch die Tür komme. Ich binde mir die Haare zusammen, gehe ins Bad, um meine Arbeitskleidung anzuziehen, und hänge vorsichtig Kyuris Kleid an die Tür.

Das schreckliche Hämmern in meinem Herzen lässt nach, als ich nach den kleinen Meißeln greife und mich an meinen Arbeitsplatz setze. Die Szene, der ich versuche, Gestalt zu verleihen – dem Bild, das in meinem Kopf so klar ist –, ist ein nächtliches Meer mit einem Mädchen in einem Boot. Ihr langes Haar bedeckt ihr Gesicht, sie beugt sich über das Wasser, in einem schlichten Nachthemd, mit einem blutroten

Rubinring am linken Ringfinger. Etwas im Wasser fasziniert sie.

Letzte Woche habe ich begonnen, sie aus Gips zu meißeln. Ihr Gesicht war am leichtesten – das Haar wird am längsten brauchen. Ich glaube, das Meer mache ich aus Straußenfedern, und das Boot wird ein echtes Boot – ein Ruderboot aus Holz, denke ich, mit verblasster roter Farbe.

Nach ein paar Stunden muss ich die Meißel beiseitelegen, um an einem Aquarell derselben Szene zu arbeiten. Ich möchte nur festhalten, was ich vorhin im Kopf hatte, bevor ich etwas vergesse, obwohl so ein Schwund schwer vorstellbar ist. Dies wird Nummer sechs meiner jüngsten Ruby-Serie. Die anderen fünf – Gemälde und Skulpturen – befinden sich im hinteren Teil meines Studios, im Schatten. Sie sind natürlich ein armseliger Ausdruck dessen, was in meinem Kopf war, aber für den Moment sind sie so fertig, wie sie sein können.

In einem Schuhkarton irgendwo unter meinem Bett ist ein Packen Schwarz-Weiß-Fotos – meine erste Ruby-Serie, sozusagen. Mein liebstes zeigt Ruby in einem weißen Pelzmantel, ein absurdes Ding aus geschorenem Nerz mit cremefarbenem Seidenfutter und passendem Hut. Sie steht auf den Stufen vor unserer Unibibliothek (wie ich den New Yorker Winter vermisse!), zu beiden Seiten Schneehaufen, hinter den Fenstern brennt Licht. Unter dem Mantel trägt sie ein knielanges tiefschwarzes Kleid, Strümpfe und gefährlich hohe Absätze. Sie sieht glücklich aus, ein seltenes, schiefes Lächeln legt ihre Augen in Knitterfältchen.

Wir waren an dem Abend auf dem Weg zu einer Vernissage und hatten bei der Bibliothek haltgemacht, um zu gucken, ob es irgendwelche Bücher über den ausgestellten Künstler gab – ein deutscher Maler, der sich auf neon gefärbte Birken spezialisiert hatte. »Wir brauchen nur die Einleitung zu lesen, sonst nichts«, sagte sie bestimmt und fuhr mit dem Finger über den Rücken eines Buchs, das wir im europäischen Trakt gefunden hatten. »Mehr brauchst du nicht«, sagte sie. Als sie das Buch gefunden hatte, überflog sie zwei Mal die Einleitung und ließ mich die Titel der drei bekanntesten Werke des Künstlers auswendig lernen.

Hanbin holte uns an dem Abend vor der Bibliothek ab. Oder trafen wir ihn in der Galerie? Auf jeden Fall holte er uns abends meistens ab, und bei dieser speziellen Ausstellung war er mit Sicherheit dabei. Er kaufte ein Gemälde für Ruby und überraschte sie einen Monat später zu ihrem Geburtstag damit. Es war das günstigste von der Ausstellung, flüsterte er mir bei ihrer Party zu. Sie liebte das Gemälde so sehr – ein fluoreszierender Birkenwald, knallrosa und gelb geädert, in fettem Goldrahmen, auf dem ihr Name stand. RUBY SO-WON LEE.

Ich frage mich, wo das Bild jetzt ist. Vielleicht an einer Wand im Haus ihres Vaters, oder in irgendeinem Keller voller Leichen.

Neulich stand ein kurzer Beitrag über Rubys jüngeren Bruder in der Zeitung – in der amerikanischen, nicht in der koreanischen. An seinem exotischen Autovermietungs-Start-up beteiligte sich neuerdings die zweitgrößte Venture-Capital-Gesellschaft San Franciscos. Ich fand das aus mehreren Gründen verwirrend – warum brauchte Mu-cheon überhaupt Kapital, warum versuchte er sich an etwas so Unbedeutendem wie einer amerikanischen Autovermietung, auf Englisch wohlgemerkt, und was war aus seinem Jurastudium geworden?

Als ich Hanbin darauf ansprach, zuckte der nur mit den Schultern und sagte: »Warum nicht?«, was die Mutmaßungen wirkungsvoll beendete. Hanbin sagte noch, er glaube, bei der Kapitalbeteiligung gehe es mehr um Publicity als um Notwendigkeit, und dass die Investoren aus dem Silicon Valley

Mu-cheons Kontakte wahrscheinlich dringender brauchten als Mu-cheon sie. Ein unehelicher Sohn ist immer noch ein Erbe, mächtig und misstrauisch, eine Trophäe, die es über lange Zeit sorgsam zu umwerben gilt.

Wenn ich an Ruby denke, sehe ich sie am deutlichsten auf ihrem weißen Sofa in ihrem Apartment in Tribeca vor mir, umgeben von unglaublich schönen Dingen, wie sie ein Schmuckstück streichelt, das sie am selben Tag gekauft hat. Sie war die geborene Sammlerin mit einem außergewöhnlichen Blick, sie war in der Lage, die Myriaden erstandener Dinge in Harmonie zu vereinen. Wir betraten ein Antiquitätengeschäft, und sie stürzte sich auf herzzerreißend extravaganten Kitsch, bei dem scheinbar nichts zum anderen passte – ein hundert Jahre altes Schmuckkästchen aus Ebenholz, besetzt mit ungeschliffenen Edelsteinen, Teetassen mit Goldrand aus Russland, eine jämmerliche Puppe aus dem neunzehnten Jahrhundert mit aschblonden Locken und einem Schrank voll exquisiter Miniaturkleider – aber sobald die Dinge in ihrem Apartment standen, wirkten sie, als wären sie dort gewachsen, gezogen aus anderen Samen der Schönheit. Ihre Wohnung nährte etwas in mir, von dessen Existenz ich gar nichts gewusst hatte – ein verzweifeltes Sehnen danach, Gegenstände zu berühren, zu sehen und in ihnen zu schwelgen.

Sie wusste, dass mich ihre Sachen bezauberten, aber es interessierte sie nicht weiter. Ich war in ihrem Kopf schon fest als Künstlerin verankert, als Schöpferin, die Schönheit liebte. Dass ich ihren Geschmack anbetete, schmeichelte ihrem Sammlerinnen-Ego.

»Nur weil man viel teures Zeug kauft, hat man noch lange keine *Sammlung*«, sagte sie mal abfällig, als sie in der *Times* einen Artikel über die neuesten Kaufgewohnheiten der Neureichen in China las.

Ich verstand allerdings, was sie meinte. Ihr Blick war kein Talent, eher ein Instinkt, für sie so natürlich wie Melancholie oder Misstrauen.

Ich lernte sie alle in New York kennen – Ruby, Hanbin und ihren Freundeskreis. Für ein Programm an der School of Visual Arts nach New York zu gehen, war für mich ein unermesslicher Schritt. Es war mein erster Flug, das erste Mal, dass ich das Land verließ, das erste Mal, dass ich mich unter dem Schirm des Loring Center hervorwagte, das erste Mal, dass ich einem Stern folgte. Wie etliches andere schockte es mich, dass sich so viele meiner Landsleute so zu Hause fühlten in den Straßen, Cafés und Läden New Yorks – und in den Fluren und Seminarräumen der SVA. Dass es für sie ganz normal war, allein hin und her zu reisen. Manche machten das schon seit ihrer Kindheit.

Ich war mit einem SeoLim-Stipendium für bildende Künste dort, eine Tatsache, die Ruby amüsant fand, als sie mit mir ein Vorstellungsgespräch für einen Job in ihrer Galerie führte. Ich verstand nicht, warum sie lachte, bis mir ein anderes Mädchen, das mit dem gleichen Stipendium da war, Monate später erzählte, dass Lim Jun Myeong Rubys Vater war, der CEO der SeoLim-Gruppe und einer der berühmtesten Männer Koreas. Ruby war sein jüngstes Kind, mehr als zwei Jahrzehnte jünger als seine anderen Kinder, weshalb man sich erzählte, dass Lady Lim nicht ihre richtige Mutter war und Ruby das uneheliche Kind einer Rezeptionistin aus einem SeoLim-Bürogebäude.

Ich hatte auf eine Anzeige am Schwarzen Brett unseres Apartmenthauses geantwortet – ein einsames, leeres Rechteck, an das unsere finanziell gebeutelten Professoren gelegentlich Babysitterjobs pinnten. Ich brauchte verzweifelt einen Job – das Stipendium deckte Studiengebühren, Zimmer und Verpflegung sowie den Flug ab, sonst aber nichts –, und eine

Anzeige auf Koreanisch wirkte wie eine Rettungsleine. Ich riss sie vom Brett und zog mich in mein Zimmer zurück, um sie mir genauer anzusehen.

Bemerkenswert war nicht nur ihr Inhalt, sondern auch ihr Design – goldgeprägte Schrift auf dickem olivfarbenem Papier –, was mehr nach Hochzeitseinladung aussah als nach einem Flyer für Studierende.

»Künstlerische/r Assistent/in gesucht für Eröffnung neuer Galerie« war die Überschrift, und darunter stand in kleinerer Schrift: »Umfassendes Wissen über zeitgenössische Kunst und sehr gute Koreanischkenntnisse von Vorteil.«

Ich vermute, es gab nicht viel Konkurrenz um den Job, aber ich war selig, als sie mich einstellte, zusammen mit vier weiteren Mädchen von verschiedenen Universitäten der Stadt. Mir wurde die Verantwortung für Katalog, Flyer und Postkarten übertragen. Allein die Druckkosten machten mich sprachlos, aber sie beglich sie, ohne auch nur einen Blick auf die Rechnung zu werfen, die ich ihr nervös aushändigte.

Fast drei Wochen lang arbeitete unsere kleine Gruppe bis in die Nacht, Ruby und ich blieben meist am längsten, weil ich ihr bei allem half, und sei es, Kaffee und Croissants zu holen. Alles natürlich auf Rubys Kreditkarte. Die anderen Mädchen versuchten, sich mit ihr anzufreunden, aber sie reagierte auf alles außer Arbeit kühl und einsilbig. Das führte zu Verstimmungen. Mir wurde erst später klar, dass diese Mädchen alle aus reichen Familien stammten und das Geld, anders als ich, nicht brauchten – sie hatten den Job angenommen, um Ruby kennenzulernen.

Manchmal starrte ich sie einfach nur an, wenn sie arbeitete. Sie machte eine beeindruckende Figur, egal, was sie tat. Sie trug nur Lippenstift, kein anderes Make-up, obwohl ich den Verdacht hatte, dass ihr Eyeliner tätowiert war. Ihre Kleidung war immer bewunderungswürdig, sowohl der Stil als auch die ungewöhnlichen Farbkombinationen waren beeindruckend. Sie hatte eine tiefe Stimme und ein seltenes Lächeln, das ihr Gesicht erleuchtete wie ein Komet.

»Sie ist der Liebling des Dekans, weil ihr Vater so viel spendet«, sagte eins der Parsons-Mädchen, nachdem Ruby uns gebeten hatte, am Sonntagvormittag zu arbeiten. »Und spenden tut er nur, weil sie in Stanford nicht genommen wurde, anders als der Rest ihrer Familie.«

»Das soll ja eine ziemliche Blamage gewesen sein – eigentlich werden sogar die Nachbarn entfernter Verwandter genommen, nur weil sie die SeoLim-Familie kennen«, sagte eine andere, die auf die Tisch School of the Arts ging. »Dann wollte sie wohl nach Yale, aber dahin geht die Ex von ihrem Freund. Da ist sie ausgerastet und hat beschlossen, hierher zu kommen.«

»Nein, nein, das war wegen einer riesigen Drogenrazzia an der Ashby«, sagte das erste Mädchen und warf die Haare zurück. »Sie wäre fast geflogen, aber dann durfte sie doch den Abschluss machen, weil ihr Dad eine neue Turnhalle spendiert hat. Meine Cousine geht auf die Ashby und sagt, die hätte zwanzig Millionen Dollar gekostet und wäre mit der allerneusten SeoLim-Technik ausgestattet.«

Ruby kam rein und ließ ihren Blick durch den Raum schweifen, bis sie mich entdeckte. »Miho, kannst du mal kommen und mir mit den Flyern hier helfen?« Ohne ein Wort zu irgendjemand anders stolzierte sie direkt wieder raus, die Unzufriedenheit der anderen Mädchen war ihnen ins Gesicht geschrieben. Was mir gefiel, denn sie ignorierten mich, seit sie herausgefunden hatten, dass ich mit einem Stipendium hier war und kein amerikanisches Internat besucht hatte.

»Nie gehört«, sagte ein anderes SVA-Mädchen, als ich ihr den Namen meiner Schule in Korea nannte. »In welchem Viertel soll die noch mal sein?« Als ich »Cheongju« antwortete, wanderten ihre Augenbrauen himmelhoch, dann wandte sie sich abrupt wieder ihrem Handy zu.

Aber es machte mir nichts aus, und ich hätte eh nicht lügen können, was meine Schulen anging. Trotz seiner Millionen Menschen ist Korea so groß wie ein Goldfischglas, da blickt immer irgendjemand auf jemand anderen herab. So ist es in diesem Land einfach, deshalb wird man bei jedem Kennenlernen sofort mit Fragen bombardiert. In welchem Viertel wohnst du? Wo bist du zur Schule gegangen? Wo arbeitest du? Kennst du Soundso? Sie bestimmen deine Position auf der nationalen Statusskala, und einen Herzschlag später spucken sie dich aus.

Das Besondere an Ruby war, dass nicht nur ich oder andere Koreanerinnen von ihr fasziniert waren. Wenn ich mit ihr in einem Café oder auch nur einer Bibliothek saß, sahen die Leute sie die ganze Zeit verstohlen an. Mir war nicht ganz klar, was es war – der Schimmer ihrer Haut, die Zusammenstellung ihrer teuren Kleidung oder ihr ernster Gesichtsausdruck. Ich wusste es nicht. Aber nur die wirklich naiven Männer versuchten, sie anzusprechen. Einmal saßen wir beim Abendessen in einer neuen Salatbar in der Nähe ihrer Wohnung, als ein Mann auf sie zukam. Er wirkte ausländisch – italienisch? –, war jung, elegant gekleidet, trug einen gut geschnittenen Anzug. Eindeutig ein Finanztyp, der an seinem Schreibtisch aß und sich schnell was zum Mittag holte. Er hatte beim Anstehen in unsere Richtung gesehen, und nachdem er seine Tüte mit Essen entgegengenommen hatte, kam er zu unserem Tisch.

»Ich möchte gar nicht stören«, sagte er mit leichtem Akzent und wirkte dabei sowohl süß als auch selbstbewusst, »aber ich muss dir einfach sagen, dass du sehr schön bist.«

Ruby sah nicht von ihrem Teller auf und aß langsam und schweigend weiter.

»Darf ich fragen, ob du in der Nähe wohnst? Ich wohne und arbeite gleich um die Ecke«, sagte er und zeigte durch das Fenster auf ein Gebäude, das wir seiner Meinung nach offenbar kennen sollten.

Sein Lächeln stockte, als keine von uns reagierte.

»Okay, na ja, dann lasst es euch schmecken«, sagte er, fast schmollend, und ging Richtung Ausgang. Als er die Tür öffnete, hörte ich deutlich, wie er das Wort »Bitch« flüsterte.

»So lächerlich«, sagte ich leichthin zu Ruby.

»Vielleicht lass ich ihn umlegen«, sagte sie, ihre Augen nur ein Schlitz.

Ich lachte, hörte aber auf, als sie mich ansah.

»Mach beim nächsten Mal ein Foto von dem Typen«, sagte sie. »Wie kann er es wagen, einfach herzukommen und mich anzusprechen?« Sie reckte das Kinn vor und aß weiter, mit wild blitzenden Augen.

Ich nickte und murmelte zustimmend. Ich lernte noch, was man in ihrer Gegenwart sagte und wie man reagierte.

Ein paar Monate später, nachdem die Galerie eröffnet worden war, die anderen Mädchen gekündigt hatten und wir nicht-koreanische Nachfolgerinnen suchten, sagte Ruby mir, mein Verhalten sei inzwischen einwandfrei.

Wir tranken etwas in einer Bar in K-Town und warteten auf Hanbin und einen seiner Freunde. Ruby hatte mir zu Beginn des Abends wortlos einen echt wirkenden gefälschten Ausweis ausgehändigt mit meinem Galerie-Personalfoto, und ich war noch ganz berauscht davon, endlich meinen ersten richtigen Drink in einer New Yorker Bar bestellt zu haben. Es war eine so andere Welt als Korea, wo Minderjährige nicht mehr als einen halbherzigen Vorwand brauchten, um Beschränkungen zu umgehen und Alkohol zu bekommen.

»Mir gefällt, wie schnell du dazulernst«, sagte sie plötzlich mit schiefem Lächeln.

»Was meinst du?«, fragte ich.

Sie machte eine Geste in Richtung meines Outfits. Ich trug einen schwarzen Kaschmirpulli und einen langen, engen Lederrock aus einem Secondhandshop in Brooklyn. Ich hatte gehört, dass Designer ihre nicht verkauften Stücke aus der letzten Saison dorthin gaben, und war stundenlang die Ständer durchgegangen, auf der Suche nach Designerstücken, an denen noch die Etiketten hingen.

»Weißt du noch, als du *falsches rosa Veloursleder* getragen hast?«, sagte sie mit klingelndem Lachen.

Ich wurde rot und tat, als würde ich sie hauen. »Na und? Alle möglichen Designer verwenden Rosa! Sei nicht so eine öde New Yorkerin.«

»Und du lässt dich zu leicht aufziehen!« Sie unterdrückte ein weiteres Lachen. Dann kam zum Glück Hanbin mit einem anderen gut aussehenden, gut gekleideten Jungen von der Columbia, und wir wurden abgelenkt. Aber später musste ich wieder an ihre Belustigung denken, und mitten in der Nacht setzte ich mich abrupt im Bett auf, mit flammenden Wangen.

Hanbin war damals der Dritte in unserem Trio, Ruby und ich immer ein paar Schritte voran, ihn im Schlepptau. Er war Ruby ein stiller, aber aufmerksamer Freund, fuhr uns immer überallhin, brachte uns an Schlangen vorbei in Clubs, kümmerte sich um Erste-Reihe-Karten für Theaterstücke und Ausstellungen und Modenschauen, die Ruby sehen wollte. Die beiden zeigten sich öffentlich nie ihre Zuneigung und machten nie Fotos zusammen, was ich seltsam fand. Nur einmal sah ich sie sich umarmen, spätabends, als ich ihre Wohnung verließ, nachdem wir zu dritt einen Film gesehen hatten. Ich sah mich um, als die Tür zuging, und Ruby hatte ihren Kopf an Hanbins Brust gelegt, während er den Arm um sie legte. Sie wirkten so friedlich und komplett und so vollkommen zufrieden, dass ich erstarrte, bis die Tür ins Schloss fiel. Ich sah sie sich nie wieder berühren.

Ruby und Hanbin kamen zu jeder meiner Ausstellungen – gemäß den Auflagen meines Stipendiums musste ich so viel wie möglich ausstellen – und blieben lange, was mir viel bedeutete. Sie kamen sogar zu der Erstsemesterausstellung, in der nur zwei Stücke von mir zu sehen waren. Ruby sagte nicht viel – stellte nur Fragen zu den Arbeiten anderer Studierender –, aber Hanbin war überraschend interessiert an meinem Arbeitsprozess. Er fragte immer: »Wie lange hast du daran gesessen?«, und: »Was hat dich zu diesem hier inspiriert?« Er wirkte auf süße Weise unsicher, welche Fragen angebracht waren, und ich musste dem Drang widerstehen, meine Hand zu seiner Stirn zu führen und die kleinen Fältchen zu berühren, die sich dort formten.

Manchmal, und für diese Momente lebte ich, kam Ruby zu spät oder schrieb und sagte ganz ab, wenn Hanbin und ich schon auf sie warteten. Er guckte finster und seufzte leise – er war jedes Mal enttäuscht, wenn sie ihn versetzte, sooft es auch vorkam –, aber dann wandte er sich mir zu und sagte schulterzuckend: »Also, möchtest du immer noch was essen?« Und mein Herz ging auf, und ich nickte etwas zu enthusiastisch, später wand ich mich heimlich vor Selbsthass.

»In unserer Familie hat niemand auch nur einen Tropfen Künstlerblut, nicht mal meine Galeristenmutter«, sagte er mal zu mir, als er und Ruby in mein Studio kamen, um sich Entwürfe meines jüngsten Projekts anzusehen.

Ich zeigte ihm ein paar Zeichnungen, aus denen ich eine Serie machen wollte.

»Wahnsinn, was du hier gemacht hast«, sagte er ehrfürchtig und hielt die Zeichnung eines Mädchens in einem Brunnen hoch, das mit ausgestreckten Händen nach oben sah. Es hatte unter einem Haufen anderer Zeichnungen gelegen, er hatte sie alle durchgesehen. »Das ist wirklich beeindruckend.«

»Das ist alles ziemlich morbide«, murmelte ich verlegen. Ich hatte vergessen, dass diese Zeichnung dabei war, die Augen des Mädchens waren so anders geworden, als ich sie mir vorgestellt hatte. Es war eine Seminaraufgabe zum Thema Familie gewesen, die ich nie abgegeben hatte.

»Aber genau deshalb mögen wir dich«, sagte Ruby aus der Ecke, in der sie eine meiner Skulpturen blinder Kinder betrachtete. »Deshalb mag *ich* dich«, sagte sie. »Ich glaube, du siehst Dinge sehr klar, die andere nicht sehen können, weil sie sich so leicht ablenken lassen.«

Ich hatte keine Ahnung, wovon sie redete, lächelte aber, um eine so erhabene Vorstellung von mir nicht zu zerstören.

Im Winter mieteten die reichen koreanischen Jugendlichen gern für eine Nacht eine Hotelsuite, um dort zu trinken, obwohl sie alle wunderschöne Wohnungen hatten. Einmal wollte Ruby nach Boston, also fuhren wir hin. »Mir ist hier so langweilig«, sagte sie und sammelte ihren Bruder Mu-cheon, der mit Hanbin auf die Columbia ging und uptown lebte, und ein paar andere Freunde vom Internat ein. Und los gings, wir würden im Corycian Hotel in der Boylston Street übernachten und wollten shoppen und clubben.

Ruby bestand darauf, selbst zu fahren, mit ihrem roten Maserati. Hanbin saß vorne, Mu-cheon und ich hinten. Er war ausgeknockt von seinem Kater von letzter Nacht, ich saß still da und sah aus dem Fenster in die schneebedeckten Bäume, die vorbeizischten.

Ich versuchte, nicht über die Szene nachzudenken, deren Zeugin ich in der Woche zuvor geworden war. Ich kam aus der Bibliothek und dachte darüber nach, warum Ruby sich seit einer Woche nicht bei mir gemeldet hatte, als ich sie zusammen mit einem anderen koreanischen SVA-Mädchen, Jenny, mit überdimensionalen Einkaufstüten aus einem Taxi steigen sah. Sie lachten und kämpften mit den Tüten, und der Fahrer musste aus dem Wagen steigen, um ihnen zu helfen. Ich erkannte an den Tüten, dass es ein Fifth-Avenue-Tag gewesen war. Ein paar Wochen zuvor hatte sie etliche Austauschstudentinnen zu sich zum Abendessen eingeladen, mich aber übergangen. Ich hatte es mitbekommen, weil zwei Mädchen von dem Koch schwärmten, den sie engagiert hatte.

Mit nur zwei Stopps fuhr Ruby den ganzen Weg zu einem kleinen Restaurant in Bostons Koreatown, wo wir zu Abend aßen und anfingen zu trinken. Der Besitzer kannte Hanbin und fragte nicht nach unseren Ausweisen. Es wurde immer lauter und lauter, der Raum war voller betrunkener Studierender. Zu Beginn waren wir zu sechst, aber es wurden bald mehr, weil alle ihre Freunde in Boston anriefen oder von ihnen angerufen wurden.

Gegen eins bestellten wir noch mal Soju zum Mitnehmen und machten uns mit Plastikbehältern in den Händen auf den Weg. Ruby fuhr langsam und ruckartig.

Im Hotel machte jemand Musik an, und wir tranken weiter. Die Nummer unserer Suite war im Restaurant bekannt, und bald kamen Leute in Zweier- und Dreiergruppen, die alle noch mehr zu trinken dabeihatten. Manche hatten auf der Etage Zimmer gebucht, wir wanderten also umher, Drinks in den Händen, und flüsterten und lachten in den Fluren. Ich kannte die Neuankömmlinge nicht, aber wir waren ausgelassen und betrunken. Ich hörte ihren Scherzen zu und lächelte und trank noch was. In der Ecke drückte sich Mu-cheon an ein Wellesley-Mädchen.

Ich weiß nicht, wie spät es war – drei oder vier –, als ich mich in einer der Suiten aufs Bett legte. Ich hatte Kopfschmerzen, und mein Körper fühlte sich an wie eine Boje auf den Wellen, stieg und sank. Draußen hörte ich Murmeln und Musik, aber es war eine Erleichterung, einfach die Augen zu schließen.

Die Tür ging auf und wieder zu, und eine Hand strich über meine Stirn. Es war Hanbin, der über mir aufragte. »Ich hab Kopfschmerzen«, sagte ich. »Hast du eine Tylenol?«

Er schüttelte den Kopf.

»Kannst du mir dann einfach ein bisschen die Schläfen drücken? So.« Ich legte meine Finger an die Schläfen, da, wo es pulsierte.

Er hatte große Hände und versuchte ungeschickt, mich nachzuahmen, aber bald streichelte er mir einfach über die Haare.

Ich rollte etwas näher an ihn heran, und er beugte sich hinunter, und irgendwie küsste er mich plötzlich.

Es war ganz schnell vorbei, aber ich mochte es furchtbar gern, das Gefühl seines festen, starken Körpers an meinem. Seine Schultern waren so breit und attraktiv, und sein Mund war warm. Er stand abrupt auf, sah eine Sekunde auf mich herab und ging. Wir haben nie darüber gesprochen, aber ich erinnere mich an alles.

Als Ruby sich zwei Monate später umbrachte, konnte ich mit niemandem sprechen. Ich ging nicht mehr zu meinen Seminaren. Ich konnte mein Zimmer nicht verlassen. Ich wusste nicht, wie man lebt.

Ich wünschte, sie hätte mir mehr von ihrer Familie erzählen können, von dem Kummer, den ihr Vater ihr jeden Tag bereitete, den Dämonen, die sie erbte. Sie hatte auf all diese Dinge angespielt, aber ich hatte nicht nachgehakt. Ich wusste, ich hatte sie im Stich gelassen, indem ich nicht genauer nachfragte, indem ich ihr nicht immer wieder sagte, wie beeindruckend ihr Leben war, verglichen mit meinem. Ich nahm an, sie wüsste das, ich nahm an, sie würde sich glücklich schätzen, verglichen mit mir, dass sie mich deshalb als Freundin behielt. Ich hätte ihr mehr von meinen Sorgen erzählen sollen.

Und dann habe ich sie wieder verraten, tue es immer noch, auf die schlimmste Weise, indem ich Hanbin geliebt und mir genommen habe, und ich weiß, dass ich im nächsten Leben dafür zahlen werde. Aber jetzt kann ich nicht anders, ich muss diesem Weg folgen, obwohl ich weiß, dass er mein Herz in Trümmer legen wird. All das hier – Hanbin, mein Job, meine fieberhafte Produktivität – ist vorübergehend, das weiß ich. Alles, was ich ihr bieten kann, ist der Beweis dafür, dass sie mich immer noch verfolgt, jeden Tag.

Ara

Jeden Abend vorm Schlafengehen höre ich Crowns Nachrichten des Tages auf der SwitchBox ab, in der Hoffnung, Taein zu hören. Eigentlich müsste ein Fünftel dieser Nachrichten von Taein stammen, weil Crown fünf Mitglieder hat, und bei der Pressekonferenz zum Launch der SwitchBox – wo Taein diese hohen, bronzegesprenkelten Louis-Vuitton-Sneaker trug, die dann vierundzwanzig Stunden später weltweit ausverkauft waren – haben sie versprochen, dass die Botschaft jeden Tag von einem anderen Mitglied gesprochen würde. Tatsächlich ist aber nur ungefähr ein Zehntel der Nachrichten von Taein, was Sinn ergibt, weil er der Berühmteste und damit auch Meistbeschäftigte von allen ist, mit seinen Soloverträgen für zwei neue Reality-TV-Serien und den Sachen, die er sonst noch dreht.

Die meisten Nachrichten spricht Bestie. Er ist der Nervigste in der Gruppe, nicht nur, weil er am unbeliebtesten ist, sondern auch, weil er nicht zu verstehen scheint, dass er am unbeliebtesten ist. Er tut immer so, als wären alle Mädchen des Landes verrückt nach ihm, obwohl sie eigentlich nur Taein sehen und hören wollen, und vielleicht noch JB, und Bestie nur ein Lückenbüßer ist. Warum Bestie das nicht versteht, kapier ich nicht – immer gibt er Interviews und nimmt in Talkshows wertvolle Zeit in Anspruch. Ich kann nicht anders, ich muss mich in den Taein-Fanforen immer wieder über Bestie beschweren, aber dann werde ich mit Kommentaren bombardiert, ich solle aufhören, in einem Taein-Fanforum über

Bestie zu schreiben. Alle dort hassen Bestie, weil er so ein Schnorrer ist und ein Nachmacher. Das stimmt, die letzten drei Male trug Bestie auf dem roten Teppich ein schwarzes Tattoo-Halsband und ein goldenes Gliederarmband, genau was Taein bei der letzten X-Men-Premiere trug, wo er mit Hugh Jackman Armdrücken machte und Hugh Jackman ihn gewinnen ließ.

Meine liebste Nachricht auf der SwitchBox war bisher die, wo Taein darüber sprach, was er macht, wenn er unterwegs einsam ist.

»Ich glaube, vielen ist das nicht klar, weil unser Leben von außen so glamourös wirkt, aber normalerweise verbringen wir den ganzen Tag und Abend damit, in Konzerthallen zu proben, und wenn wir wieder ins Hotel kommen, geht jeder auf sein Zimmer und ist da alleine und sieht fern, bis er einschläft«, sagte er mit seiner tiefen, unwiderstehlichen Stimme. »Es ist ein bisschen peinlich, aber ich habe auf meinem Hotelzimmer jetzt so viele Historienfilme gesehen, dass ich schon von ihnen träume. Bestie hat mich neulich dabei erwischt, wie ich Selbstgespräche in altertümlicher Sprache geführt habe!«

Ich liebe es, seine Stimme auf meinem Handy zu hören. Und ich liebe es, dass völlig egal ist, dass ich nicht antworten kann.

Bei der Arbeit habe ich Ärger mit den Mädchen – den Assistentinnen, die vorbereiten und waschen und fegen sollen und manchmal sogar föhnen, wenn ich mit einer anderen Kundin beschäftigt bin. Sie sollten so unauffällig sein wie Hintergrundmusik, weshalb der Salon sie alle das Gleiche tragen lässt, Uniformen, die an Schuluniformen erinnern, mit weißen Hemden und kurzen, rot karierten Röcken.

Das Problem begann mit dem neuen Mädchen. Es kommen und gehen ständig neue Mädchen – sie sind frech und gelangweilt und murmeln Richtung Fußboden, wenn man sie anspricht. Aber dieses, Cherry, hatte böswillig funkelnde Augen. Und Cherry war mir zugeteilt.

Schon vor ihr hatte ich viel mehr von der Routinearbeit übernommen als die anderen Stylistinnen, weil ich keine Anweisungen geben kann und gezwungen bin, zu den Mädchen hinzugehen, sie an der Schulter zu berühren und ihnen zu bedeuten, was sie machen sollen. Wenn ich sie nicht gleich finde, mache ich das Nötige also einfach selbst. Was meistens auch okay ist, aber es gibt immer Tage, an denen mehrere Kundinnen in Folge kommen und ärgerlich werden, wenn ich mich nicht sofort um sie kümmere. Immer in diesen Momenten ist Cherry wie vom Erdboden verschluckt, und ich weiß mir keinen Rat mehr, versuche, mir für ein paar Minuten die Assistentin einer anderen zu schnappen, die sich dann später bei Manager Kwon beschwert, obwohl sie zu mir persönlich zuckersüß war.

Montag war besonders hart. Ich hatte eine meiner wichtigsten Kundinnen – die KBC-Produzentin – für einen Blowout da, und zur selben Zeit kam meine älteste Kundin, Mrs Oh, die neue Farbe und eine Dauerwelle wollte. Mrs Oh gibt immer mindestens dreißigtausend Won Trinkgeld, was in meinem Salon sonst nie vorkommt, und bei der KBC-Produzentin hoffe ich immer, dass ich durch sie mal bei einer *Music-Pop*-Aufzeichnung dabei sein kann, oder in meinen wildesten Träumen sogar backstage bei einer der Preisverleihungen der Musikbranche am Ende des Jahres. Cherry war nirgends zu finden, und ich lief zwischen den Stühlen hin und her, versuchte zu föhnen, während ich die Farbe mischte, und kleckerte Färbemittel in den Nacken der Produzentin, das ich zwar schnell genug abwischte, aber sie war zusammengezuckt.

Schriftlich ist es schwer, jemanden zu schelten.

Wo warst du vorhin?, schrieb ich am Ende des Abends auf meinen Block, als Cherry den Boden fegte. Auf dem Papier vermittelten die Worte nichts von der Wut, die ich empfand.

»Was meinst du?«, fragte Cherry, die Unschuld in Person. »Ich habe gearbeitet.« Sie warf den anderen Mädchen einen Blick zu, der an Augenrollen grenzte.

Ich habe dich 20 Minuten lang gesucht! Ich unterstrich »20 Minuten« drei Mal.

»Wahrscheinlich habe ich was für dich besorgt«, sagte sie. »Ich war die ganze Zeit hier, du kannst die anderen Mädchen fragen.« Wieder sah sie zu ihnen hin, und die anderen Mädchen nickten heftig. Sie hatte sie um den Finger gewickelt, die kleine Hexe.

Ich hätte sie feuern lassen sollen, nur hatte ich Manager Kwon schon drei Monate zuvor gebeten, eine Assistentin zu ersetzen. Die war zwar kein schlechter Mensch gewesen, aber begriffsstutzig, und ständig passierte ihr irgendwas. Nachdem sie zum dritten Mal Kaffee über eine Kundin geschüttet hatte, forderte ich einen Wechsel. Manager Kwon hatte Verständnis, aber ein zweites Mal würde ihn sicherlich verstimmen, zumal Cherry sehr darauf achtet, in seiner Nähe aufmerksam und respektvoll zu sein. Niemand im Salon darf denken, mit mir zusammenzuarbeiten sei schwierig, wo es fast unmöglich für mich wäre, noch mal so einen Job zu finden. Hier haben sie mich nur genommen, weil Sujin dem Besitzer monatelang mit der Bitte in den Ohren lag, mir eine Chance zu geben, und weil ich aus Dankbarkeit für diese Chance dann drei Monate lang ohne Gehalt gearbeitet habe. Hätte ich das geahnt, hätte ich lieber das andere Mädchen behalten.

Die Sache ist die, ich war früher noch viel schlimmer als Cherry, als ich jung war und meine Stimme und mein Selbstvertrauen noch hatte. Meine Freundinnen und ich haben die

Straßen terrorisiert und fürchteten weder Geld noch die Zukunft. Ich weiß, wie Cherry tickt. Und das ist das Problem. Denn ich weiß, dass nichts sie verändern könnte, außer der Zeit und zwangsläufigem Unglück. Diese Mädchen, mit denen ich rumhing, die sind jetzt alle verzweifelt, das weiß ich mit Sicherheit. Welches Unheil es auch ist, das Cherry erwartet, ich hoffe, es kommt eher früh als spät.

Was meine Laune diese Woche nicht gerade gebessert hat, ist das Gerücht, dass Taein mit Candy zusammen ist, der Frontfrau von Charming. Es gibt natürlich jeden Monat aufs Neue lachhafte Gerüchte, mit wem Taein zusammen ist, aber in den letzten zwei Jahren haben die Paparazzi-Fotos übereinstimmend so ein namenloses japanisches Model gezeigt, das alle Fans toleriert haben, weil die Körpersprache so deutlich zeigt, dass sie *ihm* hinterherläuft und nicht umgekehrt. Davon abgesehen sieht sie seltsam aus, mit zu weit auseinanderstehenden Augen und Lippen, die praller sind als die eines Kugelfischs.

Aber Candy – das wäre etwas völlig anderes. Sie ist so unverschämt schön, dass es beleidigend ist. Außerdem weiß jeder, dass sie das neue Mädchen in ihrer Band schikaniert hat. Die Leute hassten sie schon vor diesem Skandal, und die Fanforen von Crown flirren vor Ungläubigkeit und Missgunst. »Auf keinen Fall will Taein was von Candy – er hat immer gesagt, er würde mit den anderen Superstars nichts anfangen!« »Ich hab sie mal in dem Restaurant in Itaewon gesehen, und sie war ihrem Manager gegenüber total arrogant.« »Wer geht heut Abend sonst noch zu INU Entertainment und wartet, bis sie rauskommt? Charming soll da proben, bis sie für den Gastauftritt um zehn zu Star Plus Radio müssen.«

Fotos, auf denen Taein und Candy zusammen zu sehen sind, sind noch nicht aufgetaucht, aber LastNews deutet auf seiner Website seit Wochen den größten Superstar-Skandal aller Zeiten an. In den Foren sagen die Leute, es würde so lange dauern, bis sie freigegeben werden, weil mit den Agenturen der Stars verhandelt wird, wessen Fotos veröffentlicht werden. Je skandalöser die Bilder, desto mehr Geld können sie der Agentur abpressen. Normalerweise werden am Ende nur die harmlosesten herausgegeben – nicht mehr als Händchenhalten oder ein Schnappschuss von einem Paar in einem Auto.

Weder Taeins noch Candys Agentur hat bisher eine Erklärung abgegeben, aber es wurde angekündigt, dass Crown diese Woche die Promo für ihr Album abschließt, um die Welttournee vorzubereiten. »Wir haben richtig Bock, dieses Mal in L. A. zu starten!«, schreibt Bestie in den sozialen Medien, und dann gibt es ein irres Durcheinander in den Foren, was die diversen Fanclubs wegen der letzten Superstar-Show diese Woche machen. Der Vorsitzende des Clubs entscheidet, dass im Chor »Bis bald, Crown!« skandiert werden soll, und wählt aus, welche Nachrichten auf die Bänder der Blumengebinde gedruckt werden, die den Mitgliedern bei dieser letzten Show backstage geliefert werden. Es werden fünf Spenden im Namen der Mitglieder gemacht, eine für jedes ihrer Lieblings-Charity-Unternehmen. Kurz gibt es Streit über die Höhe der einzelnen Spenden (Taein-Fans bestehen darauf, dass ihr Betrag höher ist als der der anderen Mitglieder, weil wir mehr sind), aber es findet sich rasch eine Lösung (gleicher Betrag für alle Mitglieder), und am späten Abend gibt es kaum noch Kommentare dazu.

Allerdings wird mir schwindelig bei dem Kommentar eines Taein-Fans, wie sehr sie ihn vermissen wird, wenn sie ihn jahrelang nicht sieht, schließlich gehen sie mindestens ein Jahr auf Tour und werden dann ein weiteres Jahr brauchen, um ein neues Album aufzunehmen. Jahre? Wie soll ich denn so lange warten? Wofür lebe ich dann? Ich muss ihn sehen. Ich muss einfach.

Ich bin jedes Mal aufgesprungen, sobald Manager Kwon mich zu einer Kundin gerufen hat, aber die KBC-Produzentin kommt erst Freitagvormittag wieder. Ich lächele extra breit, als ich sie sehe, und drücke ihr leicht die Schulter. Cherry sieht das und mustert mich nachdenklich.

»*Da* hat heute aber jemand gute Laune, Miss Ara«, sagt die Produzentin erfreut lächelnd. Ich schüttele den Kopf und berühre mit fragendem Gesicht ihr Haar. Sie hat es immer dunkel gefärbt und ihre Frisur in den drei Jahren, seit ich ihr das Haar mache, kaum geändert. Die Kundinnen, die zu mir kommen, stellen keine hohen Ansprüche – sie sind der Typ, der sich einem vertrauensvoll überlässt. Aber heute wirkt sie unruhig, tappt mit ihrem Slipper auf den Boden und betrachtet sich missmutig im Spiegel.

»Ich glaub, ich möchte es diesmal heller haben«, sagt sie und fummelt verlegen an ihren Haaren rum. »Ich hab Schwarz irgendwie über.«

Ich nicke und lächele und bringe ihr ein Buch mit Farbmustern, sie sucht sich einen mittleren Kastanienton mit einem Stich Messing aus. Das ist für sie eine mutige Entscheidung, ich schreibe das auf meinen Block und zeige es ihr.

»Ich weiß, aber ich habe an diesem Wochenende ein Blind Date, und ich will irgendwie mal ein paar Dinge verändern«, sagt sie mit einer entschiedenen Kopfbewegung. Viele meiner Kundinnen machen das vor Blind Dates, was mal funktioniert und mal nicht. Manchmal erscheinen sie in einem neuen Licht, manchmal sind sie ganz bestürzt und bitten mich, es wieder so zu machen wie vorher, woraufhin ich hektisch die Folgetermine verschieben muss.

Ich nicke und lächele erneut und ziehe mich zum Anrühren der Farbe in die Kammer zurück. In meinem Kopf formuliere ich, was ich sie fragen will, formuliere es wieder um, und mir zittern vor Angst die Hände. Heute ist meine einzige Chance.

Als ich die Farbe in einer Schale anmische, höre ich Manager Kwon wieder meinen Namen rufen und eile nach draußen, um zu sehen, wer gekommen ist. Es ist eine von Mrs Ohs Freundinnen, die ihren Ansatz schwarz färben möchte. Natürlich ist Cherry nirgends zu sehen, also setze ich meine neue Kundin neben die Produzentin und will weiter Farbe anmischen. Als ich in Richtung Kammer eile, sehe ich eine weitere Stammkundin, Mrs Chin, mit ihrer Tochter reinkommen, und Manager Kwon winkt, um meinen Blick auf sich zu ziehen, und bittet sie, sich einen Moment hinzusetzen und auf mich zu warten. Während ich hektisch herumwirbele und nach Hilfe Ausschau halte, sehe ich die Mädchen miteinander plaudern und meinen Blick meiden.

Mein Kopf dröhnt, und ich atme ein, um meine Nerven zu beruhigen, aber die Dämpfe der Färbemittel und Haarprodukte verschlimmern meinen Zustand nur. Ich habe mit den Jahren gelernt, meine Reaktion auf die Dämpfe zu kontrollieren, aber heute ist es, als würde ich ersticken.

Ich darf diese Gelegenheit nicht verpassen. Nach dieser Woche ist Taein weg, vielleicht für Jahre, singt und tanzt in Amerika und dem Rest Asiens, für die, die es sich leisten können, zu seinen Konzerten zu reisen.

Meine Hände zittern, ich hole meinen Block hervor und beginne, meine Bitte zu formulieren, aber vor mir taucht Manager Kwon auf.

»Was *machst* du denn?«, zischt er und packt meinen Ellenbogen. »Du lässt drei Kundinnen warten, sie fangen schon an, sich zu beschweren, vor allem, wenn sie sehen, wie du hier rumstehst und malst! Geh jetzt *sofort* zu ihnen.«

Ich verbeuge mich entschuldigend und eile zu Mrs Chin und ihrer Tochter, um sie zu freien Sitzen zu begleiten. Nachdem Mrs Chin mir erklärt hat, was sie für ihre Tochter wünscht – eine intensivere Farbe, aber nicht zu dunkel, und einen Stufenschnitt, beginnend bei ihren Wangenknochen –, ruft Mrs Ohs Freundin mit hoher, klagender Stimme nach mir. »Wie lange soll ich denn noch warten? Das ist ja unerhört!« Und während ich mit ihr die Farbmuster durchgehe, sehe ich im Spiegel, dass die KBC-Produzentin sich mit verärgertem Gesichtsausdruck erhebt.

»Hören Sie, Miss Ara«, sagt sie mit kalter, eiserner Stimme, als ich zu ihr gehe. »Das ist ein bisschen viel. Normalerweise beklage ich mich nicht, wenn Sie mich warten lassen, weil ich weiß, dass es für Sie alles etwas schwerer sein muss, aber genug ist genug. Ich habe Ihnen gesagt, wie wichtig dieser Friseurtermin ist, und ich habe mich heute von der Arbeit frei gemacht, um hier sein zu können, denn mein Seon ist morgen Mittag. Und dann warte ich und muss zuschauen, wie Sie sich um alle anderen kümmern, die nach mir gekommen sind, und bei mir haben Sie noch nicht mal die Farbe aufgetragen! Ich kann nicht länger warten, ich muss los.« Sie legt den schwarzen Salon-Umhang ab und sammelt ihre Sachen von der Ablage.

Ich schüttle den Kopf, verbeuge mich und taste nach meinem Block, um eine Entschuldigung zu schreiben, aber sie ist schon weg. Die Glastür schließt sich hinter ihr, und ich stehe schockiert da.

»Ist das nicht deins?«, sagt eine Stimme hinter mir, und als ich mich umdrehe, sehe ich Cherry mit meiner Farbschale und meinem Block. Ihr Lächeln ist zugleich durchtrieben und hart, es funkelt vor Hohn und Spott, und sie hält den Block so, dass wir meine Zeilen beide bestens lesen können.

Wäre es möglich, dass ich dieses Wochenende zur Aufzeichnung der KBC-Superstar-Show komme? Ich bin so ein riesiger Fan von Crown und würde es wirklich, wirklich zu schätzen wissen, sie ein letztes Mal zu sehen, bevor sie auf Tour gehen, steht da in meiner krakeligen Handschrift. Worte, die vor Hoffnung zu beben scheinen.

»Ich hab deinen Kundinnen gesagt, dass du immer etwas länger brauchst«, sagte Cherry und sah mich dabei direkt an. »Ich hab auch versucht, Manager Kwon zu beruhigen. Aber er fragt nach dir. Er wirkt ärgerlich. Das brauchst du ja nicht mehr, oder? Ich wasch es aus.« Sie nimmt die Farbschale wieder mit, verschwindet mit hüpfendem Schritt in der Kammer und sieht in ihrem karierten Röckchen für alle Welt aus wie ein glückliches Schulmädchen mit wippendem Pferdeschwanz.

Ein paar Stunden später, zur Essenszeit, sind alle Portale voll mit der Nachricht. Auf jeder Seite betreffen die ersten zehn Schlagworte im Trend Taein und Candy.

»Taein und Candy Fotos«, »Taein und Candy Auto«, »Taein und Candy Paar«, dann, ungefähr eine Stunde später: »Taeins Management bestätigt Beziehung mit Candy und bittet Fans um Verständnis«, »Taeins offizielle Stellungnahme«.

Auf den Fotos ist nicht viel zu erkennen – beide sind mit Mützen und Masken gut getarnt, aber Taeins schlaksige Silhouette ist unverkennbar, genau wie Candys charakteristisches gebleichtes Haar, das unter die Kapuze ihres Sweatshirts gestopft ist. Auf einem Foto gehen sie zusammen auf Taeins Auto zu, mit ein bisschen Abstand, aber sichtlich gemeinsam, auf einem weiteren verlässt Candy vermutlich den Parkplatz von Taeins Apartment, genau so eins gibt es von Taein ein paar Minuten später. In den Kommentaren stehen Gerüchte darüber, dass sie in Japan dabei gesehen wurden, wie sie zusammen in ein Hotel eincheckten. Candys Agentur habe aber astronomische Summen gezahlt, damit die Fotos unter Verschluss blieben.

Ich esse im Aufenthaltsraum meine Take-out Dumplings und lese und aktualisiere die LastNews-Website, auf der immer mehr Artikel zu den immer selben Fotos erscheinen.

Ich sehe Cherry und die anderen Assistentinnen aus dem Augenwinkel eng zusammenstehen und kichern, ignoriere sie aber und lese weiter. Charming wird die Promo für ihr Album jetzt auch erst mal beenden müssen, bis sich alles beruhigt hat. Taeins Fans machen sich schon bereit, um Charmings Auftritte bei KBC und BCN heute Abend zu stürmen. Sie werden das nicht gut aufnehmen, um das Mindeste zu sagen. Vielleicht muss Candy für ein paar Tage das Land verlassen, bis der nächste Promiskandal die Medien beherrscht.

Ich esse meine Dumplings auf und werfe die Styroporschüssel weg, dann mache ich mich auf die Suche nach Manager Kwon. *Ich mache heute sauber und schließe ab,* schreibe ich auf meinen Block und male ein Smiley dazu. *Schicken Sie die anderen Mädchen nach Hause, bis auf Cherry.*

Manager Kwon sieht mich an und seufzt.

»Okay, Miss Ara. Ich weiß, Sie strengen sich an, und ich bin nicht herzlos.«

Ich verbeuge mich dankend und gehe mir die Zähne putzen. Auf dem Weg sehe ich, wie er den Mädchen Anweisungen gibt und Cherry sich währenddessen nach mir umdreht.

Um zehn gehen die letzten Kundinnen, und die Stylistinnen haben schon Frisur und Make-up aufgefrischt, voller Vorfreude auf Freitagnacht. »Danke, Miss Ara!«, rufen einige, als sie hinauseilen, und die Mädchen bleiben nur noch so lange, wie sie unbedingt müssen, und gehen dann ebenfalls. Sie sagen nichts zu mir, verbeugen sich nur halbherzig und murmeln irgendwas Unverständliches. Sie können den Salon gar nicht schnell genug verlassen. »Bis morgen, Cherry!«, rufen sie, aber Cherry wischt die Schranktüren ab und hört sie nicht. Sie hat ungefähr vor einer halben Stunde angefangen, wie verrückt zu putzen – sie hat wohl was vor heute Abend.

Ich kontrolliere pingelig Böden, Spiegel und Tische und hole dann Mantel und Schlüssel. Cherry kommt mit Lappen in den Händen angelaufen, als ich hinten das Licht ausmache.

»Ich bin mit den Toiletten, den Aufenthaltsräumen und den Abstellkammern fertig«, sagt sie atemlos. »Wollen Sie sie kontrollieren?«

Ich schüttele den Kopf, bedeute ihr, ihre Sachen zu holen, und warte an der Tür, bis sie rauskommt, dann mache ich das letzte Licht aus und schließe sorgfältig die Doppeltür ab.

»Das war doch ganz schön schnell«, sagt Cherry fröhlich, jetzt mit breitem Lächeln, und wendet sich der Treppe zu. Das ist der Moment, in dem ich den Arm ausstrecke und so fest an ihrem Pferdeschwanz reiße, dass sie auf den Rücken fällt.

»Scheiße, was soll das denn?«, schreit sie, und sie schreit immer noch, als ich ihr fest in den Magen trete. Ich habe vorhin meine Stiefel mit den Metallspitzen angezogen. Als sie sich auf dem Boden windet, ziehe ich sie an ihrem Pferdeschwanz hoch und zerre sie über den Flur zum Bad. Sie ist schwerer, als sie aussieht, aber egal. Ich klappe den Toilettendeckel hoch und drücke ihr Gesicht in die Schüssel. Zu meiner Freude ist sie ziemlich schmutzig. Sie schlägt jetzt wild um sich, hat aber noch Schmerzen von dem Sturz und kann es mit mir nicht aufnehmen. Sie würgt Blasen in das Toilettenwasser und scheint ziemlich viel zu schlucken, erst dann bin ich zufrieden. Meine Freundinnen und ich haben diesen Toilettentrick oft gemacht, als ich noch zur Schule ging.

Ich rucke noch ein letztes Mal an ihrem Pferdeschwanz und stoße sie auf den Fußboden. Ich beuge mich über sie, angele ihr Handy aus ihrer Tasche und werfe es in die Toilette, Wasser spritzt auf ihr Haar. Dann ziehe ich ihr die Schuhe aus, nehme sie mit und schlage die Tür hinter mir zu. Als ich ein paar Blocks gegangen bin, werfe ich sie in eine Gasse, einen nach dem anderen, so weit ich kann.

Zu Hause wartet Sujin mit dem Matcha-Kuchen auf mich, den ich so gerne mag, aus der Bäckerei in der Nähe ihrer Arbeit. Sie hat immer noch ein dunkelbraunes Tuch um die untere Hälfte ihres Gesichts gewickelt, obwohl ich ihr sage, sie soll es abnehmen, wenn sie bei mir ist. Aber sie hat geschworen, hinter einer Maske zu leben, bis die Schwellung weg ist.

»Süße, das mit Taein tut mir so leid«, sagt sie mit vom Tuch erstickter Stimme, umarmt mich fest und tritt dann zurück, um mein Gesicht zu betrachten. »Moment, warum bist du so gut drauf?«, fragt sie misstrauisch. Ich zucke mit den Schultern und nehme zwei Gabeln aus der Schublade. Ich zwinge meinen Körper, nicht zu zittern.

»Ich wollte dir das eigentlich zum Geburtstag schenken, aber ich dachte, du kannst ein bisschen Aufmunterung gebrauchen, deshalb ...« Sie öffnet ihre Tasche und nimmt einen kleinen weißen Umschlag heraus. Darin befindet sich ein Ticket für das letzte Seoul-Konzert der Welttournee von Crown.

»Das hab ich von einer Kundin, die für diese Veranstaltungsagentur arbeitet! Es war wohl ganz schön schwer zu kriegen, aber sie ist seit Jahren meine Stammkundin und hat mir zehn Prozent Nachlass gegeben, was echt nett von ihr war. Oder meinst du, dass die Leute nach diesem Skandal ihre Tickets zurückgeben?« Sujin öffnet den Kühlschrank, nimmt zwei Biere raus und plappert weiter.

Ich starre auf das Ticket, ich kann gar nicht damit aufhören, weil es einfach zu unwahrscheinlich ist. Ungläubig betaste ich das dicke grüne Papier. Und dann fange ich an zu weinen.

Sujin fährt herum, verschüttet ihr Bier und fängt unwillkürlich an, mir die Schultern zu reiben. »Was ist denn, Ara? Was ist denn?«, fragt sie panisch, und ich sitze da, und Tränen tropfen auf meine Hände und das kostbare Ticket. »Was ist los? Mir kannst du es doch sagen«, flüstert sie, so wie sie es immer gemacht hat, seit wir Kinder waren.

Kyuri

Meine Freundin Nami und ich trinken wieder zusammen. Ich gehe Sujin aus dem Weg, die bald nach Hause kommen und an meine Tür klopfen wird, das weiß ich.

Wir sitzen in meinem Lieblings-Pocha, wo die Fischklößchen in der Fischklößchensuppe genau richtig zäh und salzig sind, und der Besitzer uns immer umsonst Essen zu unserem Soju bringt, weil er auf mich steht. Letztes Wochenende hat er sich zu uns gesetzt und was mit uns getrunken, und dann hat er von woanders Chicken Wings kommen lassen, weil ich gesagt habe, mir wäre nach Gochujang-Hühnchen. Er ist so ein verschüchterter, unbeholfener Typ, der weiß, dass er im Leben keine Chance bei mir hat, und nur deshalb mag ich ihn.

Nami und ich trinken mindestens jedes zweite Wochenende zusammen. Sich zu zweit zu betrinken, ist etwas völlig anderes, als sich bei der Arbeit zu betrinken. Wenn wir zu zweit sind, ist von Anfang an »game over«. Da kann keiner mithalten, auch wenn manchmal Männer versuchen, sich zu uns zu gesellen, aber sie geben auf, wenn wir Shot nach Shot kippen und sie ignorieren. Nami und ich haben bei der Arbeit genug mit Männern zu tun. Am Wochenende müssen sie uns in Ruhe lassen. Wir tragen weite Sweatshirts und Baseball Caps tief in der Stirn und keinen Lippenstift, nur Eyeliner, aber sie kommen trotzdem zu uns. »Ihr seid viel zu hübsch, um hier alleine zu sitzen«, sagen sie. »Dürfen wir uns dazusetzen?« Und wenn wir sie dann ignorieren, werden sie fies.

»Was soll der Scheiß«, sagen sie, so richtig männlich, und murmeln beim Weggehen: »Arrogante Fotzen.«

Nami ist das einzige Mädchen aus meiner Zeit im Rotlichtviertel, mit der ich noch rede. Die anderen Mädchen im Ajax wissen nicht, dass ich in Miari gearbeitet habe, und wenn sie es wüssten, würden wahrscheinlich viele nie wieder mit mir sprechen. Es ist lächerlich – wir machen alle Varianten derselben Arbeit, auch wenn man zu den »hübschesten zehn Prozent« gehört und nicht mit den Kunden schläft. Trotzdem verurteilen sie mich. Das ist die menschliche Natur, dieses Bedürfnis, auf jemanden herabzusehen, um sich selbst besser zu fühlen. Nutzlos, sich darüber aufzuregen.

Ich wünschte, ich könnte diese Art Weisheiten mit Sujin teilen, aber bis auf Weiteres meide ich sie. Sie ist im Moment durch den Wind, weil ihr Nagelstudio Probleme hat und ihr Chef meinte, dass sie sie wahrscheinlich bald entlassen müssen. Ihre OP ist erst zwei Monate her, Teile ihres Gesichts sind immer noch geschwollen, und sie redet komisch, weil sie den Mund nicht besonders weit aufmachen kann. Trotzdem nervt sie mich schon damit, wie es mit ihrer Jobsuche in Room Salons weitergehen soll. Ich hab ihr gesagt, sie soll sich erst mal einen Job in einem anderen Nagelstudio suchen, wo sie eine Schutzmaske tragen kann und sie sowieso niemand ansieht.

Das Problem ist, dass Sujin sich verpflichtet fühlt, sich um Ara zu kümmern. Ja, Ara ist gehandicapt, aber sie hat auch einen Job, auch wenn sie als Friseurin wahrscheinlich nicht viel kriegt. Aber wenn ich Sujin erkläre, sie sollte lieber lernen, für sich selbst zu sorgen statt für andere, ist sie den Tränen nahe und sagt, Ara sei dem wahren Leben nicht gewachsen und müsse beschützt werden, und Sujin müsse so viel Geld wie möglich für sie beide verdienen.

Was sie nicht versteht, ist, dass ich versuche, sie zu retten. Wenn erst mal Geld den Besitzer wechselt und man unsere Welt betritt, kann es verdammt schnell schlimm werden.

Eben noch nimmt man bei Madams und Zuhältern und blutsaugenden Geldverleihern Kredite auf, um sich schnell das Gesicht operieren zu lassen, und schon sind die Schulden explodiert, und es geht um eine erschütternde, unbezahlbare Summe. Man arbeitet, arbeitet, arbeitet, bis der Körper ruiniert ist, und es gibt keinen anderen Ausweg, als weiterzuarbeiten. Obwohl man augenscheinlich viel Geld verdient, kann man doch nie etwas sparen, wegen der Zinsen. Davon kommt man nie ganz los. Man sucht sich einen anderen Room Salon in einer anderen Stadt mit einer anderen Madam und anderen Regeln und Zeiten und Anforderungen, aber es ist genau dasselbe, es gibt keinen Ausweg.

Ich hätte es nie aus Miari rausgeschafft, wäre da nicht einer meiner ältesten Kunden, ein gebeugter Großvater mit beginnender Glatze, der sich in mich verliebte und mir tatsächlich Geld gab, um meine Schulden zu bezahlen, fünfzig Millionen Won in bar. Die Besitzer des Salons hätten auch, nachdem sie mein Geld genommen hatten, noch versucht, mich weiter für sie arbeiten zu lassen, aber der Großvater war ein pensionierter Anwalt und ließ sie lauter Dokumente unterschreiben, in denen stand, dass ich schuldenfrei wäre. Beides zusammen – Bargeld und Angst vorm Gesetz – hat sie davon überzeugt, mich gehen zu lassen.

Der Großvater kommt immer noch alle paar Monate vorbei, aber ich sorge immer dafür, dass Miho, meine Mitbewohnerin, dann nicht zu Hause ist. Er verlangt nicht mehr, als dass ich mich mit 'ner kleinen Show ausziehe und dann nackt bleibe, solange er da ist, damit er mich berühren und betrachten kann. Er will nicht mal Sex oder einen Blowjob.

Er ist zu alt für solche Aufregung, sagt er, und dass er nicht auf mir sterben wolle. Ich weiß nicht, ob es ihm dabei um mich geht oder darum, vor seiner Familie das Gesicht zu wahren. Es ist schön, wenn er mich so liebevoll ansieht und mich ein »Kunstwerk« nennt, ohne dass ich irgendwas machen muss.

Er weiß allerdings nicht, dass ich wegen meiner letzten Ausbesserungs-OPs schon wieder Schulden mache. Es ist nur ein bisschen, hier und da, aber es summiert sich. Ich habe beschlossen, es ihm nicht zu sagen. Er denkt, ich gehe zur Schule, um Lehrerin zu werden. Er ist so stolz, dass er mein Leben geändert hat, und oft hat er Tränen in den Augen, wenn er mich ansieht. Er liebt die Geschichte, dass er mich gerettet hat.

Als Nami in dem Salon in Miari anfing, in dem ich arbeitete, versuchte ich, ihr zu sagen, sie solle kein Geld von den Zuhältern nehmen. Dieses Geld war nie das beiläufige Geschenk, als das es ausgegeben wurde. Aber sie hatte schon damit angefangen und konnte, wie wir anderen, nicht damit aufhören.

Sie war noch nicht mal erwachsen, war eine der Jüngsten und sah noch jünger aus, wegen ihrer Pausbacken und Hasenzähne. Ich glaube, sie war dreizehn oder vierzehn, als sie zum ersten Mal auftauchte. Sie war damals alles andere als attraktiv, nur eine pummelige Jugendliche ohne das kleinste bisschen Busen. Aber Männer entschieden sich wieder und wieder für sie, nicht zuletzt wegen ihres Alters.

Ich weiß nicht, warum ich anfing, sie zu mögen. Normalerweise mag ich die Mädchen nicht, mit denen ich zusammenarbeite, aber Nami war so unansehnlich und so jung, dass es schwer war, kein Mitgefühl mit ihr zu haben. Es nervte mich, dass sie einfach dasaß, ohne zu lächeln, und uns ansah, die

Mädchen und die Männer. Und ich konnte sehen, dass die Männer, die sich für sie entschieden, solche waren, die sie für ihr Aussehen bestrafen wollten.

Jetzt sehen wir beide so anders aus, Nami und ich. Manchmal sagt sie, sie wünschte, sie hätte ein Foto von uns aus dieser Zeit. »Machst du Witze? Warum willst du dafür Beweise?«, sage ich entsetzt. Lieber würde ich jemanden umbringen und im Gefängnis verrotten, ehe ich ihm zeige, wie ich vor meiner OP aussah.

Jetzt arbeite ich seit ein paar Jahren in Gangnam, wo alles so schick und fein ist und jede OP dich so natürlich wie möglich aussehen lassen soll. Mich schaudert, wenn ich mir angucke, was sie sich ausgesucht hat. Ihre Brüste zum Beispiel sehen aus wie im Comic, sie springen wie Grapefruits aus ihrem ansonsten jungenhaften Körper. Der Gesamteindruck lässt die Leute offen gaffen oder verlegen weggucken, besonders wenn sie so niedergeschlagen guckt und alle um sich herum mit leicht offenem Mund anstarrt.

»Ich will, dass sie mich für dumm halten«, hat sie mir mal gesagt. »Keine Erwartungen, das ist schön. So hat man viel Zeit, nachzudenken.«

Also, das hast du geschafft, wollte ich zu ihr sagen.

Gegen zehn Uhr abends kommt meine Mitbewohnerin Miho dazu. Unsere Zimmer waren ursprünglich ein größeres Officetel mit einer Seite als Office und der anderen Seite als Wohnraum, verbunden durch eine verschließbare Tür, sodass man zwei getrennte Apartments daraus machen konnte. Vor Miho wohnte nebenan ein gruseliger Mann Mitte dreißig, den ich nachts immer wimmern hörte, wenn er sich einen runterholte. Ich war erleichtert, als er auszog, und wenige Wochen danach zog Miho ein. Ich hab sie ein paarmal eingeladen, bei mir was zu trinken, und sie hat mich eingeladen und mir die

Bilder gezeigt, an denen sie arbeitet. Ich persönlich mache mir nichts aus ihrem Kunststil – die Welt ist schon deprimierend genug, es braucht nicht noch mehr irres Elend. Dafür hält Miho meine ganzen Kuren für Zeit- und Geldverschwendung. Aber es hatte etwas für sich, die Einsamkeit abzuwenden und jemanden zum Reden zu haben. Also baten wir nach ein paar Monaten die Hausverwaltung, die Verbindungstür zwischen unseren Apartments aufzuschließen.

Nami ist sehr eingeschüchtert von Miho, weil Miho bis vor Kurzem noch in Amerika gelebt hat und als Künstlerin einen richtigen Job an einer Universität hat. Irgendwie wird sie dafür *bezahlt,* den ganzen Tag lang mit Farbe und Holz und Ton rumzusauen. Die meiste Zeit scheint sie allerdings nur an die Wand zu starren.

Als Miho kommt, sinkt sie mit einem schweren Seufzer auf einen Stuhl und trommelt mit ihren wirklich verstörenden Fingern auf den Tisch – überall Bläschen und in alten Wunden getrocknete Farbreste. Und ihre Nägel sind in einem Zustand! Ich glaube nicht, dass sie jemals eine Gel-Maniküre hatte. Mir schaudert, und Nami starrt sie an.

»Ich hab so einen Hunger«, sagt Miho. »Habt ihr noch mehr Essen bestellt?« Sie wickelt sich ihren langen Pferdeschwanz ums Handgelenk wie ein Seil.

»Wann hast du denn zum letzten Mal was gegessen?«, frage ich. Miho vergisst zu essen, wenn sie arbeitet. Mich macht das neidisch, weil es mir so schwerfällt, Diät zu halten, und sie verschwendet nicht mal einen Gedanken an ihr Gewicht und bleibt unglaublich schlank.

»Ich glaub, ich hab heut Morgen was gegessen. Und dann habe ich mir pro Stunde eine Kanne Kaffee gemacht.«

Ich schiebe ihr meinen Teller mit ein paar übrig gebliebenen Fischklößchen hin und winke dem Besitzer des Pocha, der hinter der Theke steht und sofort angelaufen kommt.

»Hi, können wir ein Mal Kimchijeon haben? Und was willst du noch?«, frage ich.

»Was Sie von der Karte für das Beste halten«, sagt Miho zu dem Besitzer, der sich am Kopf kratzt. Aber sie hat sich schon wieder mir zugewandt, und er eilt in die Küche.

»Hanbin kommt auch bald, kann aber mindestens noch eine Stunde dauern bei dem Verkehr. Sag nichts über seine Mutter, okay?« Miho klang warnend. Sie ist so sensibel, wenn es um ihren Freund geht.

»Natürlich nicht«, sage ich scharf. »Glaubst du, ich bin verrückt?«

»Wie gehts dir, Nami?« Miho wendet sich Nami zu und sieht sie freundlich an. Es ist das dritte oder vierte Mal, dass sie sich sehen, und jedes Mal sagt Miho danach zu mir, Nami sei viel zu jung für so viele Operationen. »Wird sie das nicht bereuen, wenn sie älter ist?«

Für jemanden, der selbst in einem Waisenhaus aufgewachsen ist, kann Miho unglaublich naiv sein. Als würde Nami an die Zukunft denken! Sie hat ihre Eltern nicht mehr gesehen, seit sie mit zwölf weggelaufen ist. Sie lebt von Nacht zu Nacht. Jeder, der auch nur einen halben Tag echte Lebenserfahrung hat, würde das sofort erkennen. Aber Miho glaubt auch, ich würde in einem Room Salon arbeiten, um viel Geld zu verdienen. Die Art Etablissement, in der Nami und ich angefangen haben, könnte sie sich nicht mal vorstellen. Obwohl Nami auch aus Miari weggezogen ist und in einem drittklassigen Room Salon arbeitet, wird sie weiterarbeiten, bis sie sich entweder umbringt oder weggeworfen wird wie ein benutzter Lappen.

Das erstaunt mich immer noch – wie naiv die Frauen in diesem Land sind. Vor allem die Ehefrauen. Was, genau, glauben sie, machen ihre Männer wochentags zwischen acht Uhr abends und Mitternacht? Wer pumpt ihrer Meinung nach das

Geld in Zehntausende von Room Salons? Und selbst diejenigen, die es wissen, reden sich ein, dass ihre Ehemänner sich nicht jede Woche ein neues Mädchen zum Ficken suchen. Das machen sie so überzeugend, dass sie es tatsächlich vergessen.

Ich starre Miho an, die betroffen wirkt. Wenn sie heiratet, wird sie auch so eine ahnungslose Schrulle, definitiv.

»Mihos Freund ist ein echter Chaebol«, sage ich zu Nami.

Ihre Augen weiten sich alarmiert, dann werden sie wieder glasig. Sie fragt nicht mal, welche Firma seiner Familie gehört.

»Was glaubst du, warum er dich mag?«, frage ich Miho. Ich bin wirklich neugierig. Miho ist hübsch, aber nicht so perfekt, wie es mit einer OP möglich wäre, und sie hat weder eine Familie noch Geld. Aber aus irgendeinem Grund ist dieser Junge aus einer der reichsten Familien des Landes mit ihr zusammen. Es ist ein Rätsel.

»Wieso, was meinst du damit?«, fragt sie. Aber sie lächelt, damit ich weiß, dass sie nicht beleidigt ist.

»Ich weiß nicht, manchmal denke ich, ich kenne die Männer, und dann denke ich, ich verstehe sie überhaupt gar nicht«, sage ich.

»Ach, ich hab ihm übrigens gesagt, wir kennen uns aus der Schule und du wärst Flugbegleiterin«, sagt Miho mit entschuldigendem Blick. »Kannst du einfach sagen, du willst nicht über die Arbeit reden? Ich will nicht, dass du viel lügen musst.«

»Warum denn Flugbegleiterin? Das ist so speziell.« Aber natürlich kann man mich nicht als Room-Salon-Mädchen vorstellen. Miho ist die Einzige, die es weiß, außer den anderen Mädchen und den Männern, die für mich bezahlen.

»Na ja, du hast diese seltsamen Arbeitszeiten, und du bist so hübsch …« Sie hält inne. »Mir ist nichts anderes eingefallen, wozu das passt. Aber wenn ich jetzt so drüber nachdenke, ist es eine ziemlich gewagte Lüge.« Miho wirkt bekümmert. »Ich meine, was, wenn er dich nach deinen Flugrouten fragt oder nach deinen Lieblingsländern?«, fragt sie nachdenklich. »Er ist so viel rumgekommen.«

Ich zucke mit den Schultern. »Flugbegleiterin ist schon okay«, sage ich. »Ich wechsle einfach das Thema, wenn ich 'ne Antwort nicht weiß.« Es gab mal eine Zeit, kurz nachdem ich aus Miari weggegangen bin und bevor ich im Ajax anfing, da habe ich tatsächlich mit dem Gedanken gespielt, Flugbegleiterin zu werden. Ich habe mich sogar bei einer dieser Flugbegleiterinnenakademien an der Gangnam Station eingeschrieben und zwei Wochen lang gelernt, wie man »die Knie beugt, nicht die Hüften« und den ganzen Scheiß. Aber dann habe ich erfahren, wie viel die verdienen – sogar die, die zu nahöstlichen Airlines gehen und doppelt so viel verdienen wie hier –, und habe das sofort abgebrochen. Dann habe ich im Ajax angefangen, weil, na ja, es ist eben das Einzige, was ich kann – Männer bewundernd anhimmeln und ihren Alkohol trinken.

»Warum sagst du nicht, du hast gekündigt und versuchst jetzt, Schauspielerin zu werden?«, fragt Nami und macht dann schnell den Mund zu, als hätte sie etwas falsch gemacht.

Miho klatscht in die Hände. »Das ist perfekt! Warum ist mir das nicht eingefallen?« Sie sieht Nami strahlend an.

»Was ist mit dir, Nami, was machst du noch mal?«, fragt sie.

»Na, genau das«, sagt Nami kichernd, ohne jedes Zögern. »Wir sind beide verzweifelte Schauspielerinnen!« Ich sehe sie an. Es stimmt, sie ist schneller, als sie es sich anmerken lässt.

»Wie du willst, Miho«, sage ich und rolle mit den Augen.

»Ich will einfach nicht, dass euch unwohl dabei ist, wisst ihr? Also, ja, das wär toll – ihr versucht, Schauspielerinnen zu werden.«

»Okay«, sage ich. »Mir egal.«

Als Hanbin endlich kommt, ist es fast Mitternacht, und alle Tische sind besetzt. Die Leute sind noch nicht betrunken, schreien sich aber fröhlich an.

Er sieht wirklich gut aus und ist viel größer, als ich dachte, und gut gebaut, mit gebräuntem Gesicht und ordentlich geschnittenen Haaren. Seine Kleidung ist teuer und elegant, aber nicht zu elegant – ein gemustertes blaues Paul-Smith-Hemd, dunkle Jeans und karamellfarbene Lederslipper. Besonders mag ich diese feste Magerkeit seines Körpers. Miho lebt sofort auf, als sie ihn sieht, während Nami noch tiefer über ihr Schnapsglas sinkt. Ich lächele bewusst cool und distanziert.

»Hallo«, sage ich.

»Hi«, sagt er. »Ich bin richtig aufgeregt. Das ist das erste Mal, dass ich Mihos Freundinnen treffe, nach all der Zeit.« Der Besitzer bringt einen Plastikhocker, dem Hanbin einen kleinen Kick gibt, ehe er sich daraufsetzt. »Das ist ja was«, sagt er und sieht sich um. Seine Energie und seine positive Haltung scheinen nicht hierherzupassen, alle anderen in der Bar sehen aus, als hätte ihnen das Leben in dieser Woche schwer zugesetzt.

Wir stellen uns kurz vor – nur Namen, sonst nichts, und er bestellt noch eine Runde Soju.

»Woran hast du heute gearbeitet?«, fragt er Miho. Er hört zu, ganz gebannt, während sie erzählt, dass sie den ganzen Tag lang Glas bemalt hat.

Mir gefällt, wie konzentriert er ihr zuhört. Ich kann mich nicht erinnern, wann mich zuletzt ein Mann nach meinem Tag gefragt und mir dann tatsächlich zugehört hätte, von Interesse gar nicht zu reden. Nami beobachtet die beiden aus dem Augenwinkel ebenfalls, und ich kann sehen, dass sie genau achtgibt – nicht auf ihre Worte, sondern darauf, wie ihre Körper sich beim Sprechen einander zuwenden.

»Meine Mutter hat übrigens einen sehr guten Freund, einen Künstler, der in Paju eine Glasbläserei hat«, sagt er zu Miho. »Ich war schon mal da – das würde dir gefallen. Wollen wir nicht nächste Woche hinfahren? Dann kannst du ihn kennenlernen und seine Arbeiten sehen. Er will Mom unbedingt beeindrucken, er wird dich gern rumführen«, sagt er.

»Aber was würde deine Mutter dazu sagen?«, fragt sie alarmiert. »Ich will nicht, dass sie denkt, ich schlage in irgendeiner Weise Vorteil aus eurer Familie.«

»Keine Sorge, ich bitte einfach ihre Assistentin, alles zu arrangieren. Als ginge es um mich. Sie weiß, dass es mir beim letzten Mal wirklich gefallen hat.«

»Vielleicht«, sagt Miho besorgt. Sie gähnt und reibt die dunklen Ringe unter ihren Augen, die dadurch noch dunkler werden.

»Du hast bestimmt Hunger«, sagt Hanbin. »Du hast nichts gegessen, hm? Das sehe ich doch.« Er dreht sich um und macht dem Besitzer ein Zeichen, der schon angelaufen kommt. »Machen Sie bitte schnell mit dem Essen«, sagt er laut. Der Besitzer verbeugt sich, läuft wieder in die Küche und kommt kurz darauf mit dem Kimchijeon wieder, das Hanbin für Miho mit seinen Stäbchen zerteilt. Nami starrt sie hingerissen an und saugt dabei an einem dunkelroten Lutscher.

»Du machst nichts in Maßen. Du gehst ein, wenn du nichts isst. Du kannst nicht arbeiten, wenn dein Körper nicht mehr kann.« Seine Stimme ist tadelnd und zärtlich. Er tut noch mehr Essen auf ihren Teller, und es ist klar, dass er diese Rolle bei ihr gern übernimmt.

Er wendet sich mir zu und sagt: »Meinst du nicht? Sie ist wie dieser Snickers-Werbespot.«

»Mich macht das nur neidisch, dass sie Diät machen kann, ohne überhaupt zu merken, dass sie Hunger hat«, sage ich leichthin, obwohl ich es vollkommen ernst meine. Er lacht, sieht auf sein Handy und tippt kurz etwas.

»Jay und Woojin wollen zum Karaoke gehen«, sagt er zu Miho. »Sie sind ganz in der Nähe, ich sag ihnen, wir können uns im Champion treffen.«

Miho nickt, während sie mit zierlichen, grimmigen Bissen weiterisst.

»Ihr kommt doch mit, oder?«, fragt Hanbin Nami und mich, und wir nicken. Das bedeutet Freigetränke. Ihm ist wahrscheinlich nicht klar, was das für seine Rechnung bedeutet, aber er ist der Typ, der blind seine Kreditkarte übergibt. Und Miho trinkt nicht mal viel. Was für eine Vergeudung.

Beim Karaoke stoßen Hanbins Freunde zu uns, und es wird sehr schnell lustig. Sie sind beide Yoohaksaeng – reiche Jugendliche, die in Amerika auf die Highschool oder das College gegangen sind. Ich mag Yoohaksaeng, weil sie meistens beim Sex experimenteller sind, denn sie haben viele amerikanische Pornos gesehen. Die sind anscheinend total lächerlich und heftig, konzentrieren sich aber oft auf die Lust der Frau, was daran bemessen wird, wie laut sie stöhnt.

Nami ist albern – sie hat ihren Pulli ausgezogen, und ihre weiße kurzärmlige Bluse zeigt viel von ihren Brüsten, die hüpfen und zusammengedrückt werden, wenn sie lacht. Den Jungs gefällt das natürlich sehr gut, und sie suchen extra schnelle Songs aus, um sie zum Tanzen zu bewegen. Sie bestellen immer noch mehr Drinks.

Miho schläft schon in der Ecke, mit rosigen Wangen von ihren zwei Drinks. Wahrscheinlich konnte sich Nami deshalb so locker machen. Sie greift nach dem Karaoke-Mikro und gibt den heißesten Girl-Group-Song des Jahres ein – sie hat natürlich alles auswendig gelernt und fängt beim Singen an zu tanzen. Seltsam, wie ihre Augen funkeln, während sie auf und ab hüpft. So sieht sie nicht aus, wenn sie den Song bei der Arbeit singt, da bin ich sicher.

Gegen drei Uhr früh will ich nach Hause und schlafen. Hanbin schläft in einem Sessel, also winke ich Nami und den Jungs und zerre Miho in ein Taxi. Ich schlafe bis zum Mittag des nächsten Tages und wache mit Kopfschmerzen auf.

Die Arbeitswoche vergeht wie im Nebel. Ich weiß nicht, warum, aber in letzter Zeit habe ich oft lähmenden Kater, womit ich früher nie ein Problem hatte. Und Bruce war diese Woche noch nicht da. Ich weiß nicht, warum – vielleicht wegen seiner anstehenden Verlobung. Vielleicht hat er mich über.

Versteht mich nicht falsch. Ich mache mir wegen Bruce nichts vor, es geht nicht um ihn. Ich habe mich schon mit Klienten getroffen, die reicher oder netter waren als er, und ich bin keine Idiotin.

Ja, er hat jedes Mal nach mir gefragt, wenn er hier war. Manchmal, je nach Stimmung, hat er mir eine beträchtliche Geldsumme gegeben, damit ich mir »was Schönes kaufe«.

Aber er gibt mir das Geld nicht, weil er mich besonders gernhätte. Er lächelt mich nicht beim Abendessen über Kerzenschein hinweg an oder so, und meistens sind wir, wenn wir ins Hotelzimmer kommen, so betrunken, dass wir nur noch im Bett fernsehen und einschlafen. Ich glaube, das mag ich am liebsten an ihm – dass ich mich wohl genug fühle, um mit seinem Arm über mir schlafen zu können.

Ich hatte auf ein paar ruhige Abende gehofft, habe aber das Pech, diese Woche gleich an mehrere Vieltrinker zu geraten – der Typ, bei dem wir Mädchen auch trinken müssen, statt dass sie einfach selbst hackedicht werden und uns nachschenken lassen. Es geht nicht nur mir so – an einem besonders schlimmen Abend müssen sich ein paar Mädchen schon um zehn übergeben. Der Kunde, der dafür sorgt, dass alle anderen auch trinken, ist nicht mal der, der zahlt oder ausgeführt wird, was mich immer echt ankotzt. Wenn man nicht derjenige ist, der bezahlt, oder der, dem die andern in den Arsch kriechen, hat man den Mund zu halten und sich der Tapete anzupassen. Ich sage fast etwas Scharfes, als dieser hässliche, dürre Kerl, den die anderen offensichtlich nur dulden, immer weiter versucht, mich zum Trinken zu bewegen.

»Warum das teure Zeug an mich verschwenden?«, sage ich und versuche zu lachen. Er ignoriert mich und sagt mit fiebrigen Augen: »Trink! Trink! Trink! Trink!«

Ich befehle meinem Mund zu lächeln, ehe ich den Shot trinke, mit einem langen Seufzer, um seinetwillen.

Als Nami schreibt, ob wir am Samstag wieder trinken wollen, antworte ich, dass ich wegen meiner Kopfschmerzen nicht ausgehen will, sie kann aber herkommen, wenn sie mag.

»Ist Miho Unni da?«, schreibt sie.

»Nein.«

»Kommt sie demnächst?«

»Sie ist heute ziemlich spät los, also wahrscheinlich nicht«, schreibe ich etwas genervt zurück.

Trotz dem, was ich übers Trinken geschrieben habe, bringt Nami mehrere Flaschen Soju mit, dazu eine Schachtel Chicken Wings, und sagt, ich bräuchte nichts trinken, der Soju sei für sie. Ihr Blick flitzt nervös hin und her, bis ich sie schließlich anfahre, damit aufzuhören, weil es mich ganz rappelig macht.

Wir machen uns vor dem Fernseher über die Chicken Wings her und gucken dabei wieder eine K-Pop-Sendung. Es ist einfach nur unlogisch, wie viele neue Bands jede Woche zum ersten Mal auftreten. Die Mädchen tänzeln und springen in ihren Miniröcken und Kniestrümpfen frenetisch auf der Bühne herum. Nami steht auf, ahmt ein paar Bewegungen nach und singt mit, einen Chicken Wing als Mikro benutzend. Ihre Augen wirken heute besonders irre und funkeln wie Murmeln, als sie den Kopf von einer Seite zur andern wirft.

»Das Fett tropft auf den Boden«, sage ich. Mein heutiger Kater ist nicht der schlimmste der Woche, trotzdem pocht er unbarmherzig in meinem Kopf.

Nami setzt sich wieder hin, als ein abgehalfterter Sänger, total alt – Ende dreißig –, auf die Bühne kommt und eine Liebesballade singt.

»Ich muss bald los«, sagt sie, trinkt was und sieht Richtung Tür.

»Was? Du bist doch gerade erst gekommen. Was ist denn heute mit dir?«

Sie rutscht und druckst herum, und dann ziehe ich es ihr aus der Nase. Sie hat offenbar mit Hanbin geschlafen. Ich komme aus dem Blinzeln nicht raus, als sie mir die Geschichte erzählt.

Nachdem ich in der Nacht mit Miho aufgebrochen war, ist Hanbin aufgewacht, und alle haben noch mehr getrunken. Nami sagt, sie könnte sich an fast nichts erinnern, sie wüsste nur noch, dass irgendwann nur noch sie und Hanbin im Raum waren und sie auf den Knien war und ihm einen geblasen hat. Er konnte aber nicht kommen und wollte unbedingt in ein Hotel in der Nähe, wo sie ihm noch mal einen geblasen hat, und dann hatten sie heftigen Sex und sind eingeschlafen. Morgens hatten sie noch mal Sex, und dann bestand er darauf, dass sie ihm ihre Nummer gibt, bevor sie geht. Er hat ihr die ganze Woche Nachrichten geschickt, weil er sie wiedersehen wollte, und gestern Nachmittag haben sie sich getroffen und waren wieder in einem Hotel.

Ich schweige, während sie mir das erzählt.

»Gibt er dir Geld?«, frage ich nach langer Pause. Sie schüttelt den Kopf und wirkt elend. Ich greife nach dem Soju und nehme einen großen Schluck direkt aus der Flasche. »Ich schätze, ich trinke heute doch was.«

Nami versenkt die Hühnchenknochen im Müll, setzt sich mir wieder gegenüber und greift nach der nächsten Flasche. »Das ist das erste Mal, dass ich mit jemandem geschlafen habe, der kein Kunde ist, weißt du«, sagt sie nach einem großen Schluck zögernd. »Aber irgendwie ist alles wie ein Traum, als würde ich es im Fernsehen sehen oder so. Ich meine, ich weiß, es passiert, aber ich kann nicht richtig aufwachen.«

Ich schwenke mein Glas und hoffe, das Trinken killt diesmal den Kopfschmerz. »Redet ihr denn auch und so?«, frage ich. »Oder ist es nur Sex?« Mich interessiert, wie Chaebol-Boy im Bett ist. Miho spricht nie darüber.

»Ja, ein bisschen«, sagt sie. »Er ist danach wirklich süß. Und er hat mich in echt schöne Restaurants mitgenommen und lacht, wenn ich viel esse.« Ihre Stirn legt sich in Falten. »Es gibt ziemlich viel, um das er sich Sorgen macht.«

»Zum Beispiel?«, frage ich skeptisch. »Wie er mit so vielen Mädchen wie möglich schläft, ohne dafür zu bezahlen?«

»Gestern hat er mir erzählt, sein Vater hat einen Dämon in sich drin«, sagt sie.

»Einen Dämon? Was soll das heißen?«

»Ich weiß nicht – Hanbin Oppa hat das immer wiederholt und gesagt, er müsste von einem Mudang exorziert werden. Und dass seine Mutter in einen Kellerraum seines Hauses verbannt wurde.« Nami sieht zu Boden.

»Er kennt dich seit zwei Sekunden und erzählt dir so was? Das ist mega seltsam.« Zumal Miho mir erzählt hat, dass Hanbin nie über seinen Vater spricht. Andererseits sind Reiche auf ihre ganz eigene Weise seltsam. Einer meiner Stammkunden in Miari hat immer mit seinem Geld geprotzt, und einmal hat er es auf dem Bett ausgebreitet und mein Gesicht reingedrückt, als er mich von hinten fickte. Das hatte er in irgendeinem Film gesehen. Ich hab gedacht, so reich ist er dann wahrscheinlich gar nicht, aber andererseits kam er mehrmals die Woche, arm kann er also auch nicht gewesen sein.

»Ich hoffe, du fragst mich nicht um Rat«, sage ich schließlich seufzend.

»Ich frage dich nicht um Rat. Ich will nur nichts hinter deinem Rücken machen.« Nami macht noch eine Flasche auf und gießt sich einen Shot ein, ohne mir auch nur was anzubieten.

»So sieht das aus, wenn du nichts hinter meinem Rücken machst?« Ich blinzele. »Jetzt hab ich jedenfalls eine Sorge mehr.«

Nami wirkt verletzt, und wir schweigen beide, aber dann ziehe ich sie an mich und nehme sie in den Arm. Sie duftet nach Mandelshampoo und billigem Parfüm. »Hat er irgendwas über Miho gesagt?«, frage ich.

»Nein«, sagt sie und wickelt sich eine Haarsträhne von mir um den Finger. »Er hat sie kein einziges Mal erwähnt.«

Als sie geht und ihren ganzen Müll in der kleinen Plastiktüte, in der sie das Hühnchen mitgebracht hat, wieder mitnimmt, bin ich aufgedreht und müde zugleich. Ein schlechtes Gefühl legt sich um meine Schultern wie ein schwerer Umhang, und egal, welcher Film oder welche Reality-Show im Fernsehen kommt, meine Gedanken schweifen ab. Zum Wahnsinnigwerden, wie ich meinen freien Tag mit schlechter Laune verschwende.

Ich versuche, die Ursache für dieses Gefühl herauszufinden. Entsetzen über Hanbin ist es nicht – erstens hatte ich absolut erwartet, dass er ein Arschloch ist, genau wie alle anderen reichen Jungs mit Moms Maserati und Dads Kreditkarte. Oder nicht? Außerdem waren Miho und ich ja nicht gerade enge Freundinnen. Wir sprachen nie über Persönliches – ich glaube nicht, dass ich schon mal mit ihr über meinen Vater oder meine Schwester gesprochen habe. Außerdem hätte Hanbin sie sowieso nie geheiratet.

Wahrscheinlich wollte ich Nami beschützen oder so, daher die schlechte Laune. Ich konnte mich nicht erinnern, dass sie schon jemals mit mir über einen Jungen geredet hatte – abgesehen von der Arbeit, natürlich. Arbeit zählt nicht – wie nett ein Kunde ist, spielt keine Rolle. Nami, so kindlich sie auch ist, weiß das inzwischen.

Als ich höre, dass Miho die Tür zu ihrem Apartment aufschließt, bleibe ich still auf meiner Seite und hoffe, dass sie nicht rüberkommt. Tut sie aber. Sie steckt den Kopf in mein Zimmer, und ich tue so, als wäre ich in mein Handy vertieft.

»Was machst du? Hast du schon gegessen?«, fragt sie.

Ihr Haar ist zu Zöpfen geflochten, die eng um ihren Kopf gewunden sind, und Hals und Hände sind voller türkiser Farbflecken. Ihr Gesicht ist arglos und glücklich, was mich deprimiert.

»Hast du wieder den ganzen Tag nichts gegessen?«, sage ich genervt.

»Ich hatte es eigentlich echt vor – ich hab bei dieser neuen Bäckerei an der Ecke Tehranro ein Joghurt und ein Brötchen gekauft, aber ich muss die Tüte irgendwo liegen lassen haben, denn als ich heut Nachmittag wieder dran gedacht habe, konnte ich sie nirgends finden«, sagt sie. »Ein Rätsel.«

Sie kommt rein, ungeachtet meiner Stimmung, setzt sich aufs Bett und befühlt das Kleid, das ich gestern Abend anhatte. »Ich mag die Farbe«, sagt sie verträumt und fährt mit den Fingern den Saum entlang. Das Kleid ist billig und eng, aber ich mag die Farbe auch – ein düsterer Schieferton. Die anderen Mädchen ziehen es nicht gern an, aber ich fühle mich darin, als wäre ich ein Mensch mit Tiefgang.

»Kommst du mit mir ins Aquarium?«, fragt Miho unvermittelt.

»Ins Aquarium? Wieso?«

»Ich muss mir Fische angucken.«

»Du meinst, für deine Arbeit?«, frage ich. Letztes Mal wollte sie sehen, wie Entenfleisch in einem Pekinger Entenrestaurant aufgehängt wird.

Sie nickt. »Ich fange mit diesem Glas-Projekt an und musste an Fische denken. Hanbin kann nicht mitkommen, er hat irgendeine Familiensache.«

Ich rolle wütend mit den Augen, aber sie sieht es nicht. »Das Aquarium ist am Wochenende bestimmt voller schreiender Kinder«, sage ich, erfreut über diese perfekte Ausrede. »Hunderte von Kindern in einem geschlossenen dunklen Raum.« Ich schüttle mich. »Klingt nach Horrorfilm.«

Miho wirkt verärgert.

»Aber du geh mal«, sage ich schnell. »Dein Hirn füttern. Und vielleicht inspirieren dich ja auch die ganzen Kinder. Ich hab gehört, das machen Kinder manchmal.«

Sie sieht mich an. »Weißt du, dass diese ganzen Gynäkologie- und Geburtshilfepraxen und Geburtshäuser und Wöchnerinnenstationen dichtmachen, weil niemand mehr Kinder bekommt? Hab ich heut in den Radionachrichten gehört.«

»Na, ein Glück«, sage ich. »Warum noch mehr Kinder in diese Welt setzen, nur damit sie leiden und ihr Leben lang gestresst sind? Sie enttäuschen dich nur, und du willst am liebsten sterben. *Und* du wirst arm.«

»Nein, das ist anscheinend ein großes Problem – wegen Sozialversicherungen und der Wirtschaft und so. Korea hat die niedrigste Geburtenrate der Welt oder so. Ist ganz schön irre. Unser Land.«

»Die denken alle wie ich«, sage ich.

»Ich will vier Kinder«, sagt sie grinsend.

Ja, weil du einen reichen Freund hast, will ich sagen. Dabei solltest du eigentlich wissen, dass er dich niemals heiraten wird.

»Dann wird keine OP mehr deine Vagina retten können«, sage ich stattdessen. »Willst du dir wirklich jedes Mal in die Hose machen, wenn du niest?«

Aber es stimmt schon. Außer Miho kenne ich niemanden, der Kinder will. Ich am allerwenigsten. Schon bei dem Gedanken, schwanger zu werden, schießt mein Blutdruck in die Höhe.

Als meine Mutter so alt war wie ich, war meine Schwester, Haena, schon sechs, und ich war drei – eine Tatsache, an die uns meine Mutter jedes Mal erinnert, wenn wir uns sehen.

»Ihr müsst nicht bereit sein, bevor ihr Kinder bekommt, ihr bekommt sie einfach, und dann wachsen sie eben irgendwie auf«, bekniet meine Mutter uns, vor allem Haena, da sie ja denkt, Haena sei noch verheiratet. »Wer soll sich denn um euch kümmern, wenn ihr alt seid? Seht mich an, was wäre mein Leben ohne euch?«

Sie versteht nicht, dass ich gar nicht in der Lage bin, Verantwortung für ein anderes Leben zu übernehmen, wenn ich selbst schon strampele wie eine Verrückte. Deshalb kaufe ich in der Apotheke immer zehn Packungen Antibabypillen auf einmal. Miho hat mir mal erzählt, dass sie die Pille in Amerika nicht einfach so verkaufen, man muss sie sich vom Arzt verschreiben lassen. Zum Arzt kann man aber nicht einfach gehen – man muss sich Tage oder sogar *Wochen* vorher einen Termin geben lassen. Viel von dem, was sie mir über Amerika erzählt, verwirrt mich, weil es so anders ist, als ich es mir vorgestellt habe. Ich habe den Verdacht, dass sie dort viel missverstanden hat. Sie hat wahrscheinlich nicht viel begriffen von dem, was die Leute zu ihr gesagt haben. Ich hab sie Englisch reden hören, und es klang nicht besonders flüssig.

Miho nimmt nicht die Pille, weil sie sagt, es beeinträchtigt ihre Stimmung und ihre Arbeit zu sehr. Das, und sie fürchtet, dass sie deshalb später nicht schwanger werden kann. Ich hab geantwortet, ich hoffe, das stimmt – für mich, meine ich.

Ich hab Glück, dass ich noch keine Abtreibung hatte, aber ich nehme die Pille auch immer sehr pünktlich. Egal, wie viel ich am Abend vorher getrunken hab, sogar, wenn ich tagsüber trinke. Ich hab mir den Wecker auf dem Handy gestellt, aber selbst, wenn der Akku alle ist, erinnert sich mein Körper dran. Ich kann schlafen wie eine Tote und wache genau dann auf, wenn es Zeit ist, sie zu nehmen.

Ich kenne ein Mädchen – sie war ein paar Jahre älter als ich –, die im Ajax gearbeitet und dann aufgehört hat, weil ihr Gönner das wollte. Sie ist in eine schicke Wohnung gezogen und hat zwei Kinder bekommen. Das Letzte, was ich gehört habe, ist, dass sie den Verstand verloren hat und in eine Nervenklinik eingeliefert wurde.

Ich denke an sie, und ich denke an ihn und an Nami und Haena, und dann gehe ich zu meinem Kühlschrank und nehme Weinessig heraus und gehe zu dem Schrank, in dem der Soju steht. Ich mische beides und fange an zu trinken, auf dem Fußboden vor dem Fenster sitzend, das zur Straße zeigt.

Ich weiß nicht, ich hätte fast Lust, nach Hongkong oder New York zu ziehen wie ein paar ältere Mädchen, mit denen ich zusammengearbeitet habe und von denen ich weiß, dass sie jetzt dort in Room Salons arbeiten. Offenbar ist der Schönheitsstandard in diesen Städten sehr niedrig, und die Leute laufen einfach mit hässlichen Gesichtern durch die Gegend. »Du musst auch herkommen!«, sagen sie, als wäre es ein Abenteuer und kein Zwangsruhestand. Sie haben mir ihre Kontaktdaten gegeben, aber nicht mal geantwortet, als ich gefragt habe, wie das neue Leben so ist.

Wer weiß? Vielleicht heiratet mich jemand, wenn ich dorthin ziehe. Ein Ausländer, der denkt, ich wäre schön geboren worden, weil er den Unterschied nicht erkennt.

Wonna

Das ist das vierte Mal in diesem Jahr, dass ich schwanger bin, und ich weiß schon, dass dieses es auch nicht schaffen wird.

Ich habe meinem Mann diese Überzeugung noch nicht mitgeteilt – er würde nur sagen: »Gedanken sind die Samenkörner des Pechs!«, oder irgendwas anderes Sinnloses, und versuchen, das Thema zu wechseln.

Nicht, dass ich einen Unheil verkündenden Traum gehabt hätte oder so – ich weiß es einfach. Mütterliche Intuition, wenn man so will – oder das Gegenteil davon.

Im Wartezimmer meiner Ärztin sind noch drei andere schwangere Frauen, die wegen ihrer dicken Bäuche unruhig hin und her rutschen. Keine »leuchtet« – alle sehen aufgequollen und müde aus. Zwei haben ihre Ehemänner mitgeschleppt – ich weiß nicht, warum sie von den Männern verlangen, ihre Zeit so zu verschwenden. Ich lasse meinen Mann nie mitkommen, obwohl er immer sagt, er möchte mit. »Konzentrier dich einfach darauf, mehr Geld zu verdienen«, sage ich, ganz höflich, und er klappt den Mund zu. Es ist so schon schwer genug, ein mittlerer Angestellter mit mittlerem Gehalt zu sein, auch wenn man nicht freinimmt, um seine Frau zur Gynäkologin zu begleiten. »Warum willst du ein Baby, wenn wir die Kinderbetreuung gar nicht bezahlen können«, habe ich ihn immer gefragt, bevor ich so verzweifelt versucht habe, eins zu bekommen. »Ich werde mir weder leisten können zu arbeiten noch *nicht* zu arbeiten.«

Mein gescheiter Ehemann hat unfehlbar eine idiotische Antwort auf so praktische Fragen – »Wir müssen einfach nur eins bekommen, dann wird sich der Rest finden! Unsere Eltern werden uns helfen!«

Manchmal sehe ich ihn an, mit seinem offenen, unbeschwerten Lächeln, und mein Herz zieht sich zusammen vor schmerzlicher Abneigung. Dann muss ich nach unten gucken, damit er meinen Gesichtsausdruck nicht sieht. Er ist ein netter Mann, wenn auch nichts weiter, und ich muss mir immer wieder sagen, dass es meine Entscheidung war, ihn zu heiraten. Seit ich erwachsen bin und verheiratet, versuche ich, nicht grausam zu sein. Ich weiß, es ist nur eine Frage der Zeit, bis das, was in meinem Blut ist, sein hässliches Haupt erhebt.

»Miss Kang Wonna«, ruft die Assistentin, und ich werde in das rosa Zimmer der Ärztin geführt, das gepflastert ist mit Schwarz-Weiß-Fotos von Babys und Uterus-Darstellungen. Die Ärztin hinter dem Schreibtisch ist eine mollige kleine Frau mittleren Alters mit Dauerwelle und runder Brille.

»Sie sind zum ersten Mal bei uns? Und Ihrem Kurvenblatt zufolge sind Sie in der vierten Schwangerschaftswoche?«, sagt sie, fummelt an ihrer Brille rum und liest meine Akte. »Wie geht es Ihnen?«

Ich denke über die Frage nach. »Ich habe ein schlechtes Gefühl«, sage ich, nichts weiter.

»Sie meinen, Sie haben Schmerzen?« Sie guckt angemessen betroffen.

»Noch nicht«, sage ich. »Aber ich merke, dass ich welche kriege.«

Sie zieht die Augenbrauen hoch, und ich versuche, es zu erklären. »Ich kann spüren, dass dem Baby etwas Schlimmes passieren wird. Es ist nur ein Gefühl – als würde man sinken. Der Arzt, bei dem ich vorher war, hat mir nicht zugehört, deshalb bin ich hier.« Den letzten Teil sage ich, um sie zu warnen, damit sie auf ihre Worte achtet, aber ich bin unsicher, ob sie mich versteht.

Sie blickt wieder auf mein Kurvenblatt.

»Ich sehe, Sie waren schon dreimal schwanger?«

»Ja.«

»Und es waren alles Fehlgeburten?«

»Ja.«

Die Ärztin tippt auf das Blatt. »Ich verstehe, dass Sie jetzt in Sorge sind«, sagt sie langsam, »aber Sie müssen wissen, dass Fehlgeburten extrem häufig vorkommen, Sie müssen also nicht das Gefühl haben, es passiere nur Ihnen. Viele Frauen haben Fehlgeburten, und niemand ist daran schuld. Wenn Sie möchten, können wir natürlich ein paar Untersuchungen machen, um sicherzugehen, dass alles gut ist, aber ich würde Ihnen vorher gern noch ein paar Fragen stellen.«

Sie stellt uninteressante Fragen über meine körperliche und mentale Verfassung und meine Vergangenheit, die ich beantworte wie ein Automat.

»Angesichts all dessen, was Sie durchgemacht haben – würden Sie gern mit einer Therapeutin sprechen?«, fragt sie.

Jetzt ist es an mir, die Augenbrauen hochzuziehen. »Verliere ich dadurch nicht meine Versicherung?«, frage ich. »Ich habe gehört, wenn man eine Psychotherapie macht, fliegt man raus, und danach nimmt einen keine Versicherung mehr auf.«

»Oh, ich glaube, das ist nicht mehr so«, sagt sie unsicher. »Aber ich weiß es tatsächlich nicht genau. Da müssten Sie wohl Ihre Versicherung anrufen.«

»Hm, nein«, sage ich. Selbst wenn ich das Geld übrig hätte, ich habe ja keine Selbstmordgedanken oder so. Ich wusste, ich hätte nicht von meiner Ahnung sprechen sollen. Ich weiß nicht, warum ich von dieser Ärztin etwas anderes erwartet habe.

Sie sieht auf die Uhr. »Dann machen wir doch mal einen Ultraschall.« Sie wendet sich der Assistentin zu, die mich zum Untersuchungsstuhl führt, wo ich schnell meine Unterwäsche ausziehe und die Füße in die Bügel lege. Die Ärztin rollt ein mit Gleitmittel beschmiertes Kondom auf den Ultraschallstab, schiebt ihn langsam in mich hinein und bewegt ihn hin und her, während wir beide auf den Bildschirm sehen.

»Licht, bitte.« Die Assistentin dimmt das Licht, und die Ärztin sucht nach irgendwas und sagt mir, ich solle mich entspannen. Nach gut fünf Minuten Stochern zieht sie den Stab raus und streift erst den einen, dann den anderen Handschuh ab.

»Also, es ist zu früh, um überhaupt etwas zu sehen. Warum kommen Sie nicht nächste Woche wieder, dann gucken wir noch mal nach Fruchtwassersack und Herzschlag. Heute nehmen wir Blut ab und machen ein paar Untersuchungen. Machen Sie sich erst mal keine Sorgen. Ihnen wird nichts passieren, so oder so.«

»Ja, ich weiß«, sage ich und ziehe mich, so schnell ich kann, wieder an. Ich sage nichts weiter zu ihr, stakse aus der Tür und versuche, nicht zu den dicken Frauen im Wartezimmer zu sehen.

Ich weiß, es ist verrückt, aber ich habe für diesen Termin den ganzen Tag freigenommen – »Gott, was ist es *diesmal?*«, hatte Abteilungsleiter Lee letzte Woche mit schneidender Stimme gefragt. Er hat immer wieder nach dem genauen Anlass gefragt, aber ich habe bis zum Schluss durchgehalten. »Nur ein freier Tag«, sagte ich, auf seine glänzend braunen Schuhe blickend. Dann patschte er mir eine Rolle Unterlagen auf den Kopf. »Und *deshalb* werden Frauen nicht befördert, wie wir wissen«, sagte er laut, damit es die ganze Abteilung hörte, und meinte, ich solle ihm aus den Augen gehen.

Ich hatte überlegt, nur einen halben Tag freizunehmen, aber der Gedanke an meinen anderthalbstündigen Arbeitsweg hatte den Ausschlag gegeben. Also sitze ich im Café einer Bäckerei in Garosugil, herrlich allein, beiße in ein buttriges Mandelcroissant und schnipse Krümel von einem Schal, den ich mir gerade in der Boutique an der Ecke gekauft habe. Ich weiß nicht, was mich geritten hat, diesen Schal zu kaufen – wir sind so schon knapp bei Kasse –, aber es ist lange her, dass ich mir irgendwas gekauft habe, und er sah an der Schaufensterpuppe so schick aus. Jetzt, wo ich ihn trage, erkenne ich, dass der Stoff billig ist und die Enden sich schon aufribbeln. Wie alles andere in meinem Leben: impulsive Entscheidung – falsche Entscheidung.

Als ich schließlich auf mein Handy gucke, habe ich drei Nachrichten meines Mannes. »Alles okay?« »Habe länger nichts von dir gehört, ist irgendwas?« »Wie geht es dir?«

Ich schreibe schnell: »Entschuldige, viel Arbeit. Melde mich später.« Ich hätte wissen müssen, dass er eine Möglichkeit finden würde, jeden fröhlichen Ausflug zu stören.

Auf dem Weg zur U-Bahn-Station versuche ich, sie auszublenden, aber ich sehe nichts als Babys in ihren Kinderwagen. Wie viele Babys gibt es denn in dieser Stadt? Klagen die Regierung und die Medien nicht dauernd, unsere Geburtenrate wäre die niedrigste der Welt?

Die Kinderwagen wirken alle gefährlich hoch, diese deutschen, die man gerade überall sieht. Ich will die Mütter anschreien – die Babys fallen ja gleich raus! Handy weg beim Schieben!

Ein kleiner Junge sieht mich aus seinem Buggy finster an, während seine Mama an einem Straßenstand die Accessoires durchsieht. Er ist in eine zweifarbige bestickte Kaschmirdecke gehüllt, die ich von diesem europäischen Babyklamotten-Blog kenne – sie muss mehr gekostet haben, als ich im Monat verdiene. Ich unterziehe die Mutter einer schnellen Prüfung – sie wirkt ausgezehrt, sogar unter der vollen Ladung Make-up.

Mit Jungs will ich nichts zu tun haben – ich will nur ein winzig kleines Mädchen, dem ich weiche, schicke Kleider anziehen kann, beige und rosa und grau, und das auf meinem Schoß hüpft. Ich würde nicht so einen oberlastigen Kinderwagen kaufen, sondern einen stabileren mit großem Korb unten, und dann gehe ich mit ihr Lebensmittel kaufen und koche ihre Babynahrung selbst. Reinen Bio-Porridge mit ein bisschen Fleisch und Pilzen und Bohnen und Möhren. Kein Salz und keinen Zucker, bis sie mindestens zwei ist. Definitiv keine Kekse oder Saft oder Fernsehen.

Manchmal schrecke ich mitten in der Nacht auf, weil ich geträumt habe, dass mein Baby neben mir schläft, ich auf sie gerollt bin und sie erstickt. Ich wache keuchend auf, mit schweißbedecktem Rücken.

Das erzähle ich meinem Mann natürlich nicht. Das erzähle ich niemandem.

Als ich die Stufen zum Officetel hochgehe, rennt fast jemand in mich hinein. Wir machen beide einen Schritt zurück, und ich sehe, dass es eins der Mädchen von oben ist. Sie gehört zu den Loring-Center-Mädchen, die immer mitten in der Nacht Essen bestellen. Diejenige, die kürzlich irgendeine radikale Gesichts-OP hatte und immer noch einen Verband ums Kinn trägt. Sie entschuldigt und verbeugt sich. »Macht nichts«, flüstere ich.

Sie verbeugt sich noch mal und springt dann die Stufen runter, ihr Schritt trotz ihres Gesichts leicht und federnd. Wo will sie denn hin, mit dem Gesicht?

Ich drehe mich nach ihr um, sehe zu, wie sie die Straße runterhopst. Sie wirkt so frei. Sie alle – die ganze Schar Mädchen von oben.

Hätte ich gewusst, dass ich mal Kinder aus einem Waisenhaus beneiden würde, hätten mir die Drohungen meiner Großmutter, mich in eins zu stecken, nicht solche Angst gemacht.

Das Mädchen war sogar der Grund, warum mein Mann und ich in dieses Officetel gezogen sind. Mein Mann und ich suchten, bevor wir heirateten, mehrere Makler im Viertel Yeoksam auf, in der Nähe seiner Arbeit. Wir saßen mit dem Makler über einem Stadtplan, als ich hinter mir Stimmen über das Loring Center sprechen hörte. Ich hielt den Atem an und hörte mit allen Sinnen zu.

Vor langer Zeit war meine Großmutter mit mir zu einer Filiale des Loring Center ins übernächste Viertel gefahren. Sie sagte, ich solle mich auf die Stufen setzen und darüber nachdenken, was ich an diesem Tag falsch gemacht hatte und ob ich es verdiente, an diesem Tag mit ihr nach Hause zu kommen, oder ob ich hier ausgesetzt werden sollte, wie die anderen Kinder, deren Eltern sie nicht wollten. Sie zeigte auf eine große Kiste, die aus der Mauer ragte, und sagte, sie müsse nur die Klingel läuten, die über der Kiste hing, und es käme jemand und nähme mich mit.

Die Mädchen, die beim Maklerbüro hinter uns saßen, sprachen über ihren Schlafsaal im Loring Center in Cheongju, und dass es in einer gemeinsamen Wohnung wieder sein würde wie dort. Sie waren so naiv, diese Mädchen, dass sie so etwas vor einem Makler diskutierten.

Aber zu meiner Überraschung nannte der Makler einen Preis, der nicht nur vernünftig, sondern günstig klang, und er versprach, dass das Officetel neu und sauber sei. Als die Mädchen aufbrachen, um sich das Zimmer mit ihm anzusehen, fragte ich unseren Makler nach dem Officetel, über das sie gerade gesprochen hatten. »Ich konnte nicht anders, als das Gespräch mit anzuhören«, sagte ich.

»Das ist aber eigentlich nichts für Ehepaare«, sagte er

stirnrunzelnd. Er hatte für uns teurere Wohnungen im Blick gehabt, seit er wusste, wo mein Mann arbeitete.

»Billiger ist gut«, sagte ich. »Ich möchte das Officetel bitte sehen.«

Und so zogen wir ins Color House, froh, weniger Miete zu bezahlen. Und so sehe ich diese Mädchen aus und ein gehen – zu denen ich früher vielleicht selbst gehört hätte.

Dann wäre ich vielleicht so frei wie sie. Wie fantastisch wäre es, allein zu sein, mit einer Mitbewohnerin zusammenzuleben, um zwei Uhr nachts Nudeln zu bestellen, herrlich allein aufzuwachen, ohne dass mich jemand fragt, was ich heute vorhabe.

Ich wünschte, ich könnte eine oder zwei von ihnen zu mir einladen, aber dafür müsste ich eine vollkommen andere Persönlichkeit haben. Ich wünschte, ich könnte ihnen sagen, dass ich mit ihnen fühle, dass wir gleich sind. Ich will ihnen sagen, dass ich ebenfalls von meiner Mutter verlassen wurde.

Ich glaube, dieses Nachdenken über meine Mutter macht es noch schwieriger, kein Baby bekommen zu können. Schwanger zu werden, ist nicht das Problem, sondern dass diese Babys immer sterben. Ich habe irgendwo gelesen, Fehlgeburten bedeuten, dass die Babys selbst ein Ende machen, wenn sie wissen, dass es ein Problem geben wird. Es macht mich fertig, dass sie sich lieber umbringen, als von mir geboren zu werden.

Wenn ich an meine Mutter denke, stelle ich mir vor, sie ist reich – durch eigene Arbeit, unbezwingbar. Ich stelle mir auch gerne vor, dass sie allein ist und das Bedauern, ihr Baby verlassen zu haben, sie quält. Manchmal, auf öffentlichen Plätzen, sehe ich mich unauffällig um, ob sich irgendwo eine gut gekleidete Frau mit teurer Sonnenbrille und hungrigem Gesichtsausdruck hinter einer Ecke versteckt.

Nachdem ich dich verlassen hatte, kannte ich kein Glück mehr, sagt sie, wenn sie den Mut aufgebracht hat, mich anzusprechen.

Wenn ich allerdings an meine Großmutter denke, verstehe ich, dass meine Mutter weggegangen ist. Hätte ich als Kind einen Funken Willenskraft gehabt, wäre ich auch weggelaufen.

Sie ist irgendwo da draußen – meine Mutter. Jedes Mal, wenn sie ein Baby sieht, denkt sie an mich.

Ich hatte nicht mal gewusst, dass all das Bösartige, das meine Großmutter ausspie – über meine Mutter und warum sie mich im Stich gelassen hatte – wahr war. Ich hatte geglaubt, meine Mutter sei mit meinem Vater im Ausland, solange er dort arbeitete. Erst, als er zurückkam, begriff ich, dass meine Mutter uns beide verlassen hatte.

Ein paar Wochen nach dem Unfall meines Cousins holte mich mein Vater bei meiner Großmutter ab. Meine Großmutter hatte während dieser Wochen nicht mit mir gesprochen – mir auch nichts mehr zu essen gemacht –, sie war tagsüber nicht mal mehr zu Hause, weil sie es, wie sie sagte, nicht ertrug, mit mir im selben Haus zu sein. Ich machte mir selbst Reis und aß Getrocknetes, das ungekocht nicht schmeckte.

Aber als mein Vater meinetwegen kam – das muss man ihm zugutehalten, als er von dem Unfall hörte, packte er alles zusammen und ließ sein Leben und seine Frau in Südamerika zurück –, machte meine Großmutter einen unglaublichen Radau! Sie kreischte, sie würgte, sie warf Sachen und zog mich so fest an sich, dass ihre Nägel sich in meinen Hals gruben, ich wand mich heraus und lief zu meinem Vater, den ich nicht mal kannte, und rief: »Vater, Vater.«

Auf dem Weg in sein neues Apartment in Seoul sagte er, dass wir beide von vorn anfangen würden. Dass wir nun glücklich sein könnten.

Es ist nach ein Uhr nachts, und ich hänge wieder über der Kloschüssel.

Meine Morgenübelkeit kommt nur nachts, erhebt ihr Haupt gegen elf, wenn mein Mann schon eingeschlafen ist. Sie sitzt vor allem in der Kehle – es fühlt sich alle paar Minuten an, als müsste ich mich übergeben, muss ich aber nie, dann habe ich Heißhunger, aber wenn ich durchgehe, was wir zu essen im Haus haben, will ich mich wieder übergeben.

Hat dir irgendwas nicht gepasst, Baby?, will ich fragen und berühre behutsam meinen Unterleib. War es das Eis? Die Nudeln? Das ist das Einzige, was ich im Moment runterkriege, und der Grund dafür, dass mein Bauch aussieht, als wäre ich im fünften Monat und nicht im zweiten. Ich trage neuerdings lose fallende, formlose Kleider, in dem Versuch, meinen vorstehenden Bauch zu kaschieren – aber ich bin sicher, die scharfen Blicke bei der Arbeit werden es bald merken. Meine Fäuste ballen sich bei dem Gedanken an ihre Kommentare – und falls ich auch dieses verliere, wird es noch schlimmer. Nicht, dass sie von den anderen Fehlgeburten wüssten – sie haben mir nur die Hölle heiß gemacht, als ich mich das letzte Mal drei Tage am Stück krankgemeldet habe.

Momentan, auf meiner Stelle in der Produktentwicklung, ist meine direkte Vorgesetzte eine siebenunddreißigjährige unverheiratete Frau, die mir an jedem Teamabend *fast* leidtut. Kaum fangen wir an zu essen, dreht sich das Gespräch darum, warum niemand sie geheiratet hat.

»Warum überlegen wir uns nicht reihum Theorien für Miss Chun?«, sagt Abteilungsleiter Lee, sobald Geschäftsführer Cho den Hauptgang bestellt hat. »Was denken Sie, Cho?«

Dann wechseln sich die Männer damit ab, alles an ihr zu sezieren – ihre Größe (zu groß), ihre Ausbildung (zu bedrohlich), ihre Persönlichkeit (zu stark), ihre Kleidung (zu dunkel) –, und fangen an, Ratschläge zu geben, wie man einen

Mann für sich gewinnt (beim Sprechen niedliche Eigenarten einbauen).

Währenddessen kichert und scherzt sie mit ihnen über ihre Unzulänglichkeiten. »Ich weiß, ich muss wirklich an meinem ersten Eindruck arbeiten«, sagte sie mit gequältem, breitem Grinsen. Den ganzen Abend lang versucht sie verzweifelt, keine Spielverderberin zu sein.

Diejenigen, die für die Verheerungen des Erschießungskommandos bezahlen, sind natürlich wir, ihre Untergebenen. Am nächsten Tag schreit sie uns ausnahmslos an, weil unsere Arbeit »inakzeptabel« sei, und sorgt dafür, dass wir wie sie bis in die Nacht im Büro bleiben. Sie ist glücklich im Büro – bei ihr zu Hause wartet niemand auf sie. Aber selbst wenn sie nicht so eine unzufriedene Ziege wäre, würde mich ihre totale Unfähigkeit davon abhalten, Mitleid mit ihr zu empfinden. Der einzige Grund, aus dem sie immer noch weiter befördert wird, ist, dass sie an den meisten Abenden bis nach elf bleibt und es am nächsten Tag laut verkündet, mit uns als Zeuginnen. Die Geschäftsführung hält sie für »loyal«.

Ich habe nicht das Bedürfnis, jeden Abend bis nach Mitternacht in einer Firma zu bleiben, die mich behandelt wie eine Ameise, die man mit dem Absatz zermahlen kann. Aber diejenigen, die das tun, die ohne Familie, sind die, die weiterkommen. Die Karrierefrau, für die ich meine Mutter halte, ist wahrscheinlich eine von ihnen.

Ich weiß, es ist zu früh, das Baby kann noch nicht treten – oder jedenfalls kann ich es noch nicht merken –, aber ich könnte schwören, dass ich unterm Bauchnabel eine zarte Bewegung spüre. Ich lege meine Hand dorthin und lausche und warte. Worauf, davon habe ich nicht den Hauch einer Ahnung.

»Bitte bleib«, flüstere ich. »Bitte, bitte bleib.«

Miho

Ich frage mich häufig, wo ich heute wäre, wenn meine Tante und mein Onkel nicht beschlossen hätten, mich nicht mehr behalten zu können.

Vielleicht hätten sie mich weiterhin aufgezogen, wenn meine Cousine Kyunghee nicht so schlau gewesen wäre. Sie war fünf Jahre älter als ich und zeigte von der fünften Klasse an auffallende Anzeichen von Intelligenz, die ihre Lehrer – sogar in unserer tristen, verschlafenen Schule mitten in den Schilffeldern – früh betonten und priesen. Kyunghee kann schriftliche Division im Kopf lösen, Kyunghee kann aus dem Gedächtnis ein erstaunliches Stillleben zeichnen, Kyunghee kann alle Könige der koreanischen Geschichte aufsagen. Ich war auch stolz auf meine begabte Cousine, und am liebsten nahm ich meinen Zeichenblock, setzte mich vor dem Restaurant meiner Tante und meines Onkels unter den großen Baum und zeichnete, während sie neben mir ihre Hausaufgaben machte, mit konzentriert geschürzten Lippen, langsam ihr Buch durcharbeitend. »Mach dir die Finger nicht so dreckig«, sagte sie manchmal, wenn sie von ihren Aufgaben aufsah, denn schon damals verwischte ich die Ränder in meinen Zeichnungen lieber mit den Fingern. Ich arbeite kaum noch mit Stiften, aber wenn, muss ich an sie denken.

Kyunghee beachtete mich nicht weiter. Ihr Gehirn tüftelte ständig an Sachen herum, die sie interessierten, und aus eigenen Freunden machte sie sich nichts. Meine Tante und mein Onkel ließen mich normalerweise ebenfalls in Ruhe.

Sie betrieben ein »Taxirestaurant« für Taxifahrer, bei dem es drei Sorten Resteeintopf und einfache Beilagen gab. Es war wahrscheinlich das billigste Restaurant in der Stadt, am Rand eines ungleichmäßigen Wildblumenfeldes. Wir lebten in zwei Zimmern hinter dem Restaurant.

Ich weiß nicht, woher Kyunghee das hatte – diese Energie. Sie lebte für Lob und lernte unermüdlich. Während ich herumlungerte und auf den Fernseher guckte, der für die Kunden lief, saß sie in der Ecke und machte, sobald sie nach Hause kam, ihre Hausaufgaben, und wenn sie eine Aufgabe nicht verstand, ging sie früher in die Schule und suchte eine Lehrerin oder jemand anderen, den sie fragen konnte, bis sie ihre Antwort hatte. Unnötig zu erwähnen, dass die Erwachsenen sie dafür liebten. Meine Tante und mein Onkel wussten nicht, wie sie ihr helfen konnten, aber sie waren dankbar für ihre Selbstständigkeit.

»Ich weiß nicht, woher sie das hat«, sagten sie und schüttelten stolz die Köpfe, wenn Kunden sie lernen sahen und es unweigerlich kommentierten.

Ich dagegen war furchtbar schlecht in der Schule. Das einzige Fach, das ich halbwegs mochte, war Kunst, aber sogar in Kunst hatte ich Mühe, den sehr genauen Anweisungen zu folgen. Ich fürchtete Mathe, ich fürchtete Koreanisch, Naturwissenschaften waren mir ein Rätsel, und Gesellschaftskunde fand ich absurd. »Das kommt von der mütterlichen Seite«, hörte ich meine Tante oft zu meinem Onkel sagen. Sie machte sich nicht die Mühe zu verbergen, dass sie meine Mutter nicht mochte, die, wie meine Tante sagte, aus meinem Vater einen Alkoholiker gemacht habe. Meine Eltern hatten gespielt, getrunken, gestritten und sich schließlich Geld von meiner Tante und meinem Onkel geliehen und waren irgendwohin verschwunden – zusammen oder getrennt, niemand wusste es.

Aber meine Tante und mein Onkel hielten mir meine Eltern nicht vor. Hätten sie noch eine zweite, langsamere Tochter gehabt, hätten sie sie, glaube ich, genauso behandelt wie mich. Kyunghee war ihre Sonne, und das war etwas sehr Natürliches.

Als ich in der vierten Klasse war und Kyunghee im dritten Jahr der Mittelstufe, kam ihre Lehrerin eines Tages mit Kyunghee und mir nach Hause und sagte, Kyunghee sollte sich für die Oberstufe bei einem Wissenschaftsgymnasium für Hochbegabte bewerben.

»Sie wird fast sicher genommen werden, wenn sie nur ein bisschen Anleitung bekommt, ein bisschen Anregung«, sagte ihre Lehrerin, eine ernste junge Frau mit strengem Pony und Eulenaugen. »Sie muss allerdings sofort anfangen, sich für den Test vorzubereiten, wenn Sie sich dafür entscheiden.«

Vorbereitung bedeutete Einzelunterricht, und Einzelunterricht bedeutete Geld, und das Restaurant lief seit Längerem nicht so gut. Immer öfter konnte ich nicht fernsehen, weil meine Tante und mein Onkel das Gerät ausstellten, wenn keine Kundschaft da war, um Strom zu sparen.

»Und dann haben sie dich in ein *Waisenhaus* gesteckt?«, fragte Ruby ungläubig. Alle, die mir zuhörten, waren verblüfft. Ruby, Hanbin, Minwoo und ich waren in einer kleinen, überfüllten Izakaya am St. Marks Place, aßen Yakitori und tranken Shochu. Ruby und Minwoo waren fasziniert und gespannt, Hanbins Gesicht war ausdruckslos.

»Wenn du es so sagst, klingt es natürlich schlimm«, sagte ich. Es war das allererste Mal, dass ich die Geschichte Freundinnen erzählte. Ich hatte für meine Stipendiumsbewerbung einen Essay schreiben müssen, und bei meinem Interview vor dem Ausschuss, der mich schließlich nach New York schickte, waren ein paar Punkte zur Sprache gekommen, aber das hier war anders. Das hier war, als würde ich mitten im Raum vor aller Augen duschen.

»Wie würdest du es denn sagen?«, fragte Ruby.

Ich weiß nicht mehr, wie sie mir das mit dem Loring Center sagten. Ich glaube nicht, dass ich protestiert habe. Ich vermute, dass es anfangs schwierig für mich war. Ich erinnere mich nicht. Oder, um präziser zu sein, ich habe viel Energie darauf verwendet, mich nicht zu erinnern. Und jetzt glaube ich wirklich, es wäre okay für mich gewesen.

Während der ersten paar Monate kamen meine Tante und mein Onkel noch alle paar Wochen zu Besuch. Einmal kam Kyunghee mit und sah sich um, ohne viel zu sagen. Danach war sie immer zu beschäftigt und kam nicht mehr mit. Meine Tante brachte große Behältnisse mit Essen mit und manchmal Eiscreme, und manchmal fuhren sie mit mir im Auto wohin – meist ins Schreibwarengeschäft, wo ich mir aussuchen durfte, was ich wollte. Normalerweise entschied ich mich für fluoreszierende Gelstifte, die aus Japan, von denen einer über zweitausend Won kostet und die an der Spitze nie kaputtgehen. Ich wusste, dass sie sich schlecht fühlten, und versuchte, ihnen all die guten Dinge im Loring Center zu zeigen – der Raum für die Kleinkinder war hell und sauber, und die Kinder waren süß anzusehen, wenn sie nicht weinten, und wir hatten sogar eine kleine, bunte Bibliothek englischer Bücher, die Miss Loring selbst zusammengestellt hatte. Außer bei den Babys und Kleinkindern gab es im Haus nur Mädchen. Die größeren Jungs wurden auf andere Häuser im ganzen Land verteilt. Die größeren Mädchen – wir waren vier in ähnlichem Alter – hatten ihr eigenes großes Zimmer mit eigenen Fächern und Betten und Schreibtischen und einem Fernseher, um den wir uns immer stritten. Und als Miss Loring merkte, dass ich gern zeichnete, beschloss sie, ein Zimmer der Kunst zu widmen.

Es war ein Besprechungszimmer für die Angestellten gewesen, mit einem langen Tisch und Plastikstühlen, jetzt gab es dort Blechdosen mit Buntstiften und Farben und in den Regalen große Bögen Recyclingpapier. Während die anderen Mädchen auf die Schule in der Nähe gingen, sorgte Miss Loring dafür, dass ich, als ich alt genug für die Mittelstufe war, auf eine kleine experimentelle Kunstschule gehen durfte.

»Hast du dein Zuhause vermisst?«, fragte Ruby. »Als ich aufs Internat kam, konnte ich wochenlang nichts essen.«

»Weil du das Essen nicht mochtest«, sagte Minwoo und biss in einen zart gegrillten Hähnchenflügel. »Ich weiß noch, dass dein Fahrer dir alle paar Tage japanisches Essen aus Boston holen musste.«

»Sogar das war furchtbar«, sagte Ruby augenrollend. »Ich hasse das asiatische Essen aus Boston. Na ja, egal.«

Ich glaube nicht, dass ich mein »Zuhause« sehr vermisste. Es gab nicht viel zu vermissen. Während der letzten Monate, die ich dort lebte, hatte meine Tante es sich angewöhnt, die Nachmittage, an denen oft keine Kundschaft da war, zurückgezogen zu verbringen und sich zu martern. Mit ins Gesicht hängenden Haaren weinte sie beim Gemüseschneiden über dem Brett und salzte Möhren und Kürbis mit ihren Tränen. Kyunghee vermied es ganz, nach Hause zu kommen, und machte an dem Arbeitsplatz, den sie monatsweise anmietete, die Nächte durch, während mein Onkel oft verschwand, um Aufträge an Land zu ziehen, wie er sagte. Die Stimmung war angespannt. Mir ist erst kürzlich klar geworden, dass die Weinerlichkeit meiner Tante auch an ihrem Zustand gelegen haben kann.

Meine Tante brachte im Herbst, fünf Monate, nachdem sie mich ins Loring Center gebracht hatten, einen Jungen zur Welt, den sie Hwan nannten. Ich hatte nicht gewusst, dass sie schwanger war, bis sie eines Tages mit straff gespanntem Oberteil über ihrem übergroßen Bauch im Center auftauchte, unübersehbar schwanger. Ich habe meinen Cousin nie kennengelernt, weil sie nach seiner Geburt nicht mehr wiederkamen. Aber da war das Center für mich schon mein Zuhause. Die Mädchen, mit denen ich zusammenlebte, wurden meine Schwestern – diejenigen, die ich beschützte, bei denen ich mich ausweinte und mit denen ich Klamotten tauschte.

Im Center fühlte sich mein Herz nicht an, als würde es mit Säure bespritzt, wie bei meiner Tante und meinem Onkel, wenn sie Geldsorgen hatten, oder wenn Kyunghee versuchte, mir mit den Hausaufgaben zu helfen, und erschöpft seufzte, wenn ich ihren Erklärungen nicht folgen konnte. Im Center war es egal, wie viel wir stritten, wir waren eine geschlossene Einheit, die den Schulkindern, die Eltern zu Hause hatten, bei jedem Anflug von Spott oder Mitleid ihre Stacheln zeigten. Wir waren durch unsere Gemeinschaft frech und selbstbewusst, und die Lehrer rührten uns nicht an, weil sie nicht sicher sein konnten, was für Folgen das haben würde. Einmal ohrfeigte Sujin ein Mädchen aus ihrer Klasse, das gesagt hatte, ihre Mutter wäre eine Bettlerin, und Miss Loring erschien, zweckmäßig gekleidet im bodenlangen Nerzmantel mit passender Mütze. Beim Anblick von Lehrer Kil, der sich abquälte, mit ihr Englisch zu reden (und er war unser Englischlehrer!), schrien wir vor Lachen, tagelang.

Schmerz empfand ich nur dann, wenn ich meine Tante und meinen Onkel nach ihren Besuchen zur Bushaltestelle gehen sah, meine Tante watschelnd, mit ihrem Bauch, der jedes Mal noch größer war.

Ich wusste, dass die Behinderten, die im Center lebten, sie beunruhigten. Es gab mehrere Jungen meines Alters, die in einem anderen Gebäude lebten als wir. Zwei von ihnen sahen okay aus, aber einer von ihnen schlug Leute, wenn er schlecht drauf war, und der andere konnte nichts besonders lange ansehen. Die anderen Mädchen und ich redeten auch mit ihnen nicht – wir waren damals grausam in unserer Unwissenheit –, aber wir kannten ihre Familien, die zu Besuch kamen, und wir wussten, auf welchen baumbeschirmten Bänken sie gerne saßen, und zu welchen Zeiten sie kamen, sodass wir sie meiden konnten. Meine Tante und mein Onkel sagten nichts, wenn die Behinderten und ihre Betreuer unseren Weg kreuzten, aber meine Tante legte instinktiv die Hand auf ihren hervorstehenden Bauch.

Als meine Tante das letzte Mal kam, musste sie sich alle paar Minuten hinsetzen und nach Luft schnappen. Sie sagte, sie könne das Baby im Becken spüren und dass sein Kopf bei jedem Schritt gegen ihren Beckenknochen stoße.

Ich hatte nicht gewusst, dass es das letzte Mal sein würde, aber als sie weg waren, kam Miss Loring und sagte, sie hätten mir einen Umschlag mit Geld dagelassen und ihr zur Verwahrung anvertraut, was sie vorher nie gemacht hatten. Als sie mir den Umschlag zeigte, war ich schockiert – so viel Geld hatte ich noch nie gesehen. Sie mussten es geliehen haben, so viel hatten sie nie gehabt.

Hätte ich gewusst, dass es ihr letzter Besuch war, wäre ich froh gewesen. Ich war dankbar, mich nie wieder von ihnen verabschieden zu müssen.

»Mir egal, in welcher Lage deine Tante war«, sagte Ruby. »Wer *macht* denn so was?« Wir saßen seit einer Stunde im Izakaya beim Essen, aber niemand aß auch nur annähernd langsamer. Der Tisch war voller Schälchen mit gegrilltem Fleisch und Gemüse, und die Kellner hasteten mit Bestellungen für die anderen Tische an uns vorbei. Wie immer dachte ich an die

Rechnung, wie hoch die sein würde bei so viel Fleisch. Vor allem die Zunge war teuer. Der endlose Nachschub an Shochu würde die Rechnung auch in die Höhe treiben, und ich achtete darauf, nicht so viel zu trinken. So fühlte ich mich weniger schlecht, wenn Hanbin oder Minwoo, meistens Hanbin, die Rechnung beglichen. Nie hatte ich mitbekommen, dass Ruby anbot zu zahlen. Ganz am Anfang, als ich sie gerade kennenlernte, hatte ich mal etwas beisteuern wollen, aber Hanbin hatte nur gelacht und mir den Kopf getätschelt, und Ruby hatte nur amüsiert geguckt.

Rubys Gesicht war gerötet, und sie schüttelte die kamelfarbene Pelzjacke ab, die von der Sitzfläche auf den Boden rutschte. Ich beugte mich runter, hob sie behutsam auf, drapierte sie über ihren Stuhl und behielt den weichen Pelz dabei etwas länger in Händen.

»Also hast du sie nie wiedergesehen?«, fragte sie und zupfte an einem Spieß mit Hühnerherzen. »Sie haben dich nicht mal angerufen? Weißt du, wo sie heute wohnen?« Sie schüttelte eine Flasche Shochu, um zu zeigen, dass sie leer war. Minwoo rief nach einem Kellner und bestellte eine neue Flasche, dann entdeckte er an einem anderen Tisch einen Freund und ging hinüber.

»Wir sollten vielleicht über was anderes sprechen, wenn es Miho unangenehm ist«, sagte Hanbin und griff nach Rubys Becher. Er war halb voll, Hanbin trank ihn aus und stellte ihn zu sich. »Außerdem trinkst du zu schnell«, sagte er zu ihr. Ich sah ihn an und dachte, wie breit doch seine Schultern waren. In seinem dicken, gerippten Rollkragenpullover sah er aus, als gehöre er in einen Neuengland-Katalog, vor eine Holzhütte und schneebestäubte Tannen. Sein Gesicht war meistens teilnahmslos – er hatte während meiner ganzen Geschichte kein Wort gesagt. Ich bemerkte nur einen Hauch Missbilligung, war aber unsicher, worauf der sich bezog.

»Ach, halt den Mund«, sagte Ruby grob. »Wenn es ihr unangenehm wäre, hätte sie es uns ja gar nicht erst erzählt. Willst du nicht mehr wissen?« Dabei sah sie ihn nicht mal an.

Wenn mir etwas unangenehm war, dann die grobe Art, wie Ruby mit Hanbin redete. Ich blickte auf meinen Teller voller Essen. Ich hoffte, sie merkten, dass ich nicht besonders viel aß. Ich aß vorher immer ein paar Joghurts oder eine Scheibe Tofu mit Sojasoße aus dem Asia-Markt, damit ich schon satt war, wenn wir uns trafen.

»Natürlich will ich mehr wissen«, sagte Hanbin und sah mich dabei an. Ich starrte seine Haare an, die unter der Lampe schimmerten, um seinem Blick nicht zu begegnen. »Aber nicht, wenn es schlechte Erinnerungen weckt. Es tut mir wirklich leid, das alles zu hören. Das muss so schwer für dich gewesen sein.« Die Falte auf seiner Stirn vertiefte sich.

Verlegen murmelte ich irgendwas. Ich wollte ihm nicht leidtun, und bereute, ihnen die Geschichte erzählt zu haben. Ich wusste, dass sie mich danach anders behandeln würden. Angst flatterte in meiner Brust wie eine schwarze Fledermaus.

»Das Ende der Geschichte ist, dass sich alles zum Guten gewendet hat«, sagte Ruby. Ihre Stimme klang trotzig und triumphierend. »Wäre sie bei ihrer Tante und ihrem Onkel geblieben, wäre sie nicht hier.«

Ruby hatte recht. Ich hätte nie die Gelegenheit bekommen, mit einem Kunststipendium nach Amerika zu gehen, weil ich keine Ahnung gehabt hatte, dass so was überhaupt existierte. Es war die Loring-Stiftung, die über die Verbindungen verfügte, und es war Miss Loring, die uns jede Woche Englischunterricht gab, weil wir, wie sie sagte, es eines Tages brauchen würden. Sie war auch diejenige, die ein Budget extra für Künstlerbedarf hinterließ, als sie unerwartet starb und ihr ganzes Geld an das Center fiel. Ich brauchte nur zu fragen und bekam das Geld für Gips und Farbe und Papier und Meißel und Messer. Dann gab es vor ein paar Jahren einen großen Skandal, weil die Chaebol-Stipendien allesamt an Kinder von Politikern und Staatsanwälten gingen, die die Chaebol-Familien sich gewogen halten wollten. Plötzlich mussten die Stiftungen zusehen, dass sie richtig bedürftige Kinder fanden, denen sie ihre Stipendien geben konnten, und eine Waise aus einem Waisenhaus stand ganz oben auf der Liste. Und als älteste und größte Stiftung stand das Loring Center ganz oben auf der Liste der Waisenhäuser. Als ich vor den Komiteemitgliedern stand, die an der School of Visual Arts für das Austauschprogramm und die Stipendienvergabe zuständig waren, gerieten sie völlig außer sich. »Wir haben alles über Sie gelesen!«, sagten sie. »Wir sind *begeistert,* dass jemand wie Sie von diesem Programm profitiert.« Meine Geschichte war Stoff für ihre Broschüren, für den Spendenbrief und für Zeitungssteckbriefe mit Wohlfühlfaktor.

Als ich nach meinem Abschluss wieder nach Korea kam, versuchte ich nicht, meine Tante und meinen Onkel zu finden. Manchmal dachte ich mit milder Neugier an sie, daran, was sie sagen würden, wenn sie mich jetzt sehen könnten, ob sie mich bitten würden, ihnen ihr Geld zurückzuzahlen. Ich fragte mich oft, auf welches College Kyunghee gegangen war, ob sie ihr Ziel erreicht und es an eine SKY-Universität geschafft hatte. Sie hatte damals Ärztin werden wollen. Wahrscheinlich aber nur, weil das der einzige Beruf war, den wir kannten, mit dem man gutes Geld verdienen konnte.

Nach der Izakaya gingen wir auf eine Party in Soho, in die Wohnung eines Freundes von Minwoo und Hanbin. Wir hörten die laute Musik schon, als wir aus dem Fahrstuhl am Ende des Flurs kamen – ein reißender Hip-Hop-Beat, der mich nicht darauf vorbereitete, wie die Wohnung von innen aussah. Ein dunkler Flur öffnete sich unvermittelt zu einem Loft, die Decke musste fünf Meter hoch sein. Sofas und Sessel waren mit türkisfarbenem Samt bezogen, ein scharfer Kontrast zu dem gigantischen Kronleuchter voll roter Kristalltropfen. Ich war noch immer nicht gewöhnt an die Interieurs dieser Welt – der Welt der reichen Koreaner in Amerika. Der seltsam üppige Einsatz von Farben in dieser Wohnung verwirrte und überwältigte mich. Sogar der Duft war schwer und ungewöhnlich – wie verbrannte Wurzeln, gemischt mit Blumen und Gewürzen. Etwas Ähnliches hatte ich noch nie gerochen, aber es war teuer, das ahnte ich sofort.

Ein blonder, uniformierter Barkeeper – der einzige Nicht-Koreaner auf der Party – mixte Drinks auf der Marmorplatte der Kücheninsel. Es waren vielleicht zehn Leute da, einige davon deutlich älter – mindestens Anfang dreißig. Während Ruby, Hanbin und Minwoo ihre Freunde begrüßten, sonderte ich mich ab und machte mich auf die Suche nach dem Badezimmer – eine dunkle Höhle von einem Raum, erleuchtet von gespenstischen Kugeln und stummeligen weißen Designerkerzen –, wo ich mich in einem goldgerahmten Spiegel anblickte, mir die Hände wusch und mich fragte, wie ich diesen Abend überstehen sollte. Ich konnte nicht einfach an Ruby kleben und mit niemand anderem reden, das würde nur noch seltsamer wirken. Ich würde mich für ein paar Minuten allein in die Runde wagen und wenn alle ein bisschen betrunkener waren und niemand wirklich auf mich achtete, wieder zu Ruby und Hanbin stoßen.

Als ich das Badezimmer schließlich verließ, ging ich Richtung Küche und bat den Barkeeper um einen Cranberry Cocktail.

»Und einen Old Fashioned, danke.«

Ich drehte mich um. Hinter mir stand ein großer, dünner Junge in Lederjacke. Er hatte ein spitzes, dreieckiges Gesicht mit eingesunkenen Wangen. Ich glaubte, ihn von der Uni zu kennen.

»Gehst du nicht auch auf die SVA?«, fragte er und sah zu mir runter. Er roch nach amerikanischer Seife.

Ich nickte. »Du auch?«

»Ja, ich bin im zweiten Jahr.«

»Erstes Jahr.«

Der Barkeeper hielt uns die Drinks hin, ich nahm sie und reichte dem Jungen seinen.

»Woher kennst du Byung-joon?«, fragte er und deutete mit dem Kopf Richtung Wohnzimmer, aus dem der Singsang aufgedrehter Stimmen zu hören war.

»Ich kenne hier überhaupt niemanden«, sagte ich. »Außer den Freunden, mit denen ich gekommen bin, meine ich. Wohnt Byung-joon hier?«

»Ja, das ist seine Wohnung«, sagte er und trank einen Schluck von seinem Whiskey. »Mit wem bist du denn hier?«

»Mit Ruby und Hanbin und Minwoo? Weiß nicht, ob du die kennst?«

»Ja, die kenne ich«, sagte er. »Mit Minwoo bin ich zur Mittelschule gegangen und mit Hanbin zur Grundschule. Hanbin und Ruby sind wieder zusammen, oder?«

»Ja«, sagte ich. »Sie sind wieder zusammen.« Ich starrte in meinen Drink und trank einen Schluck.

»Ein ewiges Hin und Her mit den beiden«, sagte er lächelnd, als wäre das ein Witz, den wir öfter machten. Mit diesem Lächeln wirkte sein Gesicht plötzlich warm – wie das eines eleganten Vampirs, der seine nächtliche Dosis gehabt hatte.

»Und an welcher Highschool warst du?«, fragte er. Mir sank der Mut. Das war wahrscheinlich die Frage, die ich am häufigsten hörte, wenn ich in dieser Stadt neue koreanische Studierende kennenlernte. In ihren Kreisen gab es nur eine

Handvoll möglicher Antworten, und die Antwort eröffnete sofort Herkunft und Umfeld. Die meisten von ihnen waren auf ein Internat an der Ostküste gegangen, aber ein paar auch auf die fremdsprachigen Highschools in Korea. Die Internatsschüler waren viel reicher und sprachen besser Englisch, und die Fremdsprachenschüler waren unbeholfener. Die Internatsschüler mieden die von den koreanischen Schulen meistens. Ich war offensichtlich weder das eine noch das andere.

Ich hatte zwei Möglichkeiten – nannte ich den Namen meiner Highschool, der den Namen meiner Provinz verriet, war ich die bestaunenswerte Hinterwäldlerin. Ich entschied mich für die uneindeutigere Antwort.

»Ich war auf einer kleinen Kunstschule in Korea«, sagte ich in der Hoffnung, dass das reichen würde. Nicht, dass mir viel daran lag, was er von mir dachte, aber ich hatte gelernt, den Moment hochgezogener Augenbrauen, wenn nicht echten Spotts, zu fürchten. Zu spät fiel mir wieder ein, dass er auf die SVA ging, also würde er natürlich nach dem Namen der Kunstschule fragen.

»Seoul Arts?«, fragte er wissend.

»Nein«, sagte ich, und nach einer Pause: »Die Schule war in Cheongju.«

»Cheongju? Oh, wow«, sagte er. »Wie spannend! Ich hab noch nie jemanden aus Cheongju kennengelernt. Abgesehen von, na ja, entfernten Verwandten oder so.« Er sah mich sehr interessiert an. »Cheongju«, sagte er noch mal.

Ich lächelte schwach.

»Du hast gar keinen Akzent oder so«, sagte er. »Eigentlich weiß ich überhaupt nicht, ob Leute aus Cheongju einen Akzent haben. Sorry, ist das unhöflich?« Er lächelte wieder und schüttelte seine Jacke ab. An seinem roten Hals merkte ich, dass er wahrscheinlich schon viel getrunken hatte. Die Röte bildete einen starken Kontrast zu seinem weißen Gesicht.

»Was ist dein Hauptfach?«, fragte ich. Nicht Bildende Künste, vermutete ich.

»Design. Aber ich mache in diesem Semester auch viele Filmseminare. Überlege, ob ich wechseln soll. Wie bist du hier gelandet?«

»Hey, Jae, lange nicht gesehen.« Der Junge und ich drehten uns um und sahen Hanbin auf den Barhocker neben mir rutschen. Er nickte Jae zu, der etwas überrascht, dann aber erfreut wirkte.

»Hanbin! Echt lange her. Bei dieser Poker-Nacht in Boston, oder? Da haben wir uns zuletzt gesehen.«

»Ja, Mann.« Hanbin winkte dem Barkeeper und bestellte einen Whiskey.

»Ich hab gerad mit deiner Freundin hier geredet, die geht ja auch auf die SVA«, sagte der Typ. »Ich bin übrigens Jae Kong.«

»Ich bin Miho.«

»Kennt ihr euch durch Ruby?«

Ich nickte.

»Ja, Miho ist eine enge Freundin von uns«, sagte Hanbin. Vielleicht bildete ich es mir nur ein, aber sein Ton klang in meinen Ohren messerscharf. »Sie ist eine von Rubys besten Freundinnen.«

»Oh, wow«, sagte der Junge und sah mich an. »Cool, Mann.«

Hanbin fing an, mit mir über einen japanischen Film zu reden, den wir in der Woche zuvor bei Ruby gesehen hatten. Es war seltsam, dass er darüber sprach – es war kein besonders interessanter Film gewesen, und er war mittendrin eingeschlafen. Nachdem Jae ein paar Minuten lang ignoriert worden war, sah er jemanden, den er kannte, und schlenderte davon.

»Tut mir leid, dass er dich belästigt hat«, sagte Hanbin abrupt und schwenkte seinen Whiskey. »Er ist ziemlich nervig. Ich glaube, Ruby ist in Korea mit ihm zur Schule gegangen.«

Ich schüttelte den Kopf. »Er hat mich nicht belästigt.«

»Weißt du, ich wusste schon, dass du anders bist, bevor ich das mit dem Waisenhaus erfahren hab«, sagte er, ohne mich anzusehen. »Ich wusste nur nicht, dass es daran lag. Es muss echt hart gewesen sein, all das durchzumachen. Das gibt einem zu denken. Ich meine, alle, die ich kenne, sind irgendwie gleich – die hatten alle das gleiche Leben, als Kinder«, sagte er. »Dich kennenzulernen, ist irgendwie anders.« Er fuhr sich geistesabwesend durch die Haare, und wieder dachte ich, wie gut er aussah.

»Und du bist so normal«, fügte er hinzu.

Ich runzelte unsicher die Stirn. »Was soll *das* denn heißen?«, fragte ich. Er klang, als solle man ihm zu dieser Beobachtung gratulieren.

»Ich weiß nicht, ich hab das Gefühl, wenn ich durchgemacht hätte, was du durchgemacht hast, wäre ich komplett verkorkst – nicht böse gemeint«, fügte er schnell hinzu.

Mir zog sich der Magen zusammen vor Verlegenheit, und ich trank schnell etwas. Er sprach vertrauter mit mir als je zuvor, deshalb hatte ich keine andere Wahl, als mich zu verhalten, als wäre es ein Moment wie jeder andere.

Hanbin sah mich an, streckte den Arm aus und berührte meine Schulter; er ließ seine Hand einen Moment dort liegen, drückte mich dann kurz. Ich stand einfach da, auch nachdem er seinen Arm wieder sinken ließ.

»Was ich damit sagen will, ich bin froh, dass du hier bist«, sagte er. »Und nicht irgendwo anders.«

Die Wahrheit war, ich wusste nicht, ob ich verdientermaßen dort war. Ich hatte Glück gehabt, das Timing des Chaebol-Stipendien-Skandals und meiner Geschichte hatte mir alle Türen geöffnet. Was meine Arbeit anging, war ich mir unsicher.

Anfangs, nachdem ich nach New York gekommen war und Ruby und Hanbin und alle ihre Freunde kennengelernt hatte, hatte ich ihnen meine Unsicherheit, meine Angst gezeigt, einfach weil ich in dieser fremden Welt sonst panisch geworden wäre, ich wäre untergegangen. Sie hatten noch nie jemanden so verloren und unbeholfen erlebt und müssen mich bestaunt haben. Sie haben sich so gut verstellt mit ihren Beteuerungen, strahlend und selbstgefällig.

»Tja, danke«, antworte ich Hanbin so gelangweilt wie möglich. »Ich glaube, Ruby sucht dich.« Ich sah sie in einer Ecke in unsere Richtung zeigen. Hanbin schaute mich eine Sekunde lang an, dann drehte er sich um und ging zu ihr, schloss sich der Gruppe an, die sich um sie gebildet hatte. Nicht, dass sie gesprochen hätte – sie nippte an ihrem Drink und schien nicht mal dem Gespräch zu folgen, und trotzdem stand sie wie immer im Mittelpunkt der Aufmerksamkeit. Sie hauchte der Party Leben ein, indem sie einfach nur da stand, mit ihrem kirschroten Mund und ihrem Pelz und ihren spöttisch funkelnden Augen.

Ich griff nach meinem Drink, drehte mich um und hielt nach dem Typen Ausschau, mit dem ich zuvor gesprochen hatte. Wenn man auf einer Party niemanden zum Reden hatte, tat man am besten einfach so, als würde man jemanden suchen, so viel wusste ich. Ich wanderte auf der unteren Ebene umher und lauschte den Gesprächsfetzen, die ich mitbekam, dann ging ich ins Stockwerk drüber, wo die Wände als Kontrast zu den Lampenhalterungen aus Mahagoni in Magentatönen gestrichen waren. Ich stellte mir vor, wie befriedigend es wäre, eine Wand in dieser Farbe zu streichen, und fragte mich, ob das der ideale Beruf für mich wäre und wie lange die Ausbildung dauern würde. Ich würde das so genießen – Wände mit intensiven Farben beschmieren, feine, fantastische Wandgemälde malen. Ich konnte mir vorstellen, dass New Yorker viel Geld für eigene Wandgemälde zahlten.

Am Ende des Flurs hörte ich Stimmen und folgte ihnen, bis ich an eine leicht offen stehende Tür kam. Verwegen stieß ich sie weiter auf.

Es war ein Arbeitszimmer, das aussah wie das Filmset eines Arbeitszimmers, mit einem Mahagonischreibtisch vor dem Fenster und Bücherregalen vom Boden bis zur Decke. Mitten im Raum saßen vier oder fünf Leute auf zwei olivfarbenen, einander gegenüberstehenden Sofas. Sie redeten und tranken, während ein Toypudel über den Teppich schnüffelte.

»Hey! Komm her.«

Der Typ, mit dem ich unten geredet hatte, winkte mir zu. Die anderen verstummten und richteten ihre Blicke auf mich, und ich versuchte, beim Gehen nicht verlegen zu wirken.

»Komm, ich hol dir einen Sessel.« Er ging zum Schreibtisch und zog den Stuhl zu den Sofas.

»Das ist Byung-joon, er wohnt hier«, sagte Jae und deutete mit dem Kopf auf einen der Typen auf dem anderen Sofa, der mir halbherzig zunickte. »Das ist – entschuldige, wie war noch mal dein Name?«, fragte er und sah mich an.

»Was zum …«, hob das Mädchen zu seiner Rechten an und lachte. Sie hatte schulterlanges gebleichtes Haar und trug eine Cat-Eye-Brille. »Du kennst nicht mal mehr ihren Namen? Das ist ja herrlich.«

»Wir haben uns unten unterhalten«, sagte er in gespielt gekränktem Ton. »Ruby hat sie mitgebracht, sie ist ihre beste Freundin.«

Damit kippte die Stimmung von mildem zu unverhohlenem Interesse.

»Woher kennst du Ruby?«

»Seid ihr zusammen zur Schule gegangen?«

»In welchem Jahr bist du auf der SVA?«

Ich lächelte und sagte etwas, das ich Ruby mal hatte sagen hören, als sie eine meiner Fragen nicht beantworten wollte.

»Macht euch darum mal keine Sorgen.« Darüber mussten die anderen lachen, sie hörten auf, Fragen zu stellen, beinahe ertappt, und wendeten sich wieder ihren Gesprächen zu.

»Wie war jetzt noch mal dein Name?«, fragte ich den Jungen.

»Jae«, sagte er. »Und ich bin auf der SVA über dir, du solltest also etwas mehr Respekt vor mir haben«, witzelte er.

Ich verbeugte mich spöttisch. »Natürlich, Sunbyenim«, sagte ich. »Ich bin Miho. Bist du auch auf einer Kunstschule?«, fragte ich, an Byung-joon gewandt.

»Wer, ich?«, fragte Byung-joon erstaunt. »Nein, ich bin auf der NYU.«

»Ich finde die Farben in dieser Wohnung wirklich erstaunlich«, sagte ich mit rasendem Herzen. »Deshalb dachte ich, du bist vielleicht auch Kunststudent, wie wir.«

»Nein, nein«, sagte er beinahe abfällig. »Das hat alles meine Raumgestalterin gemacht. Sie hat alles aus Portugal einfliegen lassen, inklusive des Malers. Der gehörte zur Farbe dazu.«

Byung-joons Telefon klingelte, er ging auf Englisch ran. »Okay, schick sie hoch.« Dann verkündete er im Stehen: »Die Pizza ist da! Ich hab bei Papa John bestellt!«

Alles schrie und jubelte.

»Alter, bei Papa John hab ich seit Korea nicht mehr gegessen!« »Super!« »Ich bin am *Verhungern!*«

Ich versuchte immer noch zu verstehen, wie man sich in dieser Welt angemessen verhielt. Worüber ich mich nicht schockiert oder begeistert zeigen sollte. Worüber ich außer mir sein sollte vor Freude. Die ungewöhnliche Schönheit einer Wohnung sollte mich nicht beeindrucken, aber bei Pizza mit dicker Kruste rasteten alle aus.

Ich blieb sitzen, während die meisten anderen aufstanden und Byung-joon folgten, der mit dem jaulenden Welpen auf den Fersen aus dem Zimmer ging. Ich beobachtete Jae aus dem Augenwinkel. Wenn er ging, würde ich mitgehen.

»Hast du keinen Hunger?«, fragte er, immer noch sitzend, und ich schüttelte den Kopf.

»Nicht wirklich – wir kommen gerad vom Essen«, sagte ich.

»Ich auch, aber ich krieg bestimmt gleich wieder Hunger.«

»Solltest du dann nicht runtergehen?«

»Nein, er bestellt immer tonnenweise – die wird nicht alle«, sagte Jae augenrollend. »Und dann beschwert er sich, was das für seine kohlenhydratarme Ernährung bedeutet. Zum Abendessen wollte er unbedingt Sashimi aus seinem Lieblings-Sushi-Restaurant, und dann hat er zwei Stunden später wieder Hunger.«

Ich lachte. Es war schön, mit einem Jungen zu reden, als wäre das etwas ganz Natürliches für mich. Ich wünschte, ich könnte es mit Hanbin besser.

»Woher kennst du denn Byung-joon?«, fragte ich.

»Ach, unsere Familien sind befreundet. Unsere Väter sind zusammen auf die Highschool und aufs College gegangen. Wir sind praktisch zusammen aufgewachsen. Und du? Hast du hier viele Freunde aus Cheongju?«

»Nein«, sagte ich. Ich hätte hinzufügen können, »natürlich nicht«, ließ es aber.

»Die sind wieder in Korea«, sagte ich. »Viele von ihnen sind für die Uni nach Seoul gegangen.«

»Macht Sinn«, sagte er. »Cheongju ist ziemlich klein, oder?«

»Ja«, sagte ich. »Ziemlich klein.«

Es war so klein, dass uns die ganze Stadt zu kennen schien: die Kinder vom Loring Center. Verwaist, behindert oder kriminell. Unsere Verlassenheit machte den Leuten Angst, als wäre sie ansteckend. Beim ersten Kennenlernen wunderten sie sich, dass wir klar denken konnten, anders als so viele andere im Center, und mieden uns trotzdem. In unserer Stadt war »Loring« ein anderes Wort für »zurückgeblieben«. »Der ist so Loring« oder »Du siehst echt Loring aus«. Auf der Highschool war das Wort schon ein fester Bestandteil der Umgangssprache – vielen Kindern war nicht mal klar, dass es gar kein englisches Wort war.

»Ich will endlich raus aus diesem beschissenen Höllenloch, scheiß Hinterwäldler!«, schimpfte meine Freundin Sujin jedes Mal, wenn sie Ärger mit ihren Lehrern gehabt hatte und wieder ins Center kam. Ich hatte Glück: Die Lehrer an meiner Kunstschule mochten mich, aber Sujin war an ihrer Schule als Unruhestifterin abgestempelt, und wir konnten nicht mehr auf Miss Loring zählen. Die war da schon seit Jahren tot, und das Center hatte beinahe jährlich eine neue Leitung.

Ich hätte nicht gedacht, dass Sujin es allein schaffen würde, aber sie war bei der ersten Gelegenheit weg. Sie erkämpfte sich in Seoul ein kleines Leben, Scheibchen für Scheibchen, und berichtete uns anderen, dass das Wort »Loring« den Leuten dort nichts sagte. Zwei weitere Mädchen zogen bald nach ihr nach Seoul, aber ich war die Erste, die nach Amerika ging. Ohne adoptiert zu werden, meine ich.

»Willst du noch?«, fragte Jae und deutete auf mein Glas, das schwer und leer in meiner Hand lag.

»Hm, ja«, sagte ich.

»Es gibt hier oben genug, du brauchst nicht runter zur Bar zu gehen«, sagte er, stand auf und ging zu einem der Regale hinter mir, das, wie ich jetzt erst sah, bestückt war wie eine Bar, mit Kristallgläsern und Karaffen voll bernsteinfarbener Flüssigkeiten.

»Es sei denn, du möchtest noch mal Cranberry«, sagte er innehaltend und sah mich an.

»Nein, danke. Whiskey ist gut.«

»Hier«, sagte er, schenkte mir ein und reichte mir das Glas, dann drehte er sich um und goss sich selbst eins ein. »Eis ist auf dem Tisch in dem Behälter.«

Wir fingen an, über die Schule zu reden – welche Professoren er mochte und welche man besser mied, welche Cafés die besten Stühle zum Arbeiten hatten und wo man Kunstbedarf kaufte. Er hatte eine schöne Stimme und sprach schneller, wenn es um Sachen ging, die er mochte. Er war lebendiger als die anderen, die ich auf der SVA kennengelernt hatte – und durch diese Lebendigkeit wirkte er verletzlich. Mich rührte diese Verletzlichkeit, weil ich sie in New York noch nicht gesehen hatte.

»Und ich hab gehört, dass die Bibliotheksjobs ganz gut bezahlt sind«, sagte er. »Falls du einen Aushilfsjob suchst. Womit ich nicht sagen will, dass du –« Er hielt inne und wirkte verlegen. Auch das war liebenswert.

»Ich hab schon einen Job«, sagte ich. »Ich arbeite in einer der Studentengalerien.« Ich sagte nicht, dass es Rubys Galerie war und dass wir uns so kennengelernt hatten.

»Oh, cool!«, sagte er, erleichtert, mich nicht verletzt zu haben. Allein, dass er sich Gedanken darüber machte, überschwemmte mich mit Zuneigung für ihn.

Ehe ich noch lange darüber nachdenken oder mich davon abhalten konnte, beugte ich mich vor und küsste ihn auf die Wange.

Es war nur ein Küsschen, und dann lehnte ich mich auf meinem Stuhl zurück – was ich getan hatte, hatte uns beide überrascht. Er lächelte und nahm dann in einer leichten, fließenden Bewegung meine Hände in seine, zog mich zu sich aufs Sofa und begann, mich zu küssen, seine Lippen vom Whiskey kalt und feucht und würzig.

»Du bist wirklich hübsch«, flüsterte er. »Deine Haare sind fantastisch – wie gemalt. Ich bin froh, dass ich dich unten angesprochen habe.«

Ich lachte ohne jeden Grund und lehnte mich gegen ihn. Es war beglückend, dieses weiche Sofa, die Bücher um uns herum, seine Wärme durch seinen Pulli. Meine Wangen waren warm vom Alkohol, und der Hip-Hop, der unten zu laut gewesen war, wirkte jetzt leise und beruhigend. Ich hatte keine Ahnung, wie es jetzt weitergehen würde, war aber ungemein zufrieden.

Die Tür ging auf, und Byung-joon kam rein, Hanbin folgte ihm. Beide blieben stehen, als sie uns Arm in Arm sahen.

»Hä, was ist denn hier los?«, sagte Byung-joon. »Ich dachte, du wüsstest nicht mal ihren Namen.«

Ich errötete, getroffen, aber Jae lachte nur.

»Ich hab nur versucht, so zu tun, als wäre ich nicht interessiert«, schoss er zurück, als wäre es eine Pointe. Byung-joon lachte auch kurz, aber etwas zerstreut, als sei er mit den Gedanken bereits woanders. Ich sah Hanbin an, der eisig auf uns runterstarrte.

»Wir haben gerade davon gesprochen, dass Miho in einer Galerie arbeitet«, sagte Jae. »Guck dir die doch mal an, Byung-joon. Hast du nicht gesagt, du willst was für deine Küche kaufen?«

Byung-joon wirkte gequält. »Ja, aber ich hab da ganz bestimmte Vorstellungen, ich mach das wohl mit meiner Raumgestalterin«, sagte er.

Hoffentlich dachte Hanbin nicht, ich wollte mich interessant machen.

»Ich arbeite in Rubys Galerie«, sagte ich, ohne Hanbin anzusehen. »Sie hat schöne Sachen, auch wenn es eine Studentengalerie ist.«

»Ach, Rubys Galerie?« Byung-joon guckte missbilligend. »Ich hab gehört, dass sie eine aufgemacht hat … und sie zeigt nur Arbeit von Studierenden?«

»Bis jetzt«, sagte Hanbin. Er sah sich die Bücher an und fuhr mit dem Finger an den Regalen entlang. »Zum Üben.«

»Natürlich«, sagte Byung-joon. »Dann sollte ich natürlich mal reinschauen und einer Freundin unter die Arme greifen. Und die großen Künstler von morgen sehen!« Er lachte laut auf. »Nicht, dass man Ruby unter die Arme greifen müsste«, fügte er mit Blick auf Hanbin hinzu.

»Das ist ihr kleines Spaßprojekt«, sagte Hanbin. »Miho kann dir alles darüber sagen.« Er wollte mich immer noch nicht ansehen. Es war schwindelerregend, wie mein Herz nach oben schnellte und rumschleuderte und in die Tiefe sackte, alles auf einmal. Und mein Gesicht! Ich war wieder rot geworden. Ich war froh, dass Hanbin mich nicht ansah.

»Hier«, sagte Jae, goss mir Whiskey ins Glas und gab es mir zurück. »Will noch jemand?«

Byung-joon sagte Ja, und Jae goss auch ihm was ein.

»Dein Gesicht ist ganz rot«, sagte Hanbin unvermittelt. Ich blickte auf, er stand am Bücherregal. »Leuchtend rot.«

Ich schlug die Hände an die Wangen und war überrascht, wie heiß sie sich anfühlten.

»Vielleicht solltest du aufhören zu trinken, wenn du nicht aussehen willst wie 'ne Verrückte«, sagte er.

»Du musst vorm Trinken einfach Pepcid nehmen«, sagte Jae. »Das ist ein kleiner Trick, den ich immer anwende, ich werde nämlich auch immer total rot. Hier, ich geb dir was.« Er holte seine Brieftasche hervor, öffnete sie und fischte einen Blister mit weißen Pillen heraus, den er mir hinhielt.

»Das bringt jetzt nichts – die muss man nehmen, bevor man was trinkt«, sagte Hanbin.

Ich wusste nicht, was Pepcid war – Drogen? Aber ich würde nicht fragen. Ich nahm die Tabletten und steckte sie in meine Tasche. »Versuch ich nächstes Mal«, sagte ich leise. »Ich muss mal auf Toilette.« Ich musste mir unbedingt mein Gesicht anschauen – ob ich so verrückt aussah, wie Hanbin sagte.

Als ich auf dem Weg nach draußen an Hanbin vorbeikam,

sagte er leise: »Fahr lieber nach Hause, Miho. Mach dich nicht lächerlich. Das ist ja peinlich.«

Als sich die Tür hinter mir schloss, spürte ich Tränen aufsteigen und ich eilte zum Badezimmer, das ich am Ende des Flurs gesehen hatte. Ich schloss hinter mir ab und fing richtig an zu weinen, bis ich mich im Spiegel sah und entsetzt innehielt. Mein Gesicht sah übel aus, entstellt, überzogen mit roten Quaddeln. Mir kam der Gedanke, dass alle vergangenen Versionen meiner selbst erstaunt wären, dass ich jetzt weinte.

Ein schlechtes Gewissen, das war alles, was ich mir zu fühlen erlaubte. »Voll Loring«, hätten sie gesagt, wenn sie mich jetzt sehen könnten, all die Mädchen aus dem Center. »Sei nicht so Loring«, hörte ich sie spotten. Denn heimlich, untereinander, benutzten wir das Wort selber so.

Ara

Ich fahre nicht gern nach Cheongju. Ich fühle mich schlecht, denn es ist ja nicht die Schuld meiner Eltern, dass ihre einzige Tochter sie seit drei Jahren nicht mehr besucht hat. Ich weiß, dass die anderen Angestellten des Großen Hauses doppelt Mitleid mit ihnen haben, weil ihre Tochter nicht nur stumm ist, sondern auch noch undankbar. Sie verbringt die Ferien lieber allein, als nach Hause zu fahren, wie der Rest des Landes.

Vielleicht fühle ich mich deshalb bei Sujin und Miho so zu Hause. Sie sind beide nicht der Typ, der sich nach Familie sehnt. Jede andere würde mir vorwerfen, eine schlechte Tochter zu sein, oder sich fragen, warum ich mich nicht dorthin zurückziehe, wo ich hergekommen bin, versehrt von einer ungeduldigen Stadt.

Meine Eltern sind alt. Sie hätten eine Tochter bekommen sollen, die pflichtbewusst und großzügig ist, die ihnen einen Anteil ihres Gehaltes überweist und jeden Monat zu Besuch kommt und von Beförderungen und romantischen Eroberungen zu berichten hat. Im Fernsehen werden scharenweise solche Töchter gezeigt – mit Rehaugen und Kummerfalten im Gesicht, wenn sie sich für ihre geliebten, mittellosen Eltern entscheiden statt für ihren sagenhaft reichen Verehrer, weil man nicht beides haben kann. Im echten Leben habe ich so eine Tochter noch nicht kennengelernt, aber das liegt vielleicht daran, dass sie alle hübsch tugendhaft zu Hause sind. Kyuri kommt vermutlich nah dran, aber sie hat ihre eigenen

Probleme, und wenn ihre Mutter und Schwester je davon erfahren, würde es sie umbringen.

Aber wegen Sujin, und nur wegen Sujin, überlege ich, zu Neujahr nach Hause zu fahren und sie mitzunehmen. Als ich sie am Wochenende wieder vorm Badezimmerspiegel gesehen habe, so verzweifelt und beunruhigt, habe ich mich gefragt, wie ich sie vom Zustand ihres Gesichts ablenken kann. Es ist schon viel besser geworden, aber sie kann sich nicht damit abfinden, dass es immer noch so geschwollen ist.

»Bei den ganzen Mädchen in den Blogs ist die Schwellung viel schneller zurückgegangen. Es sind jetzt schon über zwei Monate! Das ist doch wirklich nicht normal, oder? Soll ich nicht mal Dr. Shim anrufen? Was meinst du, Ara? Und ich höre immer so ein Knacken im Kiefer, beim *Gehen*. Das kann nicht normal sein, sonst hätten sie im Krankenhaus doch was davon gesagt, oder?«

Es stimmt, dass ihr Kiefer geschwollener wirkt als bei den Mädchen in den Blogs, aber der untere Teil ihres Gesichts steht nicht mehr vor wie bei einem Fisch – dafür ist ihr Mund so weit nach innen gewandert, dass sie, wie ich insgeheim finde, zahnlos wirkt. Wenn ich ihr versichere, dass sie am Ende besser aussehen wird als all die Bloggerinnen, dass ihre Verwandlung umso dramatischer sein wird, weil sie sich so hingezogen hat, schiebt sie meinen Notizblock jedes Mal weg.

Natürlich war es Taein, der mich auf die Idee gebracht und mich ermutigt hat, darüber nachzudenken. Auf der letzten SwitchBox-Nachricht hat er gesagt, dass er noch mal nach Hause nach Gwangju fährt, bevor er mit Crown auf Welttournee geht. Es ist das erste Mal, seit er berühmt ist, dass er wieder nach Hause fährt. Er sagte, unsere Wurzeln machen uns zu dem, der wir sind, und er würde die Härten seiner Vergangenheit gegen nichts eintauschen wollen, weil sie heute in seine Texte und seine Musik und sogar in seinen

Tanz einfließen. Und wenn er das Herz hat, zu seiner Mutter zu fahren, mit der er zerstritten ist, und zu seinen vier älteren Brüdern, die ihn immer ignoriert und ihn dann auf einen Anteil seiner Crown-Einnahmen verklagt haben, dann kann auch ich nach Hause fahren. Wenn ich daran denke, dass ich diese Reise gleichzeitig mit Taein mache, wird mir, ehrlich gesagt, ganz warm ums Herz.

Sujin wird erst mal protestieren. Was ist mit unserer Tradition, wird sie sagen. Wir gehen an jedem wichtigen Feiertag in ein anderes Badehaus und verbringen den ganzen Tag damit, von Themenraum zu Themenraum zu schlendern, von Steinbad zu Steinbad, und abends schlafen wir im Fernsehraum ein, mit Schneckenmasken im Gesicht und Jeju-Blüten-Öl im spröden Haar.

Wir sind immer wieder überrascht, wie viele Leute in diesen Bädern sind. Schön zu wissen, dass wir nicht die Einzigen sind, die nicht nach Hause fahren wollen.

Ich liebe unsere Tradition genauso wie Sujin, aber ich habe irgendwo gelesen, dass man einen Monat nach der OP besser nicht in die Sauna geht, wegen des Infektionsrisikos, und auch wenn ihre schon mehr als zwei Monate her ist, wäre mir lieber, sie geht nicht. Außerdem wäre es für ihren seelischen Zustand katastrophal, von Fremden angestarrt zu werden.

Als meine Mutter also ihre übliche zaghafte Nachricht schickt, was ich an Neujahr vorhabe und dass sie hofft, ich käme, weil sie etwas Wichtiges mit mir zu besprechen habe, sage ich schließlich zu. Und erkläre, dass ich Sujin mitbringe. *Sie erholt sich von einer schweren Operation und braucht einen Tapetenwechsel,* schreibe ich. Damit meine Mutter sich gar nicht erst Hoffnungen macht, dass das was Regelmäßiges wird. Ich stelle mir vor, wie meine Mutter auf die unerwartete Antwort starrt und dann zur Garage des Großen Hauses läuft, um meinen Vater zu suchen.

Wenn wir zu Hause sind, wird Sujin ihre ganze Energie darauf verwenden müssen, mich abzulenken, damit ich mich nicht aufrege. Sie wird sich überschlagen, um einen Ausgleich zu meinen erbärmlichen Erinnerungen zu schaffen.

Was ich nicht alles für sie tue.

Wir fahren am eigentlichen Neujahrstag, die Tickets für die anderen Tage waren längst ausverkauft. Miho ist auch dabei. Als sie hörte, dass wir nach Cheongju fahren, wollte sie mitkommen und das Grab ihrer Lehrerin aus dem Loring Center besuchen. Ich fühlte mich verpflichtet, ihr anzubieten, dass sie bei uns wohnen kann, und sie hat sofort zugestimmt, obwohl es ein ziemlich halbherziges Angebot war. Kyuri ist schon vor ein paar Tagen zu ihrer Mutter gefahren, und ich war froh, sie nicht auch einladen zu müssen.

Es wird extrem ungemütlich, warnte ich Miho und unterstrich das *extrem* mehrere Male. *Du wirst auf dem Boden schlafen müssen. Auf einer dünnen Decke, keine Isomatte. Und ab frühem Nachmittag gibt es bei uns kein heißes Wasser mehr. Wenn zu viele geduscht haben, auch nicht. Und unsere Toilette ist eine zum Hinhocken.*

»Kein Problem«, sagte Miho gelassen und schlang ihren geschmeidigen Pferdeschwanz um ein allzu dünnes Handgelenk. »Ich wasche mir sowieso nur zwei Mal die Woche die Haare. Außerdem hab ich gehört, das Haus deiner Eltern ist ein riesiges Hanok, Hunderte von Jahren alt? Ich glaube, Sujin hat das mal erwähnt, als wir jünger waren. Das will ich *wirklich* gern sehen.« Ihr lebhaftes, interessantes Gesicht strahlte erwartungsvoll.

Ich schüttelte den Kopf.

»Wieso? Lebt ihr *nicht* in einem Hanok?«, fragte sie.

Ich seufzte und überlegte, wie ich ihr alles erklären sollte, die unwirkliche Antiquiertheit des Lebens meiner Eltern. Aber warum sollte ich mich in einem Friseursalon abschuften, wenn ich die Erbin eines jahrhundertealten Hanok wäre? Es ist ein Wunder, dass Miho mit so wenig Grips so lange überlebt hat in dieser Welt.

Ich ging Sujin suchen, die sich mal wieder im Badezimmerspiegel anstarrte wie ein Gespenst, mit runterhängendem, glanzlosem Haar. Ich tippte ihr auf die Schulter.

»Ach, lass mich«, sagte sie beleidigt. Ich tippte noch mal, kräftiger.

Kannst du dich bitte nützlich machen, schrieb ich und zeigte es ihr. *Miho denkt, ich käme aus einer reichen Familie, du musst ihr klarmachen, wie es wirklich sein wird bei mir zu Hause.* Nicht, dass Sujin schon mal bei mir zu Hause übernachtet hätte, aber sie war während der Schulzeit mehrere Male da gewesen, vor dem Vorfall.

»Warum sollte sie das denn denken?«, fragte Sujin, nun jedoch mit einer Mission im Blick, und rauschte an mir vorbei, um Miho aufzuklären. Ich wollte hinzufügen, dass Miho diese Fehlinformation sehr wahrscheinlich Sujin selbst zu verdanken hatte.

»Du hast da wohl 'n bisschen was missverstanden«, hörte ich sie mit herrischer Stimme zu Miho sagen, als ich in mein Zimmer ging und die Tür zuknallte.

Da wären wir also, Sujin, Miho und ich, im hinteren Teil eines klappernden »Express«-Busses neben unseren übereinandergestapelten Taschen. Nicht mal in der Innenstadt von Cheongju – und schon gar nicht im bergigen Hinterland, wo meine Familie herkommt – wird man mit solchen wie uns etwas anfangen können: eine wieder optimistische Sujin, die sich hinter einer riesigen Sonnenbrille und einem grellbunten Schal versteckt; die ätherische Miho, in eine smaragdgrüne Fake-Fur-Jacke gehüllt, und ich, die Besorgte, Unscheinbare.

Das einzig Fröhliche an mir sind meine Haare. Ich hab sie vor zehn Tagen pink gefärbt, in einem Panikanfall, nachdem ich die Bustickets nach Hause gekauft hatte. Man sieht schon auf absichtliche, coole Weise (hoffe ich) den Ansatz. Manager Kwon gefiel die Idee, dass ich mir die Haare pink färbe, er hat sogar angeboten, das Bleichen vorher selbst zu machen – er drängt uns immer, selbst mit Haarfarben zu experimentieren, je durchgedrehter, desto besser. Er sagt, die Kundschaft vertraue sich lieber Menschen mit Fantasie an. Ich weiß, nächste Woche wird es schon verblassen, aber erst mal macht es mich glücklich, als hätte ich der Welt ein Signal gesendet. Ich hab schon gemerkt, dass die Menschen auf jemanden mit pinken Haaren viel vorsichtiger reagieren, sogar, wenn dieser Jemand stumm ist.

Gnädigerweise ist der Bus halb leer – die Legionen von Kindern sind schon vor Tagen in die Provinzen gefahren –, und der Fahrer schätzt die Fahrtzeit auf knapp drei Stunden.

Sujin und Miho streiten darüber, ob Sujin zum Loring Center und Miss Shirleys Grab mitkommt oder nicht. Sujin war nicht mehr dort, seit sie weg ist.

»Ich versteh das nicht, ich dachte, du mochtest Miss Shirley«, sagt Miho. Sie wirkt verletzt.

»Du hast echt keine Ahnung«, sagt Sujin und blickt mich wild an. »Frag Ara. Hab ich im Loring Center irgendwen gemocht? Und dann auch noch die weiße Frau? Wie konntest du das auch nur einen Moment lang denken?«

Ich tippe ihr auf den Rücken und schreibe *Sie hat alle gehasst* auf meinen Block. Sujin gibt ihn an Miho weiter.

»Aber Miss Shirley war so nett! Sie hat uns allen ihr ganzes Geld hinterlassen, wisst ihr nicht mehr? Unsere ganzen Schulsachen, Kunstsachen, unsere Kleidung – das war alles von ihr. Das müsst ihr doch anerkennen?« Miho sieht Sujin entsetzt an, die beleidigt die Lippe vorschiebt.

»*Dich* mochte sie, weil du begabt warst und hübsch«, sagt Sujin. »*Ich* hab den Kunstraum nie benutzt. Sie mochte nur Kinder, die irgendwie besonders waren, weil sie sich dann gut damit gefühlt hat, sich um uns zu kümmern. Wie Yummi in der Klasse unter uns. Miss Shirley mochte sie, weil sie so hübsch war und singen konnte. Sie hat ihr irgend so ein Musikstipendium besorgt.« Sujin zuckt mit den Schultern und ergänzt: »Nicht dass sie die anderen *nicht* gemocht hätte, nur … ach, egal, du würdest das sowieso nicht verstehen. Außerdem hab ich zugegeben echt viel Ärger gemacht, ist also verständlich, dass sie mich nicht mochte.«

»Eben hast du noch gesagt, ›nicht dass sie dich nicht gemocht hätte‹«, sagt Miho.

»Ach, halt die Klappe«, sagt Sujin.

Miho runzelt die Stirn und rutscht heftig auf ihrem Sitz herum, wobei sie den Stapel Taschen neben sich anrempelt. Die oberste Tasche, ihre eigene, fällt dumpf zu Boden.

»Mist«, zischt Miho und starrt mit verzerrtem Gesicht auf die Tasche. Wir sehen sie an. »Das war mein Geschenk für deine Eltern«, sagt sie unglücklich, rutscht vom Sitz und nimmt die Tasche auf ihren Schoß. Sie zieht den Reißverschluss auf und holt eine große schwarze Schachtel heraus, die in krakeliger Designerschrift das Logo vom Kaufhaus Joye trägt.

»Was war es denn?«, flüstert Sujin.

Ich hatte beiden extra gesagt, sie sollten keine Geschenke für meine Eltern kaufen – es wäre vollkommene Verschwendung. Aber sie haben mich beide ignoriert. Sujin hat in der neuen Bäckerei am Shinyoung Plaza, wo die Leute um den ganzen Block Schlange standen, eine große Grüntee-Sahnetorte gekauft. »Wenigstens magst du sie, wenn schon deine Eltern nicht«, sagte Sujin, als ich erschöpft aufschrieb, dass meine Eltern keinen westlichen Nachtisch aßen und sie nicht die geringste Ahnung haben konnten, dass er sie fast hunderttausend

Won gekostet hatte. Und *sollten* sie mitbekommen, wie teuer er war, würde sie das vollkommen umhauen, und sie fänden Sujin nicht nur sträflich verschwenderisch, sondern geradezu unanständig.

Miho öffnet den Deckel und seufzt vor Glück – in der tiefen rechteckigen Schachtel liegen ordentlich aneinandergereiht absurd perfekt wirkende rosa Rosen. Der Duft, der von ihnen aufsteigt, ist in der abgestandenen Luft des Busses unerwartet lieblich. Sujin und ich sehen uns an – so ein Arrangement habe ich noch nie gesehen, aber ganz offensichtlich waren sie monströs teuer. Und ein schlechteres Geschenk als Blumen kann man Leuten wie uns gar nicht machen! Miho sollte das wissen und ihr Geld nicht so verschwenden! Ich seufze erneut, und Sujin knufft mich mit dem Ellenbogen.

»Die sind wunderschön«, sagt Sujin. »Der Sturz hat ihnen überhaupt nichts ausgemacht.«

»Die sollen angeblich ein Jahr lang halten, könnt ihr euch das vorstellen?«, sagt Miho. »Hanbins Mutter hat sich die Technologie letztes Jahr in Korea patentieren lassen.«

Ich seufze, lächle ihr zu und hoffe, sie hat von ihrem Freund wenigstens Rabatt bekommen, auch wenn ich es sehr bezweifle. Man kann wirklich nichts weiter machen als aus dem Fenster sehen. Wir sind jetzt auf der Schnellstraße, und es ist unglaublich, wie viele Baustellen man sieht, auch noch, als wir uns weiter und weiter von Gangnam entfernen. Über jedem Gebäude ragt ein gigantischer orangener Kran auf, an dem lange Balken und Träger hängen. Die Ausmaße dieser neuen Wohnblöcke nehmen mir den Atem – ich kann mir nicht vorstellen, wie sie sich alle mit Menschen und Möbeln und Licht füllen. Hunderte, nein, Tausende von Wohnungen, so weit vom Herzen der Hauptstadt entfernt, und doch werde ich nie in der Lage sein, mir eine davon zu leisten, egal, wie viel ich in meinem Leben spare. Auf eine Weise werde ich froh sein, wenn wir uns meinem Zuhause nähern, wenn die Kulisse aus Reisfeldern und Höfen besteht und mich daran erinnert, wie weit ich es gebracht habe, und nicht daran, was ich nicht erreichen kann.

Am Taxistand am Bahnhof von Cheongju müssen wir eine halbe Stunde auf einen Wagen warten, weil niemand an Neujahr arbeiten will. Ich habe irgendwo gelesen, viele Fahrer, die an den Feiertagen arbeiten, wären Ex-Sträflinge, die aus Scham nicht nach Hause zu ihren Familien können. Zum Glück gibt es am Taxistand eine Bank, und wir setzen uns dicht nebeneinander, um uns zu wärmen. Sujin und Miho kichern über die feindlichen Blicke, die uns gelegentliche Passanten zuwerfen. »Home, sweet home«, sagt Sujin dramatisch. Es stimmt, in Gangnam würden wir nicht auffallen – trotz grüner Jacke und pinkem Haar und allem. Allein die Tatsache, dass wir am Taxistand warten, markiert uns als »anders« – auf die restlichen Passagiere, die hier ausgestiegen sind, warteten am Straßenrand Autos und erwartungsvoll lächelnde Familienmitglieder.

Nach drei Jahren Abwesenheit ist es schwer zu glauben, dass dieses mickrige zweistöckige Gebäude, gerade mal so groß wie ein stinknormaler Supermarkt in Seoul, hier einer der Hauptverkehrsknotenpunkte ist. Als ich klein war, schien es mir, als enthielte dieser Busbahnhof den Rest der Welt, als wären die Menschen mit ihrem schnelleren Schritt und großen Reisetaschen auf dem Weg in ein geheimnisvoll glamouröses Leben.

Ein einsames Taxi kam die verlassene Straße herunter, und wir stiegen erleichtert seufzend ein, während Sujin dem Fahrer die Adresse gab.

»Bei diesem großen Hanok-Anwesen?«, fragte der Fahrer und betrachtete uns im Spiegel genauer. »Ich hab gehört, da wird eine Menge gefilmt. Vor ein paar Monaten kam dieser

Schauspieler, Lee Hoonki, mein Kumpel hat ihn mal hingefahren. Wohnt ihr in der Gegend?«

»Nein, nein«, sagt Sujin. »Wir sind nur ein paar Tage zu Besuch, wir kennen da Leute.«

Es herrscht Stille, dann fängt Sujin plötzlich an, den Fahrer zuzutexten, ungewöhnlich für sie. Ich frage mich, ob ihr auch wieder eingefallen ist, was mir eingefallen ist – dass wir auf dem Weg zu meinem Haus am Gewölbe vorbeikommen.

Wenn ich lange genug darüber nachdenke, würde ich vielleicht zu dem Schluss kommen, dass ich drei Jahre lang nicht nach Hause gefahren bin, weil ich nicht am Ort meiner Verwundung vorbeikommen wollte. Es gibt nämlich nur eine Straße, die zum Großen Haus führt, es gibt keine andere Möglichkeit.

Die meisten Leute bemerken den kleinen Steinbogen sicher gar nicht, wenn sie daran vorbeigehen oder -fahren – er ist verfallen und liegt weitab vom Trampelpfad, es ist ein Wunder, dass er überhaupt gebaut wurde. Ich muss der einzige Mensch sein, der ihm überhaupt Bedeutung beimisst. Als wir noch zur Schule gingen, haben sich dort nach Einbruch der Dunkelheit die schlimmen Jugendlichen getroffen – in jeder Ritze steckten Zigarettenkippen und Kaugummipapier und kaputte Feuerzeuge. In den Jahren nach meinem Unfall habe ich dort nie jemanden gesehen. In den Schulen der Gegend machten Gerüchte von Blut und Unheil die Runde.

Bis ich meine Stimme verlor, hatten meine Eltern Geld gespart, um eine kleine Wohnung in der Stadt zu kaufen, deren Wert sich, wie ihnen versichert wurde, im Laufe der nächsten zehn Jahre verdoppeln würde. Der Sohn einer der anderen Haushälterinnen im Großen Haus war Makler und hatte Kontakte zum Leiter der Baubehörde, der ihn über die Entwicklungen auf dem Laufenden hielt.

An diesem Tag kam also nicht nur ich vom Weg ab, sondern auch meine Eltern. Deshalb bin ich weg. Ich ertrage es nicht, meine Eltern immer noch in dem kleinen Nebengebäude auf dem Anwesen des Großen Hauses zu sehen, wo sie längst jeden Abend in eine schimmernd neue Wohnung kommen sollten, die jetzt dank des neuen Bahnhofs viermal so viel wert wäre wie der Kaufpreis. Glaubt man den Posts meiner alten Mitschüler, brummt das ehemals verfallene Viertel vor neuem Geld und Leben. Stattdessen blätterten meine Eltern ihr Geld einem Spezialisten nach dem anderen hin, der mir sagte, was ich bereits wusste – dass ich meine Stimme verloren hatte und wahrscheinlich nie wieder sprechen würde.

Ich glaube, das Härteste war, meine Eltern in solcher Angst um mich zu sehen. Ich weiß nicht, was für ein Leben ich ihrer Ansicht nach vor mir gehabt hatte, da ich mich in der Schule in keiner Weise hervorgetan und keine leidenschaftlichen Berufsziele hatte, aber meine Mutter wurde vor Trauer katatonisch und musste schließlich ins Krankenhaus eingeliefert werden.

Erst vor Kurzem habe ich begriffen, dass sie fürchteten, mich würde nun kein normaler Mann mehr heiraten. Die Vorstellung, ich würde nie Mutter werden, war so grotesk, dass sie bei ihnen erneut Schuldgefühle auslöste, weil sie mir keine Geschwister geschenkt hatten. »Wir fanden, wir waren zu alt«, sagte meine Mutter und knetete ihre Hände. »Wir waren egoistisch, und jetzt wirst du niemanden mehr haben, wenn wir sterben.«

Wenn ich an einem vollen, lauten Ort bin, betrachte ich oft all diese redenden Menschen und denke darüber nach, wie viel von ihrem Sein sich in ihren Stimmen konzentriert, und dass ich nur einen Bruchteil dieses Lebens führe. Und dann spiele ich ein nutzloses Spiel mit mir selbst – hätte ich lieber mein

Gehör oder mein Sehvermögen verloren? Das abscheuliche Selbstmitleid verschärft sich, wenn ich darauf achte, worüber sie eigentlich reden. Das meiste ist so stumpfsinnig und nichtig.

Als unser Taxi vor dem Haupttor des Großen Hauses vorfährt, muss ich dem Fahrer bedeuten, weiterzufahren.

»Ist das nicht der Eingang?«, fragt er verwirrt. Sujin muss ihm sagen, dass es noch einen Eingang gibt, um die Ecke, und Miho drückt die Nase ans Fenster, um im Vorbeifahren besser sehen zu können.

Nicht, dass meine Familie gezwungen wäre, den Hintereingang zu nehmen – meine Eltern benutzen den Haupteingang während ihrer Arbeit mehrmals täglich –, aber der Hintereingang führt auf kürzestem Weg zu dem kleinen Nebengebäude, und ich würde jetzt lieber niemanden aus dem Großen Haus treffen. Davor steht der schwarze Wagen, der massige Equus, der fünfzehn Jahre alt sein muss, dank meines Vaters aber immer noch glänzt wie ein Spiegel.

Mein Vater, oder Changee, wie ihn in der Nachbarschaft alle nennen, ist Chauffeur im Großen Haus, seit er mit Anfang zwanzig aus der Armee kam. Er war der jüngste Sohn vom Diener des Hausherrn, und er heiratete meine Mutter, die Tochter des Zimmermädchens; mich bekamen sie sehr spät im Leben. Mein Vater ist ein stiller Mann, der das Interesse seines Vaters an Waffen nicht geerbt hat. Ich hab mal gehört, wie Jun, der jüngste Sohn aus dem Großen Haus, Schulfreunden von meinem berüchtigten Großvater erzählte. Sie betrachteten den riesigen Holzstab, der im Meditationszimmer seines Vaters ausgestellt war.

»Den hat Seo-sshi gemacht – das war der ›Leibsklave‹ meines Vaters«, sagte Jun. »Man sagt, er hat damit mehrere Menschen getötet.«

»Kann er uns auch so einen machen? Lebt der noch?«, fragte einer seiner Freunde, und ich beugte mich beim Putzen der Wohnzimmerfenster etwas vor, um sie sehen zu können.

»Na ja, wir haben Changee, den Sohn von Seo-sshi, aber er ist nur der Fahrer, und ich glaube nicht, dass er weiß, wie man Waffen macht. Aber vielleicht sage ich ihm, er soll es lernen und mir auch so einen machen«, sagte er. Ich war kurz davor gewesen, meinen Mut zusammenzunehmen und ihnen zu sagen, was ich über diesen Stab wusste – dass er im Kampf gegen eine Bande auf dem Markt zum Einsatz gekommen war, und dass ein Ausländer sehr viel Geld dafür geboten hatte. Aber als ich Juns Worte hörte, schmiss ich den nassen Putzlappen auf den Boden, so ziemlich die rebellischste Geste, die mir möglich war. Ich schwor, nie wieder einen Fuß in das Haus zu setzen, und stürmte zum Nebengebäude, nur um von meiner Mutter gesagt zu bekommen, ich solle ein paar Reiswaffeln in die Küche des Großen Hauses bringen, weil Jun Freunde zu Besuch habe.

Als meine Eltern heirateten, zog meine Mutter in ein kleines Nebengebäude, das am anderen Ende des Grundstücks eilig gebaut worden war, als Hochzeitsgeschenk, weit entfernt von den Quartieren der anderen Dienstboten. Es war das einzige Gebäude auf dem Anwesen, das nicht nach der Hanok-Tradition erbaut worden war, und deshalb mit Abstand das kleinste und hässlichste – ein rechteckiger Betonklotz mit blauem Dach, bestehend aus zwei kleinen Zimmern und einer Küche. Mein Leben lang beherrschte das strenge Porträt meines Großvaters mein Zimmer. Und in diesem Zimmer würden nun Sujin und Miho mit mir zusammen übernachten.

Ein paar Tage zuvor hatte ich meiner Mutter eine Nachricht geschickt und gefragt, ob wir uns aus dem Großen Haus

Schlafmatten leihen könnten. »So was lässt sich unmöglich fragen«, hatte sie geantwortet. »Wie kommst du nur auf die Idee?«

Bei ihrer Nachricht hatte ich entnervt die Augen geschlossen. Ganze Flügel des Hauses waren leer und ungenutzt, und bestimmt auch Dutzende luxuriöser, dicker, bestickter Schlafmatten. Lady Chang hat mich immer gemocht, als ich klein war – sie würde Ja sagen, wenn man sie fragte. Aber meine Freundinnen und ich würden stattdessen auf dünnen Decken schlafen.

Als wir am Hintereingang vorbeihuschen, bleibt Miho mitten auf dem Weg dramatisch stehen und betrachtet die Umgebung. »Es ist so schön hier«, sagt sie mit dieser verträumten Stimme, die mich langsam aufregt. »Wie alt ist das? Bestimmt mehrere Jahrhunderte, oder?«

Ich zucke mit den Schultern. Es war mindestens einhundert Jahre alt, so viel wusste ich. Die Große Familie ist besessen von ihrer Abstammung.

»Hast du nie gefragt?«, staunt Miho. Ihr hungriger Blick schweift über den Lotusteich, die Pagode, den beschnittenen Piniengarten, und über das Große Haus mit seinen kunstvoll verzierten Holzeinsätzen und dem geschwungenen Giebeldach in der Ferne. Vor dem Eingang jedes Gebäudes stehen riesige Steinfrösche Wache. Das Gras wird von meinem Vater perfekt gestutzt – eine weitere seiner Pflichten rund um das Haus.

»Es ist ja nicht *ihre* Familie – warum sollte sie?«, blafft Sujin, und ich grinse ihr zu.

»Würde ich hier leben, ich würde nie fortgehen«, sagt Miho immer noch glotzend.

Vielleicht wenig überraschend bleibt sie sogar dabei, als wir endlich das Nebengebäude erreichen. Sie stellt ihr Gepäck in dem dämmrigen Wohnzimmer ab und sagt, es sei so cool zu sehen, wo ich aufgewachsen sei, und was für ein Glück ich hätte, als Kind mein eigenes Zimmer gehabt zu haben.

Meine Eltern sind, natürlich, nicht da, obwohl ich ihnen geschrieben hatte, welchen Bus wir nehmen. Es spielt keine Rolle, dass Feiertag ist – Feiertage sind die umtriebigsten, mit all dem zusätzlichen Kochen und Putzen und Einkaufen und den Ritualen.

Ich versuche, es mit Mihos und Sujins Augen zu sehen, und es ist so peinlich wie befürchtet. Die Ränder der Tapete im Wohnzimmer haben sich gelblich verfärbt, und in der Ecke hängt ein dreieckiger Fliegenfänger voller toter Insekten – ein paar von ihnen zucken noch. Ich hoffe auch, dass Miho die identischen »Adidis«-Hausschuhe meiner Eltern im Eingang nicht bemerkt.

Miho lächelt mich an und fragt, wo das Bad ist. Ich zeige nach rechts und gehe in die Küche, wo Sujin sich aus einem Krug aus dem Kühlschrank bereits Gerstentee eingießt und eine Reiswaffel von einem Teller isst, den meine Mutter auf den Tisch gestellt hat.

»Irgendwie unheimlich, hier hat sich nichts verändert«, sagt Sujin und macht eine ausholende Geste. »Ich fühle mich, als würde ich wieder zur Schule gehen. Die hat deine Mutter gemacht, oder? Du hattest immer welche mit in der Schule.« Sujin schiebt mir den Teller hin, aber ich schüttle den Kopf. Schon als Kind sah ich immer nur all die Arbeit und Putzerei dahinter und aß sie nicht gern.

Wir suchen meine Mutter und finden sie in der Küche des Großen Hauses. Sie macht am runden Tisch mit Mrs Youngja und Mrs Sukhyang Dumplings. Mrs Youngja und Mrs Sukhyang schreien aufgeregt, als sie mich sehen, und wedeln mit ihren mehlbedeckten Händen.

»Wen haben wir denn da! Ara! Pinke Haare! Ach, du meine Güte! Und zugenommen hast du!«

»Nein, hat sie nicht, sie hat abgenommen!«

Mrs Youngja und Mrs Sukhyang fangen sofort an zu zanken, während meine Mutter mich näher heranwinkt. Ich habe sie über ein Jahr lang nicht gesehen, und als ich bemerke, wie viele Falten sie bekommen hat, und sie mich stumm und fest umarmt, macht mein Herz einen schuldbewussten Satz. Ihre Haut wirkt dünn und pudrig, und ihr Haar ist ungleichmäßig von Silber durchzogen. Kann sie in scheinbar so kurzer Zeit so gealtert sein?

Ich schreibe einen Neujahrsgruß und halte ihn ihr hin. Ich schreibe auch Sujins und Mihos Namen und bedeute ihnen, herzukommen und Hallo zu sagen.

Sie kommen schüchtern rein und verbeugen sich. Ältere Menschen verunsichern sie.

»Ist das lange her«, sagt meine Mutter zu Sujin. Ich bin erleichtert, dass ihre Stimme keinen traurigen oder vorwurfsvollen Unterton hat. Sie klingt zu erschöpft, als dass es ihr etwas ausmachte, das Mädchen zu treffen, das ihre Tochter auf Abwege geführt hatte.

»Es ist so schön, wieder hier zu sein!«, sagt Sujin laut.

Ich warte darauf, dass meine Mutter Sujins Gesicht kommentiert – sie sieht schließlich aus wie ein komplett anderer Mensch, aber meine Mutter sagt kein Wort.

»Warst du schon mal hier?«, fragt Mrs Youngja, während sie den Kühlschrank nach ein paar Snacks für uns durchwühlt. »Bist du mit Ara zur Schule gegangen?« Mrs Youngja ist noch relativ neu – sie hat im Großen Haus angefangen, als ich auf der Highschool war. Mrs Sukhyang ist gut zehn Jahre älter als meine Mutter, aber sie wirkt ungefähr genauso alt, wahrscheinlich aufgrund des grellen Blauschwarztons ihrer Haare.

»Sie ist mit Ara in die Mittelschule gegangen«, antwortet meine Mutter. Und dann sagt sie etwas, das mich verblüfft. »Eins dieser Kinder aus dem Waisenhaus, weißt du.«

Mir schnürt sich die Kehle zu, und ich sehe Sujin und Miho scharf an, genau wie Mrs Youngja und Mrs Sukhyang. Diese Beschreibung und diesen Ton haben die Mädchen lange nicht mehr gehört.

»Ich bin auch dort aufgewachsen«, sagt Miho mit ruhiger Stimme. Die Frauen schnalzen mitfühlend mit der Zunge – »arme mutterlose Geschöpfe« ist das vorherrschende Gefühl. Aber wir wissen alle – sobald wir die Küche verlassen, wird etwas anderes als Mitgefühl dominieren. Tut mir leid, telegrafiere ich Sujin, die schnell blinzelt, um auszudrücken, dass es okay ist und ich mir keine Sorgen machen soll.

»Kommt, kommt, nach so einer langen Reise müsst ihr was essen«, sagt Mrs Sukhyang. Sie hebt den Deckel von einem der Töpfe auf dem Herd und testet vorsichtig die Dumplings.

»Sie leben jetzt in Gangnam«, sagt Mrs Youngja wissend zu Mrs Sukhyang. Es sind mit dem Bus keine zwei Stunden, aber ich weiß, dass sie beide noch nie auch nur in der Nähe unseres jetzigen Wohnorts waren. Ihre Kinder leben alle in der Nähe von Cheongu; manche noch weiter Richtung Daejeon.

Meine Mutter bringt Kimchi und Dumplingsoße zum Tisch und bedeutet uns, uns zu setzen. Miho bedankt sich leise, und Sujin tut es ihr gleich.

»Sie ist so hübsch geworden«, sagt Mrs Youngja zu meiner Mutter.

»So stilvoll«, sagt Mrs Sukhyang.

»Gangnam Style«, glucksen beide.

»Wie lange bleibt ihr?«, fragt Mrs Youngja.

»Bis übermorgen«, sagt Sujin.

»Was? Das ist zu kurz! Dann haben wir ja gar keine Zeit«, sagt Mrs Sukhyang. »Dann frag Ara lieber schnell.«

»Was denn fragen?«, fragt Sujin. Die Frauen sehen sie an, und ich weiß, was sie denken – wie vorlaut, so ein schlechtes Benehmen, das muss das Waisenhaus sein. Meine Haut kribbelt, aber Sujin zwinkert mir zu.

Meine Mutter wirkt gequält, scheint aber zu einer Entscheidung zu kommen. Wenn sie es mir vor so vielen Leuten sagt, kann es nicht besonders ernst sein.

»Wie ist der Job beim Friseur?«, fragt sie langsam.

»Großartig«, flötet Sujin. »Ara kann mir die Haare inzwischen mit geschlossenen Augen schneiden. Sie hat so viele Stammkundinnen, dass man für einen Termin mindestens eine Woche vorher anrufen muss. So viele reiche Damen, die digitale Dauerwellen von ihr wollen. Sie lieben es, mit ihr zu reden. Sie sagen, sie hätte so etwas Beruhigendes.«

»Stimmt das?«, fragt meine Mutter mit stolzem Lächeln. Ich will schon mit den Schultern zucken, als Sujin mich unter dem Tisch knufft, also verziehe ich das Gesicht und nicke stattdessen.

Worüber wolltest du mit mir reden?, schreibe ich.

Meine Mutter nimmt den Block, hält ihn sich dichter vor die Augen und atmet dann einmal durch. »Ich möchte einfach, dass du dir etwas Zeit nimmst, jetzt wo du zu Hause bist«, sagt sie. »Du wirst älter, und so viele deiner Freundinnen heiraten.«

Wovon redest du?, schreibe ich wütend. *Niemand heiratet. Guckst du keine Nachrichten? Das ist ein nationales Problem.*

Sie wartet, bis ich fertig bin mit Schreiben, und liest dann, was ich geschrieben habe.

»Also, hier heiraten alle. Du kennst doch Hyehwa? Aus der Bäckerei?«

Hyehwa war auf der Highschool in meinem Jahrgang. Sujin und ich nicken.

»Sie heiratet nächsten Monat! Ich sehe sie jede Woche, beim Brot holen. Vielleicht kannst du mal vorbeigehen und ihr persönlich gratulieren, solange du hier bist.«

Ich hatte gedacht, meine Eltern hätten ihre stumme, eigensinnige, Superstar-besessene Tochter inzwischen aufgegeben. Hyehwa war in der Schule immer eine tugendhafte Streberin. Vielleicht hat Sujin sie ein paarmal rumkommandiert, ich weiß es nicht mehr. Ich sehe Sujin an, aber sie guckt sehr unschuldig und löffelt weiter ihre Brühe.

»Moon sucht eine Assistentin, der Friseur«, sagt meine Mutter unvermittelt. »Du erinnerst dich doch an ihn?«

Natürlich erinnere ich mich an ihn – der zottige Mr Moon mit dem Bart und der rauen Stimme. Ich hab für ihn während der Highschool einen Sommer lang den Boden gefegt und manchmal auf seinen Sohn aufgepasst. Er hat mir Proben von Färbemitteln geschenkt, die ich an Sujin weitergegeben habe.

Es muss gut laufen, wenn er eine Assistentin braucht, schreibe ich. Seine Frau und ihre Zwillingsschwester arbeiten ebenfalls im Salon, erinnere ich mich. Aber meine Mutter kann nicht ernsthaft glauben, dass ich wieder nach Hause komme, um in Mr Moons winzigem Laden zu arbeiten.

»Seine Frau ist fort«, sagt sie. »Ihre Schwester auch. Sie sind zurück nach Daejeon gegangen.«

Oh, das ist traurig, schreibe ich.

»Sein Sohn mochte dich immer gern«, sagt sie.

Das knopfäugige Moon-Baby hatte mich definitiv nicht gemocht. Er schrie immer wie am Spieß, wenn ich ihn für einen Spaziergang in seinen Buggy setzte.

»Wir haben neulich über dich gesprochen, und er hat dich in bester Erinnerung«, sagte meine Mutter. Die anderen beiden Frauen beobachteten mich mit Eulenaugen. »Er fragt ziemlich oft nach dir.«

»Moon ist ein guter Mann«, sagte Mrs Sukhyang nickend. »Zu gut für sein Flittchen von einer Frau.«

Sujin und ich wechseln einen amüsierten Blick, aber Miho beugt sich vor. »Wie alt ist er?«, fragt sie.

»Oh, in den besten Jahren«, sagt Mrs Youngja. »Ich habe neulich gesehen, wie er dem Kräuterarzt dabei geholfen hat, riesige Arzneischränke reinzutragen. Moon hat sie auf den bloßen Schultern getragen, als wären es leichte Einkäufe!«

»Ich frage mich nur, ob er ihr auch das Gangnam-Gehalt zahlen kann«, sagt Miho ernst, ohne mich anzusehen.

»Gehalt?«, stammelt Mrs Sukhyang. »Es geht doch nicht um *Geld.*« Sie hält betont inne. »Es geht darum, welche Art Mann pinkfarbene Haare zu schätzen weiß!«, sagt sie triumphierend.

»Du musst praktisch denken, Ara«, sagt meine Mutter langsam und starrt mich an. »Er würde dich gern kennenlernen, solange du hier bist.«

»Das kann ich mir vorstellen«, sagt Sujin düster. »Sie ist zehn Jahre jünger als seine auch schon junge Frau!«

»Warum ist sie weg?«, fragt Miho.

»Ich hab sie nie gemocht«, sagt Mrs Sukhyang mit Nachdruck. »Als sie damals aufgemacht haben, hat sie mir einen schrecklichen Schnitt verpasst, den Moon danach retten musste. Und ich glaube, sie war *betrunken.*« Niemand sagt etwas.

»Besuch ihn nur ein Mal«, sagt meine Mutter dringlich. »Kann eine Mutter das nicht erwarten? Die Chance, dass ihre Tochter ein normales Leben führt? In Gangnam sind die Leute nicht normal – sie führen kein normales Leben. Hier würde man sich um dich kümmern. Es wäre behaglich. Nur *ein Gespräch* – um mehr bitte ich gar nicht.«

Ich schließe die Augen und atme ein. Ich kann Sujins unglückliche, beinahe-hysterische Energie spüren – was

Ablenkung angeht, läuft es extrem schlecht. Um Sujins willen schließe ich die Augen, als hätte ich Schmerzen, obwohl ich das alles auf hysterische Weise komisch finde. Mr Moon! Und das Moon-Baby!

»Wir bearbeiten sie schon, keine Sorge«, sagt Miho mit beruhigender Stimme. »Sie können davon ausgehen, dass wir die ganze Nacht von nichts anderem reden.«

Ich bin der Verzweiflung nahe, als wir die Küche verlassen. Meine Mutter hat uns in den Keller geschickt, um ein paar Gläser weißes Kimchi zu holen.

»Wow«, murmelt Miho hinter mir, als wir geräuschlos durch den Hauptflur zur Treppe gehen. Ich weiß nicht, was sie so umhaut – es ist einfach ein sehr altes Haus mit sehr alten westlichen Möbeln, die kein bisschen zu der traditionellen koreanischen Architektur passen. Es ist ja nicht eins dieser wunderschön möblierten Hanok-Gästehäuser mit Perlmuttintarsien und Paravents aus bestickter Seide.

Im Keller stehen reihenweise Gläser. Ich gehe in die Ecke mit dem weißen Kimchi und suche das kleinste aus. Links von mir öffnet Miho eines der größten Gläser, und das würzige, beißende Aroma durchzieht den dämmrigen Raum. »Riecht unglaublich«, sagt sie, während Sujin ihr auf die Hand haut und den Deckel wieder draufschraubt.

Warum hast du meiner Mutter gesagt, ihr werdet versuchen, mich zu überzeugen?, schreibe ich und zeige es ihr.

»Warum willst du ihn denn *nicht* treffen?«, fragt Miho.

»Was redest du denn da, bist du jetzt völlig verrückt?«, sagt Sujin.

»Schau, selbst wenn wir mal beiseitelassen, dass es deine alte Mutter glücklich macht und sie dann Ruhe gibt und es dich nur zehn Minuten kostet – warum solltest du dir dein alternatives Leben nicht einfach mal angucken?« Miho schraubt den Deckel von einem anderen Glas ab, steckt diesmal einen

Finger hinein und leckt ihn ab. Sie sieht mich an und zuckt mit den Schultern. »Wenn ich du wäre, würde ich mir jede einzelne Option genau ansehen und dann gucken, welches die beste ist. Egal, wofür du dich dann entscheidest, du wirst jedenfalls überzeugter davon sein.«

Ich schüttle den Kopf. Das mag auf sie ja zutreffen, aber ich brauche Mr Moon nicht erst zu sehen, um zu wissen, wie mein Leben hier wäre. Es spielt nicht mal eine Rolle, wie nett er ist, oder ob er einen guten Ehemann abgäbe. Mir geht es darum, was ich in den Augen der Leute hier lese, wenn sie mich ansehen. Es wäre nur ein weiterer Eintrag auf der langen Liste über das bescheidene Leben der Dienstbotentochter aus dem Großen Haus, stumm und zweite Ehefrau. Lieber würde ich mitten in der Stadt allein sterben und mir jeden Tag Taeins Stimme auf dem Handy anhören.

Traurig macht mich, dass meine Mutter denkt, besser könnte mein Leben nicht sein.

»Also«, sagt Sujin, »da hat Miho irgendwie recht.«

Ich starre sie an.

»Es würde deine Mama so glücklich machen, wenn wir ihn besuchen, und lustig wäre es auch!«

Ich schüttele bestimmt den Kopf.

»Ach, komm«, sagt Sujin. »Wir haben doch hier sowieso nichts zu tun.«

Du kannst ja mit Miho zum Loring Center fahren, schreibe ich.

»Warum sollte ich?«, sagt sie mit funkelnden Augen.

Es ist Neujahr, er ist wahrscheinlich gar nicht in seinem dummen Salon, schreibe ich und zeige es Sujin, als wir Richtung Fahrradschuppen gehen. Wir haben beide keine Handschuhe mitgenommen, uns werden die Finger abfrieren, wenn wir mit dem Fahrrad in die Stadt fahren.

»Na, dann trinken wir eben einen Kaffee in der Bäckerei und gratulieren bei der Gelegenheit Hyehwa«, sagt Sujin. »Die soll uns mal was billiger geben.« Sie lächelt boshaft.

Wir biegen um die Ecke, und Sujin geht voran zu einer der Pforten im Innenbereich. Sie hat wirklich ein gutes Gedächtnis. Wir sind nur ein paarmal zusammen Rad gefahren, und das ist Jahre her. Mein Vater sorgt immer noch dafür, dass alle Fahrräder im Schuppen sauber und frisch geölt sind, dabei bezweifle ich, dass sie noch benutzt werden, seit alle Kinder aus dem Großen Haus das Nest verlassen haben.

Vor dem Fahrradschuppen treffen wir auf einen Mann. Es ist der jüngste Sohn, Jun, der uns, mit den Händen in den Jackentaschen, erschrocken ansieht. Ich habe ihn seit Jahren nicht gesehen, seit er zum Militär musste. Von meiner Mutter habe ich gehört, dass er jetzt Atomforscher ist und für eine Expertenkommission der Regierung arbeitet. Er ist als einziges der Kinder noch unverheiratet.

»Hallo«, sagt er. »Wer seid ihr denn?« Seine Stimme klingt freundlich und interessiert, während er uns betrachtet, vor allem Miho. Sie wirkt aber auch sehr fehl am Platz hier in ihrer smaragdgrünen Jacke und dem wallenden Haar, das sie für die Fahrradtour zu einem hohen Pferdeschwanz frisiert hat.

Die Mädchen halten sich etwas zurück, ich verbeuge mich und begegne seinem Blick. »Oh, du bist Ara!«, sagt er überrascht. »Sind das deine Freundinnen?« Seine Stimme bekommt diesen heiteren, onkelhaften Ton, der mich so stört. Ich nicke.

»Hallo«, flötet Sujin. »Wir besuchen zu Neujahr Aras Eltern.«

»Ah, verstehe«, sagt er und fährt sich mit den Fingern durch die Haare. »Neue Freundinnen aus Seoul.«

»Frohes neues Jahr«, sagt Sujin, ohne zu widersprechen. Sie hat ihn in unserem früheren Leben mehrere Male getroffen.

»Frohes neues Jahr«, sagt er.

Mit einer weiteren Verbeugung gehe ich an ihm vorbei und in den Schuppen, und die Mädchen folgen mir. Als ich mein altes Fahrrad gefunden habe und nach welchen Ausschau halte, die Sujin und Miho nehmen können, blicke ich auf. Er steht immer noch am Ende des Weges und sieht sich nach uns um. Als sich unsere Blicke begegnen, winkt er, ich wende mich ab und tue, als hätte ich ihn nicht gesehen.

Als ich noch zur Schule ging, habe ich dafür gelebt, Jun ab und zu zu sehen. Es waren die Jahre, in denen ich meiner Mutter nach der Schule im Großen Haus geholfen habe, wodurch ich auf seinem Stuhl und manchmal sogar auf seinem Bett sitzen konnte, wenn meine Mutter nicht guckte. Wäre mein Leben ein Film, hätte er sich in mich verliebt und sich als Happy End für die Tochter der Haushälterin mit seinen Eltern zerstritten.

Stattdessen fahre ich mit meinen Freundinnen auf klapprigen alten Fahrrädern in die Stadt, um einen einsamen alten Mann anzugucken, der in der Liebe gescheitert ist, einen Sohn hat und sich mit Kompromissen zufriedengibt.

Natürlich alles nur aus Scherz.

Es würde mir was ausmachen, hätte ich nicht schon vor Jahren damit aufgehört, mir aus irgendwas was zu machen – am Tag, an dem ich meine Stimme verlor.

Wir brauchen fast zwanzig Minuten bis in die Stadt, weil Miho nicht gut Fahrrad fahren kann, außerdem hält sie immer wieder an, um Bäume anzugucken, obwohl Sujin und ich sie anschnauzen, dass es kalt ist und sie bitte einfach Handyfotos machen und sie sich später ansehen soll. »Aber die Farben sind auf Fotos nicht so gut zu sehen«, protestiert sie. »Man muss genau hinschauen und sie sich einprägen.«

Die Bäckerei ist in derselben Straße wie der Salon Moon, aber die Mädchen bestehen darauf, erst in den Salon zu gehen. Autos sind keine zu sehen, weil alle noch essen und zu Hause mit ihren Familien feiern.

»Wir gehen ja nicht rein oder so«, sagt Miho keuchend, weil sie so in die Pedale tritt. »Mach dir keine Sorgen, Ara! Ich will nur mal sehen, wie er aussieht.«

Sujin lacht nur und streckt mir die Zunge raus.

Ich finde, von Miho ist es besonders grausam, so auf dieser Sache zu bestehen, weil ihr Freund, Hanbin, nicht nur Mr Reich und Schön ist, sondern auch noch in unserem Alter und kinderlos. Würde ich sie nicht kennen, würde ich denken, dass sie Moon nur sehen will, um sich über mich lustig zu machen. Aber sie ist bei so vielen Dingen so aufrichtig neugierig, dass ich ihr glauben muss. Oft beginnt sie Gespräche mit Fremden in der U-Bahn, die dann überrascht und misstrauisch reagieren, und ist ganz verblüfft, wie feindselig sie sind. »In New York kannst du mit jedem jederzeit über alles reden und dich so lange unterhalten, dass du dich ein kleines bisschen in diesen Menschen verliebst, um ihn dann nie wiederzusehen«, hat sie mir erzählt. Jetzt kommt es ihr komisch vor, dass die Leute einen in Korea, wenn man ein Gespräch mit jemandem anfängt, dem man nicht vorgestellt wurde, ansehen wie eine große Ratte, aber wenn man von der entferntesten Bekanntschaft auch nur flüchtig vorgestellt wird, machen sie einen Aufstand, als wäre man eine verlorene Schwester.

Wir fahren mit unseren Rädern vor dem Salon vor, der genauso klein ist, wie ich ihn in Erinnerung habe – nur drei Sitze aus Kunstleder in einem Glaskasten von Laden, mit einem Schild an der Tür, auf dem auf Englisch »Moon Hair & Style« steht und »Open«. Nur weil ich mir sicher gewesen war, am Feiertag wäre geschlossen, hatte ich überhaupt zugestimmt, aufs Rad zu steigen. Wer geht denn heute zum Friseur? Bringt es nicht Unglück, sich an Neujahr die Haare schneiden zu lassen?

Er ist drinnen und fegt mit dem Rücken zu uns. Der ganze Boden ist voller Haare. Ich weiß noch, wie ich diesen Boden für ihn sauber gemacht habe und versuchte, so schnell wie möglich zu sein, damit sich der nächste Kunde setzen konnte. In dem Sommer, den ich hier gearbeitet habe, wenige Monate nach Eröffnung des Salons, musste man auf einen Schnitt von Mr Moon lange warten. Vor allem, nachdem er der Besitzerin des Lebensmittelladens eine radikale Frisur gemacht hatte, die auf wundersame Weise erst ihr Gesicht und dann ihre Persönlichkeit veränderte. Um seine eigenen Haare hat er sich nie gekümmert, die sind immer noch struppig und wild, und sogar von der anderen Straßenseite kann ich sehen, dass sie ungewaschen sind und grau werden.

»Ich glaub, er braucht mal einen Haarschnitt«, sagt Sujin. »Vielleicht könntest du reingehen und ihm einen verpassen.«

Miho kichert. Ich schneide eine Grimasse, hole meinen Block raus und taste nach meinem Stift, als ich Sujin »Oh-oh« sagen höre.

Als ich aufsehe, steht Mr Moon bei offener Tür auf der Türschwelle und winkt uns zu sich. Sein normalerweise ausdrucksloses Gesicht wirkt begeistert.

»Er meint uns, oder?«, sagt Sujin und sieht sich prüfend um.

»Sieh doch, wie aufgeregt er ist, dich zu sehen!«, flüstert Miho.

Miho unterdrückt ihr Kichern, hüpft vom Rad und schiebt es über die Straße, und Sujin macht dasselbe. Ich folge ihnen wütend.

»Das ist ja lange her«, sagt er langsam, den Blick auf mich gerichtet. »Bist du über die Feiertage zu Hause? Das müssen deine Freundinnen sein.« Er nickt Sujin und Miho zu.

»Frohes neues Jahr«, sagt Sujin und verbeugt sich. »Ara hat mir immer die Haarfärbemittel gegeben, die sie von Ihnen bekommen hat. Ich bin mit ihr zur Schule gegangen.«

»Ah, die Freundin«, sagt Mr Moon. »Die hatte sich mal für Violett interessiert, glaube ich.«

»Stimmt!«, sagt Sujin. »Das war in den Sommerferien.«

»Das Pink gefällt mir«, sagt Mr Moon und nickt mir zu. »Das muss lange gedauert haben.« Ich lächle vage.

»Ara arbeitet jetzt in einem richtig großen Salon in Gangnam«, sagt Sujin.

»Hab ich von ihrer Mutter gehört«, sagt er. »Beeindruckend, wirklich.«

»Verbringen Sie Neujahr hier im Salon?«, fragt Miho. Ich sehe sie missbilligend an, aber sie tut, als würde sie es nicht bemerken.

»Ja, nun«, sagt er. »Gibt sonst leider nicht viel zu tun. Und heut Vormittag waren tatsächlich ein paar Kunden da. Viel beschäftigte Leute, die sonst keine Zeit haben.«

Ich tippe Sujin auf die Schulter und rucke mit dem Kopf Richtung Bäckerei.

»Oh, wir waren gerade auf dem Weg zu unserer Freundin in der Bäckerei, die bald heiratet«, sagt Sujin. Offensichtlich wurde ich genug gequält. Sie steigt wieder aufs Rad. »War schön, Sie zu sehen!«

Ich will mich gerade ebenfalls auf den Sattel setzen, als Mr Moon sagt: »Ich hab noch was für dich, Ara. Würdest du kurz reinkommen?«

»Wir sind schon mal in der Bäckerei, Ara!«, sagt Miho, und die beiden Verräterinnen schieben zusammen ab. Ich klappe meinen Fahrradständer runter und folge ihm langsam die Stufen hoch und in den Salon.

Drinnen ist die Welt stumm und riecht nach Haarspray und Wachs und Haaröl. Der vertraute Geruch ist es, der mich abrupt aufweckt – mir war nicht klar gewesen, dass ich in einem beinahe traumartigen Zustand war. Nach Hause zu kommen, Jun zu sehen, durch öde Straßen zu radeln, hatte sich nicht real angefühlt.

Im hinteren Teil des Salons zieht Mr Moon die Schublade einer Holzkommode auf und wühlt in einem Stapel Blöcke. Von Nahem sehe ich, dass er viel älter ist – er wirkt müde und hat im Gesicht etwas zugenommen. Seine Haut ist dunkler und ledriger als früher, aber in seine Augen tritt ein alarmierend emotionaler Ausdruck, als er mich ansieht. Ich greife nach einem Glanzspray und tue, als würde ich es mir ansehen, dann stelle ich es wieder hin.

»Ich hab neulich die Schubladen alle sauber gemacht und das hier gefunden«, sagt er und hält mir einen leuchtend blauen Block hin. »Ich glaube, der gehört dir?«

Es ist ein Block, den ich in der Highschool für Ethik und Moral benutzt habe. Ich muss ihn an einem der Abende, die ich hier gearbeitet habe, liegen lassen haben. Ich blättere darin und staune über meine ordentliche Handschrift. »Öffentliche Ordnung und soziale Ethik«, »Regeln einer modernen Gesellschaft« »Philosophie und Moral«. Es war ein leichtes Fach gewesen, und ich war überrascht, während des ganzen Jahres zu den zehn Besten gehört zu haben – in allen drei Highschool-Jahren war es das einzige Fach, das mir keine Mühe machte. Vielleicht waren es Jahre mit gesteigertem Noonchi – meine Fähigkeit, andere Menschen zu lesen, ließ mich selten im Stich –, aber die Antworten des Multiple-Choice-Tests schienen mir absurd einfach.

Ich lächele kurz und verbeuge mich zum Dank, dann rolle ich den Block zusammen und tue ihn in meine Tasche. Als ich mich zum Gehen wende, räuspert sich Mr Moon.

»Ich freue mich sehr, dass es dir in Seoul gut geht«, sagt er. Sein Tonfall deutet darauf hin, dass er noch mehr sagen will.

Ich seufze innerlich und schicke Sujin im Geiste ein Notsignal.

»Du bist wahrscheinlich mit allem versorgt, hm?«, sagt er und macht eine verlegene Geste, die den ganzen Raum einschließt. »Sonst würde ich dir was geben … Glanzöl, Haarmasken …«

Ich schüttle den Kopf.

»Ja, dann«, sagt er. Er holt Atem und sieht mich an. »Weißt du, ich dachte immer, ich würde mal in Seoul leben. Es ist lustig. Man merkt gar nicht, wie festgefahren man in allem ist, wenn man älter wird.«

Ich warte ab, was er mir zu sagen versucht.

»Ich bin froh, dass du die Abenteuer in deinem Leben hast, zu denen es bei mir nie gekommen ist. Es macht mich ganz stolz, wenn ich von dir höre. Es ist seltsam. Ich stelle mir vor, dass es mit meinem Sohn auch mal so wird, aber die Leute sagen, man solle von seinen Kindern nicht so viel erwarten, also wer weiß. Vermutlich denke ich das, weil ich irgendwie teilhatte an deinem Leben und das Gefühl habe, dass diese Abenteuer meinetwegen möglich wurden.«

Er hüstelt verlegen, und ich bin sehr verwirrt. Er wischt sich die Hände an der Hose ab und spricht weiter.

»Mir ist in letzter Zeit klar geworden, dass ich ein törichter Mann bin. Wenn man nicht zu einem Kind nach Hause eilen muss, dessen Geschrei und Trotzanfälle und Bedürfnisse jeden wachen Augenblick des Lebens füllen – dann bleibt viel Zeit, um nachzudenken und sich an Gespräche zu erinnern, die hätten stattfinden sollen, die es aber nicht gab. Und ich möchte in meinem Leben nichts bereuen. Wenn ich morgen sterben würde, will ich zu den Menschen, die ich kenne, alles gesagt haben, was ich sagen sollte.«

Und dann erzählt er mir, dass er derjenige war, der in jener Nacht die Polizei gerufen hat – in der Nacht meiner

Verletzung. Er war an dem Tag auf dem Weg zum Großen Haus, weil Lady Chang zum ersten Mal in den Salon gekommen war und ihren Schal dort vergessen hatte. Er konnte es nicht ertragen, dass Lady Chang sich um das Schicksal ihres teuren Schals in den Händen seiner Kundinnen sorgte, hatte aber ihre Telefonnummer nicht, also legte er ihn vorsichtig in eine Tüte und machte sich nach der letzten Kundin des Tages auf den Weg in Richtung Großes Haus.

Er genoss den Spaziergang in der Dämmerung sehr, bis er unmissverständlich Geräusche der Gewalt hörte. Seine erste Reaktion war Angst – er machte kehrt und ging schnell weg, aber fast im selben Moment kam er zur Vernunft und begriff, dass es die Schreie junger Mädchen waren. Er stellte sich das Schlimmste vor und musste eingreifen. Er rief von seinem Handy aus die Polizei, gab ihnen den Ort durch und beschrieb, was er hörte, und sobald er aufgelegt hatte, schlich er auf das Gewölbe zu.

Mich sah er zuerst, sagt er. Er kannte mich, weil ich meine Mutter oft in den Salon begleitete. Tatsächlich war sie diejenige gewesen, die ihm Lady Chang vorgestellt hatte, eine treue Kundin bis heute.

Als er mich sah und was mir geschah, rannte er auf uns zu und schrie: »Polizei! Polizei!« Einen Augenblick später waren alle Schüler, inklusive mir, so schnell verschwunden, dass er ganz sprachlos war. Er machte halbherzig ein paar Schritte in die Richtung, in der ich verschwunden war, aber dann hörte er Sirenen und beschloss zu bleiben, um mit der Polizei zu reden, damit sie ihn nicht weglaufen sähen und dächten, er wäre der Böse in dem Szenario. Und natürlich war die Polizei misstrauisch, was seine Rolle in der Sache betraf, aber zum Glück wies seine Kleidung keine Blutflecken auf, und es war viel Blut geflossen an diesem Abend. Sie fragten, ob er jemanden erkannt hätte, und er sagte, es wäre eine seiner jüngeren Kundinnen gewesen, er wisse aber meinen Namen nicht, was stimmte. Damals wusste er auch nicht, dass ich im Großen Haus lebte.

»Erst kürzlich ist mir klar geworden – eigentlich gestern, bei der Dauerwelle für eine der Frauen, die mit deiner Mutter zusammenarbeiten –, dass meine Erkundigungen nach dir und danach, wie es dir in Seoul geht, als so was wie romantisches Interesse missverstanden wurden, auch wegen, also, du weißt ja sicher von der Situation mit meiner Frau«, sagt er leise und sieht zu Boden. »Mir wird ganz elend, wenn ich mir vorstelle, dass Leute das von mir denken, aber ich wusste auch nicht, wie ich es richtigstellen soll. Deshalb war ich so erstaunt, dass du und deine Freundinnen durchs Fenster gucken, weil ich überlegt hab, wie ich die Sache richtigstelle.«

Sein Handy klingelt, und er fischt es aus der Tasche. Auf dem Display leuchtet »Anwalt Ko« auf, er stellt es stumm, zieht eine Grimasse und sieht mich wieder an. Er atmet tief ein.

»Egal, wie düster es für mich aussieht, die Erinnerung daran, dass ich ein Leben gerettet habe – dass mein Leben Bedeutung hatte –, ist etwas, an das ich mich halten kann«, sagt er mit brechender Stimme. »Es ist vielleicht die einzige Rettungsleine, die ich habe. Und ich bin so dankbar, dass ich dir das sagen kann. Was dein Leben deinen Eltern bedeutet – das wirst du eines Tages verstehen, wenn du selbst Kinder hast.«

Später, als Sujin und Miho endlich aus der Bäckerei kommen, mit Papiertüten voller Brot und Kuchen, mit denen Hyehwa sie offensichtlich überhäuft hat, sitze ich auf dem Bordstein, sehe in den wolkenlosen Winterhimmel und frage mich, ob ich ein glücklicherer Mensch bin als zwanzig Minuten zuvor, als ich noch nicht wusste, was ich jetzt weiß.

»Hey! Und, hat er dir einen Antrag gemacht?«, fragt Sujin, reißt ein Stück von einem Windbeutel ab und füttert mich damit. Es ist kalt und süß, und ich strecke sofort die Hand nach mehr aus.

»Ich kann nicht fassen, dass jemand in unserem Alter heiratet«, sagt Miho und sieht sich nach der Bäckerei um, wo ich durch das trübe Fenster eine schlanke Hyehwa Kuchenstücke arrangieren sehe. »Willst du noch reingehen und Hallo sagen?«, fragt sie. Ich schüttle den Kopf.

»Tut mir leid, aber mit Mitte zwanzig zu heiraten, ist einfach lächerlich«, sagt Sujin übertrieben flüsternd. »So was Dummes.«

Sie zanken, ob wir jetzt alle zusammen zum Loring Center fahren oder ob Sujin einfach allein zum Großen Haus zurückfährt.

»Glaubst du, Ara wollte *hierher?* Jetzt machen wir, was *du* nicht willst, find dich damit ab«, sagt Miho und verpasst Sujin einen kleinen Knuff. Sujin verteilt die Tüten voller Brot auf die Lenker, seufzt resigniert und sagt, dass Brot und Kuchen aber an die Kinder verteilt werden und auf keinen Fall an die Lehrer. Und damit steigen wir drei auf unsere eisigen, klapprigen Räder und fahren zum Loring Center, jede beschäftigt mit ihren eigenen wechselnden Versionen der Vergangenheit.

Kyuri

Bruce war jetzt seit fast drei Wochen nicht mehr im Room Salon. Und die letzten beiden Male, die er hier war, hat er mich neben fette, ausländische Investoren gesetzt, ganz eindeutig, um mich zu bestrafen. Der üble Nachgeschmack, den die Entdeckung seiner Verlobung hinterlassen hat, ist immer noch nicht ganz weg, aber Madam hat sein Wegbleiben schon kommentiert, und es ist wichtig, dass sie Ruhe gibt. Ich hab ihm geschrieben, aber er antwortet nicht mal. Arschloch.

Ich weiß nicht, was in mich gefahren ist, aber am letzten Sonntag des Monats lade ich Sujin zum Essen ein, ins Seul-kuk im Reign Hotel, für den Feiertag. Der Tag der Unabhängigkeitsbewegung droht seit Wochen – ich hab die ganze Zeit auf den Kalender gestarrt und die Tage gezählt.

Es sind mehrere Versuche nötig, um sie zu überzeugen, weil man auf ihren geschwollenen Lidern immer noch die Stiche sieht und die untere Hälfte ihres Gesichts aussieht wie ein trauriger, alter Ballon. Ich sage ihr, sie sehe hübsch aus und niemand werde es auch nur bemerken.

»Ich kann immer noch nicht so gut kauen«, sagt sie langsam und schüttelt den Kopf. »Meine Zähne passen nicht aufeinander. Und ich bin auf der Straße immer noch so gehemmt, sogar mit Maske.«

»Die haben geniales Jajangmyeon – die Nudeln sind ganz weich«, sage ich. »Und Suppe haben sie auch. Ganz viele verschiedene Suppen. Haifischflossensuppe. Hast du schon mal *echte* Haifischflossensuppe gegessen?«

»Ich würde nie die Flosse von so einem armen Hai essen«, sagt Sujin. »Und ist Seul-kuk nicht das teuerste chinesische Restaurant im ganzen Land? Eine meiner Kundinnen im Nagelstudio hat davon gesprochen – eine Schale Jajangmyeon kostet da fast vierzigtausend Won! Kyuri, das kann nicht dein Ernst sein. Du bist doch sonst so vorsichtig mit Geld!« Ihre Augen sind ganz rund in ihrem geschwollenen Gesicht.

»Ich will einfach wissen, ob es so gut ist, wie sie im Fernsehen sagen, okay? Kommst du mit oder nicht?«

Als wir kurz vor sieben im Reign Hotel erscheinen und den Fahrstuhl in den ersten Stock nehmen – Sujin hat eine Stunde gebraucht, um sich anzuziehen, trotz meiner Hilfe und meiner Accessoires –, ist das Restaurant voll, und wir werden gebeten, im Foyer zu warten. Also tun wir das und setzen uns auf die roten Seidenstühle am Eingang. Mein Kopf fährt bei jedem *Ping* des Fahrstuhls herum.

»Was ist denn mit dir los?«, zischt Sujin, als ich eine Gruppe kommen sehe. Das müssen sie sein. Eine vierköpfige Familie, sehr schick angezogen, angespannte Gesichter. Die Mutter wirkt betulich in ihrem leuchtend hellgrünen Strickkostüm mit einer glitzernden Papageienbrosche am Revers. Sie gackert wie ein Huhn und pflückt Flusen vom Anzug des Vaters, der sie wegschiebt. Der Bruder ist groß und wirkt freundlich, das Mädchen trägt ein dezentes roséfarbenes Kleid mit langen Ärmeln und eine dazu passende Chanel-Tasche aus Tweed aus der vorletzten Saison. Sie ist hübsch, auf etwas verbrauchte Weise, aber vollkommen flachbrüstig – und sieht viel jünger aus, als ich gedacht hätte. Bruce erzählt mir permanent, wie toll er meine Brüste findet. »Im Büro muss ich ständig an sie denken«, sagt er. »Ich werde wahnsinnig, wenn ich mir vorstelle, wie ich deine Nippel streichle, bis sie hart werden.«

Und dann öffnet sich, direkt nach ihnen, der andere Fahrstuhl, und Bruce kommt herausstolziert, im Schlepptau seine

Eltern und zwei klapperdürre, chiffonbehängte Schwestern. Eine Haarsträhne hängt ihm in die Augen, und ich will sie ihm nach hinten streichen.

Bruce' Mutter ist furchtbar dünn und von Kopf bis Fuß in schwere schwarze Seide gekleidet, was nach tiefer Trauer aussieht. Gigantische Diamanten funkeln an Ohren und Handgelenken und Hals.

»Ja, hallo«, kreischen die Mütter, »so schön, Sie endlich kennenzulernen!«

Die Männer schütteln sich schroff die Hände, und in einer widerwärtigen Orgie werden allseits Verbeugungen und Höflichkeiten ausgetauscht. Bruce lächelt breit, die Hände in den Taschen, als würde er diesen Moment nicht seit Monaten fürchten.

»Sieht nach einer Sangyeonrae aus«, flüstert mir Sujin ins Ohr. »Das ist ja wie im Film! Guck dir den Schmuck an! Der ist doch echt, oder?«

»Sollen wir reingehen?«, murmeln sie und defilieren an uns vorbei, niemand sieht uns an. Bruce und seine Freundin gehen ganz hinten, flüstern miteinander und lächeln. Dann sieht er mich.

Eine Sekunde lang hält er inne. Ich sehe ihn mit geneigtem Kopf an, meine Finger umfassen die erste Chanel-Tasche, die er mir gekauft hat – eine dunkelrote Caviar Jumbo Flap Bag mit Lederrosetten und goldener Kette. Sie ist eine Schönheit, diese Tasche. Der Besitz, den ich am meisten in Ehren halte. Er blinzelt fassungslos und verwirrt, aber fast sofort versteinert sich seine Miene. Die Freundin sieht ihn fragend an, er legt den Arm um sie und steuert sie an uns vorbei, ins gedämpfte Spektakel des Restaurants.

»Entschuldigen Sie, Ihr Tisch ist jetzt bereit, wenn Sie mir bitte folgen wollen«, sagt eine Stimme an meinem Ohr, und ich zucke ein bisschen zusammen. Sujin flattert mit dem hochnäsigen Empfangschef voraus, und ich folge wie im Traum. Als wir bestellen wollen, empfiehlt der Kellner immer wieder das verdammte Menü. Ich finde mich damit ab, zwei Mal so viel auszugeben wie die exorbitante Summe, die ich im Kopf dafür angesetzt hatte. Immerhin genießt Sujin es – sie löffelt jeden Tropfen jeder Soße auf unseren Tellern in sich hinein. »Ist dir klar, wie viel dieses Scheibchen Schnecke kostet? Was soll das heißen, du kannst es nicht essen? Du spinnst, Kyuri!«

Nach der Hälfte der Gänge bekomme ich eine Nachricht.

Dein Leben ist vorbei, du Psycho-Schlampe.

Sie ist natürlich von Bruce. Aus dem Nebenraum, ein Leben und ein Universum entfernt.

Vor ein paar Jahren hatte ich eine Freundin, die sich verlobte und den Room Salon verließ, in dem wir beide arbeiteten. Der Freund ihrer Mutter hatte ein Blind Date für sie arrangiert, und es wurde was draus, und plötzlich würde sie heiraten. Ich weiß nicht, wie sie es geschafft hat, dem Salon ihre Schulden zurückzuzahlen.

Wir waren öfter mal was zusammen trinken, und sie war total glücklich über ihr neues Leben. Sie zeigte mir die Möbel für die Wohnung, in der sie mit ihrem Mann leben würde. Wir seufzten über die hübsche Spitze an der Bettwäsche und ihren zauberhaften kleinen Elfenbeinesstisch vor der Akzentwand.

Eines Tages rief ich sie an, und ihre Nummer war nicht mehr vergeben. Sie hatte sie geändert, weil sie von mir und den anderen Mädchen nicht mehr angerufen werden wollte.

Ich verstand natürlich. Naiverweise hatte ich gedacht, ich würde bei der Hochzeit dabei sein, ihren Schleier halten und Reis und Rosenblätter über den Gang zum Altar streuen. Aber ich freute mich für sie, dass sie diesem Leben entkommen war, und machte ihr keine Vorwürfe.

Ein paar Monate nach ihrer Hochzeit rief sie mich von einer unterdrückten Nummer aus an. Sie klang fröhlich, aber distanziert. »Ich bin immer ganz erstaunt, wie beschäftigt ich bin!«, sagte sie und begann sofort mit ihrer Geschichte. »Es ist verrückt, wie viel Zeit für Einkaufen und Saubermachen und Kochen draufgeht und dafür, ein Haus zu führen. Und ich muss mich um meine Schwiegereltern kümmern. Sie arbeiten nicht mehr und brauchen viel Zuwendung. Das erwarten sie von mir.«

Sie stellte mir keine einzige Frage. Am Ende des kurzen Gesprächs sagte sie, es tue ihr leid, dass sie ihre Nummer geändert habe, und sie wünsche mir Glück. Dann legte sie auf und rief nie wieder an.

Andere Freundinnen von mir ließen sich auf Männer ein, die sie als Zweitfrauen wollten. Diese Mädchen verließen dann den Salon und machten großes Trara darum, dass sie uns in ihre neuen Wohnungen einladen würden, sobald sie eingerichtet wären. Natürlich war nicht von Liebe oder so die Rede, aber was mich immer wütend machte, war die in ihren Augen glimmende Hoffnung, die sie nicht verbergen konnten. Die Männer hatten ihnen Sachen gesagt, die diese Hoffnung anfachten. Manchmal verging ein Jahr oder sogar zwei, aber sie kamen alle zurück. Jede Einzelne.

Sie hatten in einer schönen, manchmal sogar in einer wunderschönen Wohnung Ehepaar gespielt, sich in Monogamie geübt, uns Mädchen eingeladen und ferngesehen und viel gewartet. Ihre Gründe, zurückzukommen, waren recht unterschiedlich – manchmal ertrugen sie die Blicke der Nachbarn nicht, die angeblich wussten, dass sie Geliebte waren, und fürchteten, das würde die Wohnungspreise senken. Manchmal wurden sie schwanger und hatten Abtreibungen. Manchmal fanden die Ehefrauen es heraus und schütteten ihnen heißen

Kaffee ins Gesicht und drohten, ihnen die Gebärmutter herauszureißen.

Aber meistens wurden die Männer es zuerst leid. Und wenn die Mädchen zurückkamen, waren sie älter und meistens dicker und mussten eine extreme Diät machen und Pillen nehmen und so, oder die Madams demütigten sie endlos. Und ihr Hoffnungsglimmen war zu Puder zermahlen.

Aber zurück zu Bruce – ich weiß nicht, was an jenem Sonntag im Reign Hotel über mich kam. Ich habe Hoffnung immer für eine natürliche Begleiterscheinung der Jugend gehalten, die man so schnell wie möglich ablegen sollte.

Es ist mir unerklärlich, und ich wusste nicht, dass ich in der Lage bin, mich selbst zu überraschen. Vielleicht mochte ich ihn mehr, als mir klar war. Ich hätte wissen sollen, dass ich mir das nicht leisten konnte.

Madam schlägt mich, als sie es herausfindet. Es ist Montag, der Tag danach, und ich bringe in dem dunklen, engen Warteraum mein Make-up in Ordnung. Sie kommt so schnell angelaufen, wie sie in ihrem engen Spitzenminikleid und den High Heels nur kann. Sie ist am Telefon, aber dringend auf der Suche nach jemandem. Du, formt sie mit dem Mund und zeigt mit einem knochigen Finger auf mich. Komm mit.

Ich klappe mein Puder zu, stehe auf und folge ihr durch ein leeres Zimmer. In der stillen Dunkelheit höre ich am andern Ende von Madams Telefon eine blecherne, außerweltliche Stimme schreien.

Ich werde Sie ruinieren. Verstehen Sie, was ich Ihnen antun kann? WER ICH BIN? WEN ICH KENNE? Sie werden nie wieder arbeiten können! Zu meinem Entsetzen erkenne ich die knisternde, hysterische Stimme. Es ist Bruce.

Madam versucht zunächst, ihn zu beschwichtigen, aber er hört nicht zu und schreit weiter. Ihr Körper verkrampft sich, und sie ballt ihre freie Hand immer wieder zur Faust – die bemalten Krallen falten und entfalten sich.

»Sie ist jetzt hier bei mir, und ich werde sie höchstpersönlich umbringen«, schäumt sie in den Hörer. »Lassen Sie uns das regeln. Bitte, denken Sie ein paar Tage darüber nach, bevor Sie etwas Unüberlegtes tun, *bitte*. Es tut mir *so* leid.«

Als sie auflegt, schlägt sie mich so fest, dass ich zu Boden gehe. Geweint habe ich vorher schon vor Entsetzen. Sie ist so wütend, dass sie ein Whiskeyglas von einem Set auf dem Tisch nimmt und es gegen die Wand wirft. Es zerspringt neben mir wie Feuerwerk.

»Du verdammte Fotze«, schreit sie. »Hast du den Verstand verloren? Was hast du getan?«

Beim Geräusch von zerspringendem Glas geht die Tür auf, und Mädchen schwärmen herein, und Madam schreit, jemand solle ihr eine leere Flasche bringen. Hätten Yedam und Seohyeon sie nicht zurückgehalten, sie hätte eine Flasche gegen meinen Kopf gehauen. Ich habe gehört, dass sie das mal gemacht hat, bei einem Mädchen, das einen Kunden geohrfeigt hat. Das Mädchen hatte schon vorher hohe Schulden gehabt, und ihr Kopf musste mit mehr als fünfzig Stichen genäht werden. Der Kunde wollte den Salon schon verklagen, war aber besänftigt und sah davon ab, als er von den Verletzungen des Mädchens hörte.

Der Manager kommt angelaufen und sagt Madam, dass alles gut werde, dass Bruce jetzt ärgerlich sei, das aber vorbeigehen werde, und sei Kyuri nicht ihr Ass? So viele Männer fragten jeden Abend nach ihr, und auf das gute Geschäft wolle Madam doch nicht verzichten?

Schwer atmend steht Madam mitten im Zimmer, ohne jemanden anzusehen. Ich höre nichts außer ein stilles, unnatürliches Schluchzen, und merke, dass es von mir kommt. Dann macht sie auf dem Absatz kehrt und stolziert ohne ein weiteres

Wort raus. Die Mädchen helfen mir auf und nehmen mich in den Arm. Sie fragen, was passiert ist, warum ist Madam so wütend? Sie wollen es wissen, damit sie meinen Fehler nicht wiederholen, was auch immer ich getan habe.

Ich sage ihnen, dass einer meiner Stammkunden sich über mich geärgert hat, und belasse es dabei.

Eine Woche lang halte ich die Luft an und treibe durchs Leben wie in einem Traum. Bei der Arbeit, in den Zimmern, bin ich temperamentvoll, witzig, übersprudelnd bis zur Ekstase. Einige Kunden fragen, warum ich so gut drauf wäre. »Ist irgendwas Aufregendes passiert? Erzähl!«, sagen sie, wenn ich nicht stillhalten kann und völlig betrunken herumhüpfe. Sie finden, man kann noch mehr Spaß mit mir haben als sonst.

»Wegen dir komme ich hierher, Kyuri«, sagen sie, klatschen sich anerkennend auf die Oberschenkel und rufen den Kellner, um noch mehr Drinks zu bestellen. Ich singe, ich tanze, ich mache Spagat, und mein enges, gemietetes Kleid reißt auf, und sie schreien vor Lachen. »Das habe ich von einem Zehn-Prozent-Laden gar nicht erwartet«, sagen ein paar neue Kunden, die mit Stammkunden gekommen sind, aber sie sind amüsiert, nicht genervt.

Die ganze Zeit hoffe ich, dass Bruce' Zorn abkühlt. Der Manager hat mir schon gesagt, dass Madam die Kosten für das Glas und die Rechnung der Reinigung auf meine Schulden aufgeschlagen hat.

»Nur damit du es weißt, es kann sein, dass sie dir noch ein paar andere Sachen in Rechnung stellt, um ihrem Ärger Luft zu machen. Ich würde an deiner Stelle nichts dazu sagen«, sagt er nervös und zupft an den Manschetten seiner Ärmel. Er ist neu und sehr nett, anders als die anderen Manager. Er sieht aus wie ein Teenager mit rausgewachsenem Pony – obwohl er mindestens Ende dreißig sein muss. Seine Haut ist furchtbar, und ich möchte ihm ein paar Gesichtsmasken empfehlen, weil er so nett ist. Seine Nettigkeit wird aber garantiert nicht lange anhalten. Geld wird ihn bald umdrehen. Als er mich warnt, sage ich nichts, knibble nur an meinen Nägeln, die neuen Lack brauchen. Ich habe sie schändlich vernachlässigt.

Am Freitag kommt einer von Bruce' Freunden – der untersetzte Anwalt – mit seinen Kunden und Kollegen. Sejeong kommt in den Raum, in dem ich gerade arbeite, und berichtet mir davon, und ich entschuldige mich und eile rüber.

»Oh, nein, nein, nein«, sagt er alarmiert, und sein plumpes Gesicht wird ganz rot, als ich mich neben ihn setze. »Nicht du.«

»Warum?«, sage ich fröhlich und werfe mein Haar zurück, und mein Herz fängt an zu klopfen. »Freust du dich nicht, mich zu sehen? Ich hab dich so vermisst!«

»Ich habe gehört, was passiert ist«, sagt er mit gedämpfter Stimme. »Unser Freundeskreis – wir wissen alle Bescheid.« Er beugt sich vor und flüstert: »Ich wollte nicht herkommen, aber meine Kunden haben drauf bestanden, okay? Ich hätte meinem Kunden die Geschichte auch erzählen können, und er wäre definitiv woanders hingegangen, aber meine Freundin wohnt hier in der Nähe, und ich will noch zu ihr, bevor ich nach Hause muss.«

Ich sehe ihn traurig an. Ich hatte in meinen ersten beiden Räumen erst ein paar Drinks, trotzdem fühlt sich mein Herz an, als würde es zerquetscht.

»Ich finde nicht, dass ich wirklich etwas falsch gemacht habe«, sage ich. Ich weiß, ich sollte nicht darüber sprechen, schon gar nicht hier und jetzt, aber ich kann einfach nicht anders.

Er sieht mich ungläubig an. »Das ist ja gerade das Schlimme daran«, sagt er. »Ist das dein Ernst? Bist du verrückt? Muss man dir das wirklich noch erklären? Ich weiß nicht mal, wo ich anfangen soll. Verstehst du überhaupt, wie demütigend das für seine Familie gewesen wäre mit dir? Im *Reign* Hotel? Willst du mich verarschen?«

Seine laute Stimme hat Aufmerksamkeit erregt, und es wird still im Raum. Die anderen Mädchen fangen schnell wieder Gespräche an, aber ein schlanker Mann mit silbrigen Haaren spricht ihn scharf an. »Was ist los?«, fragt er verärgert. »Warum kippt die Stimmung hier gerade?« Offenbar ist er der Kunde.

Der untersetzte Anwalt wirkt panisch. »Es tut mir leid, Sir«, sagt er und schluckt. »Äh, dieses Mädchen hat versucht, heimlich ihren Drink wegzuschütten, das hat mich wütend gemacht.«

Ich bin überrumpelt, neige aber rasch den Kopf in Richtung des Kunden. »Es tut mir so leid, Sir«, sage ich. »Ich habe zu schnell getrunken und wollte etwas pausieren, das hätte ich nicht tun sollen.«

Mir zieht sich derart der Magen zusammen, dass es wehtut, aber ich greife schnell zu meinem Glas und schütte den Whiskey runter. »Der ist heute aber besonders weich!«, sage ich mit breitem Lächeln. »Sie haben das teure Zeug bestellt!«

Der Kunde lacht und sagt, meine Art gefalle ihm. Er zeigt auf mein Glas, und ich beeile mich, es wieder zu füllen. Ich hole schnell noch tief Luft und nehme einen Schluck. Er brennt in meiner Kehle. »Ich mag gute Trinkerinnen«, dröhnt er. »Hier gefällt es mir. Niemand versucht, die Party zu sabotieren. Ich bin sicher, du hast dich getäuscht, Shim-byun. Die Mädchen hier – ihre Leber sind aus Eisen.«

»Natürlich, Sir, es ist wirklich toll hier!«, sagt der Anwalt hastig. »Kyuri hier ist eins der hübschesten Mädchen im Salon. Wir haben nur Spaß gemacht. Sie hat einen tollen Sinn für Humor.«

»Ach, wirklich?«, sagt der Kunde. »Komisch bist du auch noch? Warum kommst du dann nicht hier rüber?« Er klopft auf den Platz neben sich und bedeutet Miyeon, dem Mädchen neben ihm, mit einem kurzen Nicken zu tauschen.

»Was für eine Ehre!«, sage ich und springe sofort auf. Der Raum um mich herum kippt plötzlich, aber ich ignoriere es.

»Ich warne dich, wenn du bei mir heimlich einen Drink wegschüttest, gibt es echt Ärger«, sagt er, als ich mich neben ihn setze. »Ich lasse hier gutes Geld, und so was kann ich gar nicht haben.«

»Natürlich nicht, Sir. Im Leben nicht! Ich hab ehrlich gesagt nur auf Nachschub gewartet, aber ihr Männer solltet neben mir auch nicht wie schlechte Trinker aussehen.« Ich lalle tatsächlich und weiß kaum noch, was ich rede, aber er gießt mir noch was ein und wir trinken und dann trinken wir und trinken noch mehr und dann erinnere ich mich an nichts mehr.

Am nächsten Morgen muss ich mich im Bett so heftig übergeben, dass Miho davon wach wird und zum Laden läuft, um mir Katertabletten und Pocari Sweat zu kaufen. Den restlichen Morgen verbringt sie damit, meine Bettwäsche für mich zu waschen. Ich sehe Bäche aus Sternen und kann nicht aufstehen, und während Miho die Bettwäsche zum Trocknen aufhängt, schlafe ich auf dem Fußboden meines Zimmers wieder ein, mein nicht bezogenes Kissen an die Brust gedrückt.

Als ich aufwache, ist schon fast Abendessenszeit. Aus der Küche höre ich Geklapper, und als ich aus meinem Zimmer schleiche, sehe ich Sujin Kater-Eintopf heiß machen.

»Miho musste ins Studio, deshalb hat sie mich angerufen«, sagt sie, als sie mich sieht. »Ich bin zu der Kater-Suppenküche gegangen, die du so magst, neben dem Puppy-Spa. So ein toller Laden – heute hatten sie alle Welpen in einer Hinoki-Wanne, und alle hatten Minihandtücher um die Köpfe geschlungen wie so kleine alte Frauen!« Sie lacht sich kaputt und rührt dabei mit einem Plastiklöffel in der blubbernden Suppe.

Als ich nicht antworte, zwinkert sie und deutet auf den Stuhl, und ich sinke hinein. »Wie viel hast du denn gestern Abend getrunken?«, fragt sie vorsichtig.

Ich kann kaum mit den Schultern zucken und lasse meinen Kopf vorsichtig in die Hände sinken.

Sie schöpft den Eintopf in eine Schüssel und bringt sie mir mit einem Löffel und Essstäbchen und etwas Kimchi.

Ich sehe ihr zu, wie sie sich fröhlich summend auch etwas in eine Schale füllt. Ich weiß, dass Sujin keine Idiotin ist. Sie wirkt nur schlicht, weil sie immer auf so natürliche Weise in eine positive Grundhaltung zurückfällt. Das ist essenziell, um in meiner Branche zu überleben, obwohl ich nicht glaube, dass irgendjemand wirklich unbeschädigt daraus hervorgeht.

Man sollte meinen, mein Anblick wäre Warnung genug, um sich von dieser Arbeit fernzuhalten. Aber ich weiß, was sie denken würde, selbst wenn ich ihr alles erzähle – sie würde denken, es sei meine Schuld, weil ich schlechte Entscheidungen treffe. »Ich hab dir gesagt, das Seul-kuk war keine gute Idee«, würde sie sagen. Sie weiß nicht, was diese Arbeit mit einem macht. Wie man nicht mehr an seinen alten Ansichten festhält. Wie man nicht mehr in der Lage ist, Geld zu sparen, weil nie genug davon da ist. Wie man immer wieder Dinge tut, die man nie von sich erwartet hätte. Wie man auf eine Weise beeinflusst wird, die man sich nie vorstellen konnte.

Ich weiß das, denn mir ist es so ergangen. Ich hätte nie gedacht, dass ich so enden würde, immer noch ohne nennenswerte Ersparnisse, mit einem Körper, der versagt, kurz vor dem Verfallsdatum.

Als sie sich zu mir an den Tisch setzt, fange ich stumm an zu essen.

Die Polizei kommt an einem Dienstag. Wir machen uns gerade fertig für den Abend, immer einer unserer stressigsten, jeder Raum ist reserviert. Bis dahin war Madam gut drauf – auf ihrem krötenhaften Gesicht liegt so etwas Ähnliches wie ein Lächeln, als sie durch die Zimmer schwirrt, die Mädchen überprüft, ihnen sagt, sie sollen sich umziehen, wenn ihr die Outfits nicht gefallen, und mich jedes Mal ignoriert, wenn sie mir über den Weg läuft.

Es sind zwei Polizisten. Wir wurden nicht vorgewarnt, weil sie direkt die Treppe runtergegangen sind, ohne auf den Türsteher zu warten. Von oben hören wir nur ein abgewürgtes »Polizei!«, aber es ist zu spät – sie sind schon hier, die Mädchen huschen erschrocken in die Umkleideräume. Normalerweise sagen sie den Salons Tage vorher Bescheid, dass sie kommen, und die »Razzien« sind im Grunde ein Witz. Aber eine Durchsuchungsaktion ohne Vorwarnung – wenn was Ernsthaftes ist, müssen die Mädchen den Kopf hinhalten. Nie die Madam oder der jeweilige Besitzer, zuverlässig ein unseriöser Arsch, Möchtegern-High-Society, dessen Frau sich an reichere Leute ranschleimt und so tut, als wäre ihr Geld nicht schmutzig. So war es immer, und so wird es immer sein. Uns Mädchen wird seit Jahren eingebläut: »Sag, dass du es warst, die mit dem Kunden schlafen wollte. Du wolltest einfach etwas dazuverdienen. Verstanden?« Also wird das Mädchen wegen Prostitution belangt, kommt ins Gefängnis und wird verleumdet als jemand, der es für schnelles Geld tut. Die Mädchen, die dabei sterben – diejenigen, die zu Tode geprügelt werden, und die, die sich umbringen –, schaffen es nicht mal in die Nachrichten.

Ich bin die Einzige, die noch im Flur bleibt. Ich will wissen, was die Cops sagen. Der im mittleren Alter wirkt gelangweilt und genervt, der andere, ein Berufsanfänger, sieht sich mit offenem Mund um. Dieser junge Cop sieht aus, als ginge er noch zur Schule.

»Hören Sie, ich wollte auch nicht herkommen, aber was sollen wir machen, wenn jemand Offizielles sagt, in diesem

Betrieb gäbe es Prostitution, he?«, blafft der ältere Polizist Madam an. Er klatscht ein paar Papiere auf den Tresen. »Hier stehts – Anzeige wegen versuchter Prostitution und Betrug. Dieser Gentleman behauptet, Sie hätten ihm Millionen Won in Rechnung gestellt. Ich bin von meinem Chef hergeschickt worden, der sagt, das kommt von einem der Chefs seines Chefs. Ich weiß nicht mal, wer diese Chefs sind. Von so weit oben kommt das. Verstehen Sie mich?«

Madam geht in die Knie. »Das ist ein absolutes Missverständnis«, sagt sie mit zitternder Stimme und hofft, wie ich weiß, dass sie das für Angst halten, es ist jedoch Wut. Sie versucht, an ihre Ritterlichkeit zu appellieren. Zu dumm, dass sie hässlich ist wie die Nacht.

Sie müssen es so geplant haben, denn das Timing könnte nicht schlechter sein. Es ist halb sieben, bald werden die ersten Kunden kommen. Wenn die hier Polizei sehen, ist das Geschäft für den ganzen Abend im Eimer, und die Männer bleiben vielleicht ganz weg. Und ich habe keinen Zweifel, dass Madam all das mir auf die Rechnung setzt. Am Ende des Abends werden meine Schulden sich auf einen höheren zweistelligen Millionenbetrag belaufen. Mir ist, als würde ich gleich ohnmächtig werden.

Ich kann sehen, wie Madam all das ebenfalls überschlägt, während ihr Kopf verzweifelt zwischen der Wanduhr und den Polizisten hin und her ruckt.

Ich reiße mich zusammen, atme ein und trete einen Schritt vor. »Wurde dieser Bericht von Choi Jang-chan eingereicht?«, frage ich. Das ist Bruce' richtiger Name.

»Ja«, sagt der ältere Cop ärgerlich. »Wer sind Sie?«

»Ich bin seine Freundin«, sage ich und räuspere mich nervös. »Wir hatten Streit, und das ist seine Rache.«

Sie sehen sich an und betrachten mich dann von oben bis unten. Es herrscht misstrauisches Schweigen. »Ist das wahr?

Ist das nur ein Beziehungsstreit?«, fragt der Ältere schließlich. Sein Gesichtsausdruck sagt: *Diese reichen Typen sind doch alle gleich*. Er ist jetzt aufgebracht.

»Ich wusste schließlich seinen Namen, oder?«, sage ich. »Ich habe Nachrichten, die beweisen, dass wir uns sehr gut kennen. Ich weiß nicht, was er der Polizei über mich erzählt, aber er ist gerade sehr wütend auf mich, weil ich wo hingegangen bin, wo ich seiner Meinung nach nicht hingehen sollte. Das ist eine längere Geschichte, das ist mir auch wirklich peinlich. Sehen Sie, ich komme aufs Revier und mache meine Aussage, aber bitte lassen Sie nicht zu, dass dieser persönliche Streit unserem Geschäft in die Quere kommt. Das ist nicht die Schuld des Salons, es ist meine Schuld.« Ich verbeuge mich tief vor Madam. »Es tut mir so leid«, sage ich. »Mir fehlen die Worte.« Ich verbeuge mich erneut und gehe in die Knie, aber innerlich fühle ich mich stärker, beinahe euphorisch.

Madam klappt ein paarmal den Mund auf und zu. Sie entscheidet sich für eine Vorgehensweise. Genauso der ältere Polizist, der mich angewidert mustert. Der Jüngere ist sprachlos.

»Ein Beziehungsstreit!«, sagt Madam schließlich. »Die Reichen sind heutzutage wirklich schlimm! Nur, weil sie sich ärgern, können sie doch einem Betrieb nicht so was vorwerfen, da hängt ja der Lebensunterhalt von Menschen dran! Und Sie sind doch auch viel beschäftigt? Ich bin sicher, Sie haben Besseres zu tun, als der Freundin eines reichen Mannes hinterherzulaufen, nur weil er Ihre Vorgesetzten kennt. Das ist einfach nicht richtig.«

Einen Mann bei seinem Stolz und seiner Selbstgerechtigkeit packen, damit es läuft, wie sie will, das kann sie.

»Lächerlich«, murmelt der ältere Polizist bitter. Unsere Blicke sind jetzt alle auf ihn gerichtet, seine nächsten Worte abwartend. Madam sieht wieder auf die Uhr, und ich weiß, sie hat gerade mehrere kleine Herzkasper. Der Manager müsste bald anfangen, den Kunden mit Reservierungen abzusagen.

»Gut, also«, sagt er und zeigt auf mich. »Sie kommen jetzt direkt mit. Denken Sie nicht, Sie könnten sich noch umziehen oder so. Ich hab mit der Fahrt hierher schon genug Zeit verschwendet.«

Im Flur, hinter dessen halb geschlossenen Türen sich die Mädchen und Kellner verstecken und lauschen, ist ein kollektiver Erleichterungsseufzer zu hören.

Als ich hinter der Polizei zur Treppe haste, kommt unser Manager angelaufen und drückt mir seine Anzugjacke in die Hände. Ich lächle ihm dankbar zu. Im Polizeiauto ziehe ich sie an und taste in die Taschen. Etwas Bargeld und eine kleine Tüte Nüsse, ein Glück. Das wird ein langer Abend.

Als ich in Miari arbeitete, sah und erlebte ich Dinge, die ich immer für den Tiefpunkt meines Lebens gehalten habe. Ich lebte und arbeitete mit Menschen, die entweder so verloren oder so böse waren, dass sie keinen einzigen Gedanken im Kopf hatten. Als ich dorthin kam, schwor ich, da so schnell wie möglich wieder rauszukommen, und als es so weit war, nannten sie mich ein rücksichtsloses, toxisches Miststück, und sie könnten nicht fassen, wie starrköpfig ich sei und wie undankbar, sie zurückzulassen, nachdem sie so viel für mich getan hätten. Sie führten Dinge an, die sie tatsächlich als einen Gefallen betrachteten – »Ich habe dir jede Woche freigegeben, damit du ins Badehaus gehen kannst«, »Ich habe dir diese teuren Schuhe gekauft«, »Ich habe dir geholfen, dein ›Zimmer‹ zu dekorieren«, »Ich bin mit dir zum Arzt gegangen, als du krank warst.«

Wo ich gerade von diesen hochnäsigen Ärzten und Apothekern rede, mit ihren Kliniken in Vierteln wie Miari, die dort von den Mädchen und ihren Krankheiten profitieren – die sind nicht besser als der Abschaum, der vorbeikommt, um den Mädchen Gleitmittel zu verkaufen und »handgenähte« Kleider, zum Anziehen in den Glaskästen, die nachts beleuchtet sind.

Sie sind nicht besser als die Manager und die Zuhälter und die Politiker und die Polizisten und die Öffentlichkeit, die nur den Mädchen die Schuld gibt. »Es war deine Entscheidung«, sagen sie. Sie sind Abschaum, jeder Einzelne von ihnen.

Auf dem Revier lassen sie mich stundenlang warten, bevor sie meine Aussage aufnehmen. Sie wollen mich bestrafen und wissen nicht, wie dankbar ich bin, nicht im Salon trinken zu müssen. Als ich endlich gehen darf, ist es spät, vor den Fußgängerüberwegen lehnen schon Betrunkene an den Laternenmasten und warten, dass die Ampel umspringt.

Ich müsste eigentlich Hunger haben, aber ich spüre nur, dass wieder Kopfschmerzen im Anmarsch sind. Ich muss etwas tun, bevor sie ihre ganze Kraft entfalten. In ein paar Stunden werde ich nicht mehr geradeaus gehen können. Vor einem Geschäft entdecke ich einen Stuhl und angle mein Handy aus dem Seidenjackett des Managers.

Ich habe mehrere Nachrichten. Eine ist vom Manager, der sagt, ich solle mir keine Sorgen machen, das Geschäft habe überhaupt nicht gelitten. Madam könne nichts anderes behaupten, weil so viele Leute bezeugen können, dass viel los war an diesem Abend.

Er schreibt auch noch, dass ich nach der Polizei nicht zurück in den Salon kommen soll. »Geh nach Hause und ruh dich aus«, schreibt er mit einem Zwinkersmiley und einem Schwitzenden-Gesicht-Emoji.

Ein paar Nachrichten sind von den Mädchen – den jüngeren, die zu mir aufblicken. Sie fragen, ob es mir gut geht.

Ich schicke allen Smileys. Ich habe keine Kraft, mehr zu schreiben. Und ich habe nicht viel Zeit, bevor die Kopfschmerzen zuschlagen. Ich muss eine Apotheke suchen.

Ich fange eine neue Nachricht an. »Hi, ich bins«, tippe ich. Sie ist an Bruce.

Ich weiß, ich kann es dir wahrscheinlich nicht persönlich sagen, weil du nicht mit mir sprechen willst.

Ich weiß, ich habe einen Riesenfehler gemacht, als ich einfach so in das Restaurant gegangen bin. Das ist mir inzwischen klar.

Ich habe dich vermisst. Und ich wollte sehen, mit was für einem Mädchen du den Rest deines Lebens verbringen wirst. Und ich wollte auch deine Familie sehen. Ich war einfach neugierig. Ich wollte dir nichts Böses, das schwöre ich.

Ich weiß, es ist schwer zu glauben, aber das ist wirklich alles, was ich wollte. Ich wollte nur sehen, wie du mit dem Mädchen, das du heiraten wirst, zu Abend isst.

Ich hatte nicht vor, dich dort anzusprechen. Eine bessere Chance hatte ich einfach nicht – mit dir an so einem Ort zu sein. Und ich habe schließlich keine Szene gemacht, oder? Hätte ich gewollt, hätte ich gekonnt.

Du warst so gut zu mir, es tat mir weh zu hören, dass du heiraten wirst. Und du hast es mir nicht mal direkt gesagt, weil du es nicht für nötig gehalten hast. Vielleicht hätte ich weiter tun sollen, als hätte sich nichts geändert. Aber ich habe Gefühle. Das solltest du wissen.

Alle sind so sauer auf mich, und ich habe im Salon mörderische Schulden wegen der ganzen Sache. Ich hatte eine ungefähre Vorstellung davon, was für Konsequenzen ich mir einhandelte, aber ich bin trotzdem gekommen, um dich mit ihr zu sehen. So verliebt war ich in dich. Das weißt du, oder?

Ich will nur sagen, dass es mir leidtut. Ich weiß, dass ich dich nie wiedersehen werde. Ich hoffe, du kannst mir verzeihen.

Die Kopfschmerzen kommen mit voller Wucht und strahlen in meinen ganzen Körper. Ich zittere, während ich die Nachricht formuliere und auf Senden drücke. Ich reibe mir die Schläfen, so fest ich kann, aber es hat keinerlei Auswirkung auf den Schmerz. Die Leute sehen mich im Vorbeigehen besorgt an, weil ich auf dem Stuhl vor und zurück wippe. Ich stehe auf und sehe mich nach einer Apotheke um, obwohl ich weiß, dass fünf, sechs Ibus nichts ausrichten werden und der Arzt mich sogar gewarnt hat, nicht mehr als drei auf einmal zu nehmen. »Das ist eine Dosierung für Frauen, die gerade ein Kind zur Welt gebracht haben«, sagte er. Was ist mit Frauen, die nie ein Kind zur Welt bringen können?, wollte ich fragen.

Ich finde eine Apotheke, taumele hinein und bitte um das stärkste Schmerzmittel, das sie mir geben können. Als ich in der Jacketttasche nach dem Bargeld taste, spüre ich mein Handy vibrieren und hole es raus.

Es ist eine Nachricht von Bruce.

In Ordnung, steht da. *Und jetzt verpiss dich.*

Fast weinend vor Erleichterung bezahle ich und verlasse die Apotheke, ohne auf das Wechselgeld zu warten.

Als die Tür sich hinter mir schließt, höre ich den Apotheker rufen: »Geht es Ihnen auch wirklich gut, Miss?« Seine freundliche Stimme ist wie fallender Regen. Ich hebe die Hand und nicke, dann versuche ich, die Pillen aus der dicken Verpackung zu drücken.

Jetzt geht es mir gut. Ich habe den Tag überlebt, auch diesmal. Jetzt müssen nur noch diese verdammten Scheißtabletten wirken.

Miho

Was die Liebe betrifft, bin ich nicht ganz so blöd, wie meine Mitbewohnerin Kyuri denkt. In letzter Zeit sieht sie mich immer extrem mitleidig an, manchmal auch spöttisch, und ich weiß, sie denkt an meinen bevorstehenden Liebeskummer. An dem ihrer Meinung nach ausschließlich ich schuld bin, weil ich überhaupt zulasse, dass mein Herz gebrochen wird, leichtsinnig und ohne zu bedenken, dass dies die besten Jahre meines Lebens sind, männermäßig.

Natürlich ist es ihr Job, Männer zu verstehen, und sie meint, meinen Freund zu durchschauen und zu wissen, wie er mich verlassen wird. Sie findet, Mädchen sollten es machen wie Venusfallen – sich nur Beute öffnen, die sich auch einfangen lässt.

Natürlich kann Kyuri gar nicht anders, als so zu denken, schließlich versagt sie sich die Liebe bewusst. Als ich sie frage, ob sie je heiraten möchte, schnaubt sie. »Soll nicht sein«, sagt sie, blinzelt mit ihren nerzartigen Wimpern und bemerkt laut, wie grob es von mir wäre, das Thema ihr gegenüber auch nur anzusprechen. Aber Kyuri ist immer noch diejenige von uns – sogar inklusive der leicht zu beeindruckenden Sujin, die vor dem Fernseher lebt –, die am meisten weint, wenn eine der Figuren eine andere aus märtyrerhaften Gründen verlassen muss.

Kyuri leidet außerdem unter Verfolgungswahn. Das ist meine eigene, heimliche Meinung. Sie sieht sich selbst als Opfer – der Männer, der Room-Salon-Branche, der koreanischen Gesellschaft, der Regierung. Sie stellt ihr eigenes Urteil nie infrage, was sie selbst zu diesen Situationen beiträgt und wie sie sich darin suhlt. Aber das ist eine andere Geschichte.

Eines Tages, wenn wir schon seit Jahren nicht mehr zusammen wohnen, werde ich mich an eine Kyuri-Serie machen. Das weiß ich mit absoluter Sicherheit. Jetzt kann ich damit nicht beginnen, wo ich mitten in meiner Ruby-Serie bin, und solange ich noch mit Kyuri zusammenlebe. Ich brauche Zeit und Distanz zwischen uns. Aber deshalb genieße ich das Zusammenleben mit Kyuri *jetzt*. Ich füttere die Muse, die in einer Quelle tief in meinem Kopf lebt – und Kyuris Geschichten hört, sieht, wie sie sich jedes Wochenende bis zur Besinnungslosigkeit betrinkt, besessen ist von ihrem Gesicht und ihrem Körper und ihrer Kleidung und ihren Taschen. Ich mache Fotos von ihr und ihren Sachen, wann immer ich kann. Die werde ich brauchen, um mich an sie zu erinnern. Auch die anderen Mädchen glimmen an den Rändern meines Gehirns – Sujins furchterregende Veränderung und die liebe, stille Ara und ihre vorsintflutliche Kindheit. Aber es wird ein paar Jahre dauern, bis ich sie auf Papier oder in Form bringen kann.

Und was Hanbin betrifft, da brauche ich weder Kyuri noch Hanbins Mutter, um zu wissen, dass er nicht meine Rettung ist.

Manchmal, wenn ich in seinen Armen zu Wachs werde, frage ich mich, ob sich hiernach noch irgendwas in meinem Leben real anfühlen wird. Es ist, als wäre ich jenseits der Erde gereist und würde einen brennenden Stern berühren, und es ist unerträglich und zugleich furchterregend.

Ich bin dann froh, dass ich nie wieder jemanden so lieben werde. Ein zweites Mal würde ich nicht überleben. In Amerika hat einer meiner Professoren mal gesagt, die beste Kunst entspringe einem unerträglichen Leben – wenn man es überlebt, heißt das.

Als ich ungefähr einen Monat nach Rubys Selbstmord Hanbin besuchte, erzählte er mir, dass er Angst habe. Angst zu schlafen, weil sie in seinen Träumen lebe. Angst, mit jemandem zu reden, weil dieser Jemand ihn verurteilen könnte. Als er sich schließlich rauswagte, sahen die Leute ihn mit einer Mischung aus Abscheu und Tadel und Mitleid und Hunger an, er hatte nicht gewusst, dass diese Kombination von Ausdrücken möglich war in einem menschlichen Gesicht.

Er hatte gefragt, ob es eine Nachricht für ihn gebe, oder überhaupt einen Abschiedsbrief. Die Verwandten ihres Vaters sagten zu Hanbin, hätte sie sich von Leuten wie ihm ferngehalten, wäre das nicht passiert.

Er sah damals so klein aus, als hätte er sich eingerollt wie eine Schlange, die schlafen will.

Sein gequältes Gesicht brach mir das Herz, und zum ersten Mal war ich voller Wut auf Ruby, weil sie ihm – uns – das angetan hatte mit ihrem rücksichtslosen und zerstörerischen Egoismus. Für mich wiederholte ich, was andere über sie sagten. Dass jemand mit ihren Privilegien kein Recht hatte, unglücklich zu sein.

Also ging ich zu Hanbin und zog ihn zu mir und legte mich neben ihn auf sein Bett, das nach Schweiß und Tränen und Moschus und Trauer roch, und tröstete ihn mit meinem Körper, und so umschlungen mit ihm dazuliegen, schien das Natürlichste der Welt.

Danach war es, als hätte ich mein Leben lang keine Luft bekommen und wäre jetzt erst in der Lage zu atmen.

Ich arbeite an der nächsten Ruby-Skulptur in meinem Studio, als der Institutsdirektor hereinplatzt und mich unterbricht.

Ich hasse es, wenn er das tut, und habe ein Bitte-nicht-stören-Schild an die Tür gehängt, aber es ist auf Englisch, und vielleicht hat er es gar nicht gesehen.

»Alles gut?«, fragt er strahlend. Sein selbstzufriedener Gesichtsausdruckt lässt keinen Zweifel daran, dass er Neuigkeiten hat, und wahrscheinlich sind es gute. Er umkreist die Skulptur und mich mehrere Male und räuspert sich laut. Vielleicht findet er sie beunruhigend, auch wenn sie, gemessen an den Standards unseres Instituts, geradezu sittsam ist. Von den Arbeiten der unteren Jahrgänge kriege ich ganz große Augen. Ich würde am liebsten nach ihren Eltern fragen. Bei mir gehört es zu meiner PR-Story, dass ich eine schwierige Kindheit hatte, aber diese Studienanfänger mit reichen Eltern, die sie ohne Stipendium auf diese Unis schicken können und deren Kinder in diesem Land künstlerische Berufe ergreifen können – das sind diejenigen, die offenbar unbegrenzt Hass und Verzweiflung erlebt haben.

Der Direktor mochte meine letzte Arbeit – die Installation mit dem Boot. Er ließ mich so viele Fotos vor der Skulptur machen, dass ich witzelte, ich hätte dafür sorgen sollen, dass ich selbst Platz auf dem Boot habe, und zu meinem Entsetzen sagte er, dass wär eine geniale neue Serie, und ich sollte in allem vorkommen, was ich von nun an mache. »Ich würde das Foto zu gerne selbst machen – dann wäre es ein Gemeinschaftsprojekt«, sagte er entzückt.

Diese jüngste Skulptur ist für mich etwas Neues, weil ich Acryl auf Holz einsetze und außerdem Stoff verwende. Ruby ist hier eine Kumiho in Menschengestalt, ein Furcht einflößendes Mädchen mit einem Korb voller Edelsteine, zwischen denen sich ihre Kraftperlen verbergen. Ihre Schultern sind bedeckt mit einem Kapuzencape aus Fuchspelz, das mit ihrem Körper verschmilzt und zu den Hinterbeinen einer Füchsin wird. Ihre neun Schwänze sind dicht an dicht über den Boden gebreitet. Sie hat sich an Fleisch gelabt – menschlichem Fleisch –, und ihr tropft Blut vom Kinn. Ich arbeite an ihrem Mund, möchte, dass ihre spitzen weißen Zähne zu sehen sind und der Mund voll Blut ist. Wenn ich ins Tagträumen gerate, träume ich sehnsüchtig davon, genug Geld zu haben, um ihren Weidenkorb mit richtigen Edelsteinen zu füllen. Praktisch gesehen, würde ich die Skulptur wahrscheinlich schneller verkaufen, wenn die Edelsteine eingepreist sind. Vielleicht in den Nahen Osten. Ruby hätte dort Kontakte gehabt. Ganz bestimmt in China, aber Ruby verachtete die Fu'er dai.

Der Direktor räuspert sich. Widerstrebend trete ich von meiner Skulptur zurück und gehe zum farbbespritzten Waschbecken, um mir die Hände zu waschen. Als ich sie an meiner Schürze abtrockne, frage ich, wie die Vorbereitungen für die anstehende Jubiläumsausstellung laufen. In diesem Jahr feiert die Universität ihren fünfzigsten Geburtstag, und sie haben angefangen, den Campus für die Feierlichkeiten landschaftlich umzugestalten. Die Bauarbeiten treiben mich an den Rand des Wahnsinns.

»Stellen Sie sich vor! Es gibt wunderbare Neuigkeiten!«, sagt er. »Der Kongressabgeordnete Yang kommt zu Besuch.« Er kann seine Freude darüber nicht verbergen, sein Körper bebt vor Vergnügen. Er sieht exakt aus wie eine Comicfigur. Ein Uhrenmännchen. Das hat Potenzial. Ich denke über ein Gemälde mit einem kleinen Mann nach, dessen Gesicht eine Uhr ist. Ich könnte ihn in einem Wasserbehälter ertrinken lassen, um ihn zu quälen.

»Verstehen Sie, was das bedeutet?« Er sieht mich verletzt an, als ich nicht ungläubig und freudig reagiere.

»Hält er bei der Zeugnisvergabe eine Rede?«, frage ich matt mit Blick auf meine Arbeit.

Er sieht mich an.

»Schauen Sie, Miss Miho«, sagt er nach einer lang gezogenen Pause. »Ich weiß, Sie denken, dieses Gespräch ist für Sie nicht von Interesse, aber ich versichere Ihnen, das könnte verkehrter gar nicht sein.«

Ich habe ihn verärgert. Ich bin reumütig – er hat mir einen Raum und eine Stelle und Geld verschafft, auch wenn es knapp bemessen ist. Ich gehe zu meinem schicken kleinen Kühlschrank im Stil der Fünfziger, den Hanbin mir als Glückwunsch zum Studio geschenkt hat, nehme zwei orangene Ballaststoff-Drinks raus und gebe einen dem Direktor. Ich liebe diese Drinks wegen ihrer Farbe. Orange ist ein Farbton, über den sich die Welt so oft lustig macht. Aber ich liebe diese Glasflaschen mit Flüssigkeiten in den Farben des Sonnenaufgangs in meinem wunderschönen italienischen Kühlschrank mit altmodischer Schrift drauf, zweifellos das Teuerste, was ich besitze.

»Tut mir leid«, sage ich. »Es dauert immer einen Moment, bis ich mich aus meiner Arbeit gerissen habe. Ich bin ganz bei Ihnen. Bitte, klären Sie mich auf.«

Ich setze mich mit dem Gesicht zu ihm auf einen Hocker und versuche, den Gesichtsausdruck zu imitieren, den Kyuri mir beigebracht hat, um einen Mann in dem Glauben zu wiegen, er hätte unsere volle Aufmerksamkeit. Es geht darum, die Augen weit zu öffnen und die Ohren zurückzuziehen, mit der Andeutung eines Lächelns in den Mundwinkeln.

Er räuspert sich. »Diese Politiker sind deshalb so wichtig, weil sie Finanzbestände lenken. Und sie wirken auf Chaebol ein, damit sie Mittel lockermachen, damit Sie weiter kreativ arbeiten können und unsere Uni berühmt wird. Verstanden?«

Ich nicke. Das ist in der Tat wichtig.

»Jedenfalls arbeite ich hart daran, dieses Mittagessen für potenzielle Mäzene und Politiker zu organisieren, und ich bin gekommen, um Ihnen zu sagen, dass Sie daran teilnehmen werden. Ich habe im Hotel of the Artists reserviert, nächsten Montag um zwölf. Also sorgen Sie dafür …« Er hält inne. Ich warte gespannt.

»Sie wissen schon. Repräsentieren Sie einfach auf gute Weise die ganze Uni«, endet er lahm. Er will, dass mir die ganze drückende Verantwortung bewusst wird, die auf meinen Schultern lastet.

»Kommt Miss Mari?«, frage ich. Sie hat das zweite Stipendium erhalten. Sie macht digitale Installationen, die Hirnströme abbilden oder so ähnlich.

»Nein«, sagt der Direktor. »Miss Mari ist nicht … Sagen wir einfach, ihre Arbeit repräsentiert sie besser, als sie es selbst kann.«

Ich lächle süß und sage, ich fühle mich geehrt. Mari, die locker zehn Jahre älter ist als ich, ist so eine Art Wild Card. Sie geht auf die vierzig zu, ist geschieden und übergewichtig, wodurch sie in den Augen koreanischer Männer jeder Generation vollkommen unsichtbar wird. Ich habe mich von ihr bei den wenigen Malen, die ich bei Pflichtveranstaltungen mit ihr gesprochen habe, großartig unterhalten gefühlt, aber sie wählt ihre Worte danach, wie sehr sie schockieren, und offensichtlich scheut sich der Direktor, sie neben einen potenziellen Spender zu setzen.

»Sie sind das Maskottchen des Instituts, nicht vergessen«, sagt der Direktor und strahlt, nachdem ich nun die richtigen Dinge auf die richtige Weise gesagt habe. »Sie kommen auch auf das Poster für die Ausstellung! Die Fotografin kommt nächste Woche oder so vorbei. Sie meldet sich vorher wegen der richtigen Kleidung, Frisur und Make-up.« Ich verbeuge mich tief, und er schreitet besänftigt hinaus.

Es ist leicht, ältere Menschen glücklich zu machen. Man muss nur breit lächeln und mit tiefem Ernst Hallo und Danke und Auf Wiedersehen sagen.

Das ist etwas, das viele meiner Generation – und meines Berufs – nicht verstehen.

Am Abend treffe ich mich mit Hanbin zum Essen und erzähle ihm von meinem anstehenden Auftritt vor einer Reihe Spender.

»Das ist wunderbar!«, sagt er erfreut, und auf seinem gebräunten, attraktiven Gesicht erscheint ein Lächeln. Glück legt sich wie eine warme Decke um meine Schultern. Wir essen gegrillten Aal in der Fressmeile vor der Uni, weil er sagt, wir müssen beide unsere Akkus wieder aufladen.

Er freut sich doppelt für mich, weil er im letzten Jahr mehrmals angeboten hat, mich Galeristen vorzustellen, die er durch seine Mutter kennt, und ich jedes Mal abgelehnt habe. Diese Angebote macht er nicht leichthin, das weiß ich, denn nehme ich einen solchen Gefallen an, bedeutet das, dass seine Familie nun diesen Leuten einen Gefallen schuldet, und das würde seine Mutter mitbekommen, und die wäre, allermindestens, rasend vor Wut. Ich versuche, all das allein zu machen, und weiß, dass das der Weg ist, ihn zu halten. Er könnte sämtliche Kunst aller Studierenden meines Instituts aufkaufen, und es würde nur die Hälfte von dem kosten, was er letztes Jahr für sein Auto bezahlt hat. Dass er auch all meine Kunst aus der Einzelausstellung aufkaufen könnte, die im Mai in der Galerie der Universität zu sehen sein wird, versteht sich von selbst.

Er nimmt sich fachmännisch die Aalstücke vor und platziert eins nach dem anderen auf meinem Teller. Ich konnte ihm bisher nicht sagen, dass ich Aal gar nicht mag, er hält mich so schon für zu wählerisch.

Rohen Fisch mag ich zum Beispiel auch nicht. Als ich klein war, gab es nie rohen Fisch, und jedes Mal, wenn Hanbin mich in ein teures Hoe-Restaurant ausführt, leuchten seine Augen beim Anblick einer schön arrangierten Platte mit papierdünnen Scheiben von rohem weißen Fisch, angerichtet mit einer Seegurke oder einem Seeigel. Es bedarf großer Anstrengung, damit man mir die Übelkeit nicht ansieht. »Der Koch hat die beste Makrele für uns aufgehoben – ich habe letzte Woche im Restaurant angerufen, um zu sagen, dass wir heute kommen«, sagt er zu mir und häuft die transparenten Scheiben auf meinen Teller. »Und stell dir vor, er hat sogar Walfleisch, das er uns persönlich bringen wird!«

Ruby hatte, glaube ich, einen Verdacht. Zu den wunderbaren Dingen an ihr gehörte, dass sie – ohne dass es je ausgesprochen wurde – aufhörte, mir rohe Meeresfrüchte aufzudrängen. Oder Foie gras. Oder Lamm. Oder Kaninchen. Oder irgendwas, das ich als Kind nicht kennengelernt hatte.

Seltsamerweise werden meine Aversionen nur schlimmer, obwohl ich inzwischen seit Jahren mit diesen kultivierten Gaumen zusammen speise. Ich könnte jeden Tag Ramen und Tteokbokki und Sundae essen. Oder gar nichts. Ich bin auch ohne Essen glücklich.

Normalerweise wird Hanbin wütend, wenn ich so schnell voll bin, aber heute scheint es ihm nichts auszumachen. Entweder ist er aufgeregt oder unruhig, und ich frage ihn, was los ist.

»Gar nichts«, sagt er und schüttelt den Kopf. »Die Arbeit macht mich irre. Ich will nicht drüber reden. Es ist einfach nur deprimierend.«

Hanbin arbeitet als Page im Hotel seiner Familie. Es ist bei Hotelfamilien der letzte Schrei, die Erben in den Schützengräben ihrer Reiche arbeiten zu lassen. Angefangen hat er als Parkwächter, im Sommer nach seinem Abschluss an der Columbia, und nach ein paar Monaten wurde ihm die Küche zugewiesen, wo er Geschirr spülte.

Seine Mutter tut, als wäre sie entsetzt, dass ihr Mann ihrem Sohn so niedere Tätigkeiten zumutet, aber Hanbin zufolge amüsiert es sie im Grunde nur. So hat sie eine neue Möglichkeit, mit dem Hotel und ihrem Sohn anzugeben und damit, wie weitsichtig es von ihrem Mann ist, ein so zermürbendes CEO-Trainingsprogramm zu ersinnen.

Man sollte meinen, das Management lässt ihn gar nicht wirklich arbeiten, aber die jüngsten Chaebol-Skandale haben das Denken der Leute sehr verändert. Es gibt immer noch die Schmeichler, die kriechen und katzbuckeln, aber viele sind auf geringschätzige Weise wachsam – sie warten, dass die Eigentümerfamilien Fehler machen, um sich darauf zu stürzen und der Polizei oder der Presse Bericht zu erstatten. »Gewerkschaften!«, stößt Hanbin manchmal einfach so aus.

»Wenigstens musst du keine benutzten Kondome vom Boden pflücken und auf allen vieren dreckige Toiletten schrubben«, sagte ich letzte Woche zu ihm, als er sich über seinen harten Tag beschwerte. Ich musste an die Geschichten denken, die Sujin mir von ihrer Arbeit in ihren ersten paar Monaten in Seoul erzählt hatte, als sie neben der Hair and Beauty Academy als Zimmermädchen in einem Love Motel arbeitete. Das Hotel vermietete stundenweise, und die Fluktuation war so hoch, dass sie in zwei Wochen sechs Kilo abnahm, weil sie keine Zeit zum Essen hatte und keinen Appetit mehr, nachdem sie die ganzen Kondome und verschiedenfarbigen Flecke hatte wegmachen müssen. Als Diät empfahl sie den Job wärmstens.

Bei meinen Worten sah Hanbin mich stumm an, und ich wusste, er war schockiert. Ich schob schnell hinterher, ich hätte gerade den Artikel einer Journalistin gelesen, die undercover als Putzkraft in einem Love Motel gearbeitet habe, woraufhin sich sein Gesichtsausdruck etwas entspannte. Er lachte und sagte, sein Hotel sei nicht so eines. Das glaubte er tatsächlich.

Ruby liebte Hotels ebenfalls. Sie ließ sich von einem ihrer Leute sämtliche Hotelneuigkeiten weiterleiten – wo neuerdings Afternoon Tea serviert wurde, wo es einen neuen Küchenchef gab, wo neue Spa-Angebote, und dann zog sie mich hoch, und wir machten uns auf den Weg.

Einmal rief sie mich in die Präsidentensuite eines Hotels. Sie hatte ihre Papiere über den ganzen Konferenztisch ausgebreitet und zum Afternoon Tea eine hohe Etagere mit kleinen Kuchen und Pralinen bestellt. Sie aß davon, während sie auf ihrem Laptop tippte.

»Was wird *das* denn?«, fragte ich, als ich hereinkam. Allein die Größe der Suite war atemberaubend. Jede Oberfläche schien aus Marmor zu sein, und ich musste durch zwei Foyers, um Ruby überhaupt zu finden.

»Es ist alles superalt«, sagte sie augenrollend und zeigte auf den Kristalllüster. »Der ist noch aus den Vierzigerjahren oder so. Ich hab denen schon gesagt, sie müssen das Hotel ein paar Jahre schließen und renovieren. *Mindestens.*«

Ich wanderte durch ein Zimmer nach dem anderen und berührte vorsichtig die schönen Sofas, die Goldrahmen, Satinvorhänge und den Sims eines echten Kamins. Im Wohnzimmer stand vor einem bodentiefen Fenster mit unglaublichem Blick auf die Stadt ein leuchtend roter Steinway-Flügel. In den Badezimmern waren in den Regalen winzige Parfumflakons aufgereiht und Kristallkugeln mit Unmengen von Pfingstrosen.

»Sieht du den *Schwanenkopf?*«, rief Ruby mir zu. »Wo sind wir hier, im russischen Kaiserreich?«

Sie meinte den Wasserhahn der frei stehenden Badewanne, ein schlanker, vergoldeter Schwanenhals, aus dessen Schnabel sich das Wasser ergießen sollte. Ich fand es insgeheim ganz hübsch und fuhr mit den Fingern die Kurve des Halses nach.

Als ich wieder bei Ruby ankam, war sie am Telefon und orderte noch mehr Roomservice. »Was willst du?«, fragte sie mich und bedeckte dabei den Hörer.

Ich zuckte ratlos mit den Schultern, und sie rollte wieder mit den Augen. »Schicken Sie ein paar gegrillte Muscheln hoch – auf gemischtem grünem Salat. Frisch, nicht tiefgefroren. Extra Balsamicoessig. Und können Sie jemanden zu diesem italienischen Sandwichladen an der Ecke schicken – dieser berühmte? Mir fällt der Name gerade nicht ein.«

Sie warf den Hörer aufs Telefon und grinste. »Fisch für mich. Sandwich für dich. Ich notiere mir die Zeit und die Temperatur des Essens, wenn es kommt. Das ist Arbeit, weißt du. Wenn hier Präsidenten absteigen, warten die auf nichts.«

»Was ist denn los?«, fragte ich. Dies war eine ungewöhnlich hohe Ausgabe, sogar für ihre Verhältnisse. Eine Präsidentensuite an einem Nachmittag unter der Woche ohne besonderen Grund?

»Ach, unsere Firma hat gerade dieses Hotel gekauft«, sagte Ruby mit der Hand wedelnd. »Ich hab davon gelesen, mir erzählt ja keiner irgendwas, also hab ich Korea angerufen und gesagt, sie sollen sofort einen Aufenthalt organisieren. Und als ich herkam, habe ich nach dieser Suite gefragt!« Sie lachte. »Wenn sie das rausfinden, bringen sie mich um, aber sie werden sich nicht trauen, es meinem Vater zu sagen. Sie werden einfach eine Lösung finden müssen.«

Ich sah sie mit aufgerissenen Augen an. »Und wenn sie es deinem Vater doch sagen und er wütend wird? Kostet das nicht Zehntausende Dollar oder so? Hunderttausende?« Ich hatte wirklich keine Vorstellung.

»Irgendwie *hoffe* ich, dass sie es ihm sagen«, sagte Ruby. »Dann weiß er wenigstens, dass ich verfolge, was die Firma macht.« Sie löffelte weiter Erdbeerkuchen.

Wundern Sie sich noch, dass ich nichts anderes malen kann als Ruby? Diese Szene in der Suite habe ich so deutlich vor Augen, als würde sie sich gerade abspielen. Ich habe sie vor zwei Monaten gemalt, als Teegesellschaft auf einem Seerosenblatt im Teich, ein Schwan spuckt Tee in ihre Teetasse, in ihrem Haar Pfingstrosen und Rubine. Hunderte von Fischen wippen auf der Oberfläche des Sees, alle in ihre Richtung gewandt.

Als sie mir sagte, dass Hanbin nach der Uni vorbeikäme, entschuldigte ich mich, um an meinem Abschlussprojekt zu arbeiten. Ich wollte nicht sehen, wie beeindruckt er von Ruby war, davon, wie sie nach Belieben Befehle erteilte. Ich wollte nicht darüber nachdenken, dass sie auf dem wolkenartigen Bett miteinander schlafen würden.

Aber jetzt denke ich, vielleicht mag er mich genau deshalb – weil ich eine willkommene Abwechslung bin, denn bei mir kann er die Rolle des Versorgers spielen. Koreanische Männer können weibliches Geld nur bis zu einer bestimmten Grenze ertragen, besonders, wenn sie selbst reich sind.

Nach dem Aal erwarte ich, dass Hanbin vorschlägt, einen Film zu sehen oder ein Hotelzimmer zu nehmen, aber er sagt, er sei müde und werde mich nach Hause bringen. Es muss wirklich ein harter Arbeitstag gewesen sein – vielleicht hat ihn wieder ein Gast angeschrien, weil er mit dem Gepäck nicht schnell genug war.

Er setzt mich vor meinem Officetel ab, ich winke seinem davonfahrenden Porsche und gehe verloren hoch in die Wohnung. Normalerweise bin ich diejenige, die Annäherungsversuche abwehrt und sagt, ich wäre heute zu müde für Sex, und nein, du kannst meine Arbeit oder mein Zimmer nicht sehen.

Drinnen blase ich noch ein bisschen Trübsal, berühre die Rücken der Bücher, die ich schon seit Ewigkeiten lesen will, durchsuche die Küchenschränke, um zu gucken, ob noch

Ramen da ist, und starre im Badezimmerspiegel mein farbloses Gesicht an.

Schließlich fange ich in meinem Zimmer wieder an zu arbeiten – eine Zeichnung auf einem kleinen, briefgroßen Blatt Papier. Ein Meer aus zuckenden Aalen, darüber schwebend ein Himmelbett, aus dem ich herunterblicke. Dieses Mal ist es nicht Ruby, ich bin es, und ich bin nackt. Ich radiere vorsichtig und mache aus einem der Aale einen schlanken Baum. Ich ergänze die Äste um winzige sternförmige Blüten.

Ich sollte mit Bleistift nicht so ins Detail gehen – es ist nur eine blöde kleine Skizze, aber ich kann nicht anders. Früher habe ich das viel gemacht – die ganze Idee vorzeichnen, ehe ich sie als größeres Gemälde oder als Skulptur neu erschaffe –, aber normalerweise mache ich das nicht mehr. Es ist eine Qual, aber auch eine Erleichterung, die genauen Einzelheiten mit Bleistift auszuarbeiten und über die Ölfarben nachzudenken. Die Blüten sollten altrosa sein – oder würde Koralle besser funktionieren? Sollten da ein, zwei Schmetterlinge sein? Sollten sie wieder zu Aalen werden und ins Bett kommen?

Mir ist nicht bewusst, wie viel Zeit vergangen ist, als ich aufblicke und sehe, dass Kyuri reingekommen ist. Sie steht im Türrahmen und schaut mich an. Ihr Kopf hängt zur Seite, so wie immer, wenn sie betrunken genug ist, um die unverschämtesten Sachen zu sagen, aber nicht betrunken genug, um in absehbarer Zeit schlafen zu gehen. Ich seufze. Das bedeutet wahrscheinlich, dass ich nichts weiter schaffen werde – auch okay.

»Weißt du, was ich denke, wenn ich dich angucke?«, fragt Kyuri und wirft den Kopf abrupt zur andern Seite. Ich kann die Alkoholdämpfe, die sie ausdünstet, förmlich sehen.

»Was?«, sage ich. »Hallo erst mal.«

»Ich wünschte, ich hätte ein Talent, das meinen Beruf für mich entschieden hätte«, sagt sie. Sie klingt gekränkt. »Sodass ich keine Wahl gehabt hätte. Irgendwas anderes zu machen.« Was sie andeuten will, ist, dass ich Glück gehabt habe und sie nicht.

»Von Kunst kann man sich nicht ernähren«, sage ich verärgert. »So viele Leute, die eine Million Mal talentierter sind als ich, bekommen keine Jobs und kriegen ihre Bilder nicht verkauft. Wer weiß schon, was nach diesem Stipendium kommt?«

Von Beruf Künstlerin zu sein, ist ein Phantasma, aus einem Blickwinkel funkelnd, aus dem anderen nicht zu sehen. In New York ist mir wieder und wieder gesagt worden, dass ich Teil einer Gemeinschaft sein müsse, nicht nur wegen Ermutigung und Inspiration und so schöner Dinge, sondern wegen ganz praktischer beruflicher Tipps. Wie dem besten Restaurant zum Kellnern. Ruby hatte dafür gesorgt, dass ich mich für das aktuelle Stipendium bewerbe, wenige Monate vor ihrem Selbstmord.

Ich weiß schon, dass Kyuri mich um meinen Beruf beneidet – auch wenn ich noch in den Anfängen stecke. Eigentlich enden alle unsere Gespräche früher oder später mit diesen Sätzen. Das ist Teil von dem, was ich vorhin sagte – sie besteht darauf, dass sie ein Opfer ist und andere unter einem glücklicheren Stern geboren wurden.

»Dann war es eben superklug von dir, so weit zu kommen«, sagt sie neidvoll. »Du bist halt einfach gerissen. Irgendwie mogelst du dich immer in die besten Sachen.«

Ich werde so wütend, dass ich spüre, wie mir das Blut in die Wangen schießt. Normalerweise kann ich noch ganz andere Sprüche von ihr gut ab. Vielleicht liegt es daran, dass ich Hunger habe, oder daran, dass Hanbin so früh gefahren ist.

»Warum sagst du das so?«, frage ich. »Suchst du Streit? Glaubst du, ich arbeite nicht hart? Glaubst du, ich habe nicht Angst, jeden Moment alles zu verlieren?«

»Warum regst du dich denn so auf?«, fragt sie, ehrlich überrascht. »Ich sage nur, dass ich dich beneide! Das ist ein Kompliment. Freu dich doch!«

Weil sie so betroffen reagiert, beruhige ich mich. »Tut mir leid. Ich bin heute wohl schlecht gelaunt. Hat nichts mit dir zu tun.«

»Warum, wegen der Arbeit?«, fragt sie. »Nein, wegen Hanbin, oder?«, sagt sie entschieden.

Ich schüttle den Kopf und hoffe, dass sie geht. Ich gucke auf meine Skizze. Aber als ich wieder zu Kyuri sehe, wirkt sie derart besorgt, dass ich trotz allem gerührt bin. Was sie auch Falsches denken mag, immerhin ist sie eine Freundin, die sich um mich sorgt, und ich weiß, wie selten das ist. Was genau der Grund dafür ist, dass ich jetzt keine Kyuri-Serie malen kann.

Aber wenn ich dann damit anfange, will ich es als Gisaeng-Serie machen. Vielleicht male ich sie als Geist mit roten Augen. Und gekrümmtem Rücken. In ihrem Gesicht und ihren Handgelenken stecken Spritzen. Sie trägt die traditionelle Gisaeng-Tracht. Die Tracht muss ich recherchieren. Welche Farben sie in früheren Jahrhunderten trugen, um Männer zu verführen. Eine Geister-Gisaeng-Serie. Ich starre sie an, sehe dies und mehr, und sie weicht zurück.

»Was?«, sagt sie. »Warum guckst du mich so an? Was ist denn? Wegen Hanbin? Was hat er gemacht?«

Ich schüttle den Kopf, um ihn freizukriegen, obwohl ich den starken Impuls habe, jetzt und hier anzufangen zu zeichnen, damit es nicht verloren geht. Aber ihr Tonfall lässt mich aufhorchen.

»Ich wünschte wirklich, du würdest nicht ständig so über ihn reden«, sage ich. »Ich hab das Gefühl, du denkst, dass es schlimm von ihm ist, mit mir zusammen zu sein, weil ich ihn nicht verdiene oder so. Das ist mir wirklich unangenehm.«

Da, ich habe es gesagt. Tatsächlich stört mich ihr Gerede über Hanbin gar nicht so sehr, wie es gerade klang, aber ich bin heute gereizt.

»Das hast du dermaßen falsch verstanden, unglaublich«, sagt sie mit zitternder, eiskalter Stimme. »Weißt du überhaupt, in was für einem Dilemma ich jeden Tag stecke? Jedes Mal, wenn ich dich sehe, versuche ich rauszufinden, was am dringendsten geschützt werden muss – deine Zukunft, dein Idealismus oder dein irregeleiteter Glaube.«

»Wovon *redest* du überhaupt?«, frage ich.

»Ich rede von Hanbin«, sagt Kyuri, jedes Wort einzeln ausspuckend. »Und ich war so unsicher, ob ich es dir sagen soll.«

Ich überlege, ob ich einen Teil des Gesprächs verpasst habe. Das kommt oft vor, wenn ich im Kopf zeichne. »Was?«

Sie stiert mich an, holt Luft und stößt ein »Egal!« hervor, dann rauscht sie in ihr Zimmer.

»Kyuri. Sag schon. Wovon sprichst du?« Ich folge ihr in ihr Zimmer und fasse sie am Arm. Wenn das nur niederträchtige Hysterie ist – das brauche ich echt nicht.

Sie stößt mich weg und beginnt, sich umzuziehen, ohne mich anzusehen. Im Schlafanzug setzt sie sich an ihren lackierten Waschtisch und entfernt mit zwei Spritzern ihres kostspieligen fermentierten Reinigungsöls ihr Make-up. Etwas an diesem Bild – sie in einem spitzenbesetzten Slip vor ihrem ovalen Spiegel, wie sie langsam die Farben von ihrem verärgerten Gesicht wischt – fesselt mich. Ich habe den starken Drang, in mein Zimmer zu laufen und meine Kamera zu holen, das einzufangen, um später damit arbeiten zu können.

»Bist du sicher, dass du es wissen willst?«, fragt sie, wendet sich mir zu und durchbricht damit meine Trance. Jede Spur von Eyeliner, Rouge und Lippenstift ist weg, und ihre Haut glänzt vom Öl.

Wir sehen uns einen langen Moment an.

Es kann bei dieser Wahrheit, die sie mir vor die Nase hält, nur um eins gehen, und dann weiß ich es bereits.

»Sag es mir einfach«, flüstere ich.

Sie neigt den Kopf von einer Seite zur anderen. Dann öffnet sie den Mund. »Er schläft mit mindestens einem anderen Mädchen«, sagt sie. »Es tut mir leid, wirklich.« Sie meidet meinen Blick. »Ich meine, ist es nicht auch eine Erleichterung? So musst du nicht warten, bis er mit dir Schluss macht, und er ist einfach ein Arschloch mehr, und du kannst mit ihm abschließen, statt dich jahrelang irgendwelchen Illusionen hinzugeben, dass du ihn heiraten wirst, Jahre deines Lebens, die einfach futsch wären, das kannst du dir gar nicht leisten.«

Sie stolpert eilig über die Worte und klingt wie ein Prediger, der kurz davor ist, jemanden zu bekehren.

»Oh«, sage ich ruhig. Mir liegen so viele Dinge auf der Zunge – »Woher weißt du das?« »Wer ist es?« oder das unnütze »Das kann nicht sein«. Aber ich sehe an ihrem Gesicht, dass sie die Wahrheit sagt. Ich muss mich an irgendwas festhalten, sonst kippe ich gleich um. Ich mache kehrt – und wanke in mein Zimmer wie eine alte Dame. Ich fühle mich, als würde ich über meinem Körper schweben – sehe mir selbst dabei zu, wie ich den Weg zu meinen Bildern finde. In meiner Pein kann ich das nicht verarbeiten.

Ich will es nicht wissen. Ich will es nicht wissen.

»Miho«, sagt Kyuri. Sie ist hinter mir, ihre Stimme weich und mitfühlend. Sie bereut, es mir gesagt zu haben.

Ohne mich umzusehen, bedeute ich ihr mit einer Geste, wieder zu gehen.

In meinem Zimmer nehme ich meine kleine Zeichnung zur Hand. Mit einem Stich wird mir klar, dass es ab jetzt schmerzhaft sein wird, sie anzusehen. Es ist eine Schande, weil ich sie bereits liebe. Aber das heißt nicht, dass ich nicht weiter daran arbeiten kann – ich kann mich mit mehr Leidenschaft und Wut darüber hermachen, und wahrscheinlich wird sie davon nur besser.

Wie eine Schlafwandlerin gehe ich ins Bad und lasse die Dusche laufen. Mir kommt der Gedanke, dass ich ab jetzt viel Zeit haben werde. Gott sei Dank werde ich arbeiten können.

Ich lege meine Kleidung und meinen Schmuck ab – meine goldene Halskette mit einer kleinen Malerpalette als Anhänger war natürlich von Hanbin, genau wie mein Memory-Ring aus winzigen schwarzen Diamanten.

Das Glas und der Spiegel werden bald von Dampf und Nebel geschluckt. Ich schließe die Augen und ertrage, wie das heiße Wasser auf meinen Kopf und meinen Körper niedergeht.

Was soll ich jetzt machen? Trostlos nagt die Frage an mir. Obwohl ich gedacht hatte, ich hätte mein Herz geschützt, wissend, dass das eines Tages passieren würde, bin ich nicht vorbereitet.

Ich wünschte, ich wäre tot, dann müsste ich diesen Schmerz nicht spüren.

Als wir klein waren, erzählte meine Tante meiner Cousine Kyunghee und mir, meine Großmutter sei vor Ärger gestorben. Sie sei an ihrem Han erstickt, an der aufgestauten Wut all der geplünderten Generationen vor ihr – ihre Eltern vor ihren Augen sterben zu sehen, ihrer Schwiegermutter als Leibsklavin zu dienen, bis sie lange vor der Zeit alt wurde. Einen Sohn zu haben – meinen Vater –, der sich als schwach und dumm erwies, auf Abwege geführt von einer listigen Schwiegertochter – meiner Mutter.

Meine Tante erzählte uns, wir hätten den Zorn meiner Großmutter geerbt, diese Art mächtiger Han sterbe nicht einfach mit dem Tod einer alten Frau. Wir sollten darauf achten, uns zu zügeln, Situationen meiden, die zu Streit führen könnten.

Ihr wisst nicht, wozu ihr fähig seid, sagte sie seufzend. Wir nickten ehrfürchtig. Sie selbst bereue bestimmte Vorfälle in ihrem Leben, sagte meine Tante. Und sie wolle nicht, dass es uns am Ende genauso ging.

Die Idee, die SD-Karte aus Hanbins Dashcam zu nehmen, stammt aus der Serie, die Kyuri gerade guckt. Da sie sich weigert, mir zu sagen, woher sie das mit Hanbin weiß, und da ich ihr sonst nichts zu sagen habe, plärrt der Fernseher seit Tagen nonstop, und wir haben uns auf kühle Koexistenz geeinigt.

Die Szene, die mir diese brillante Idee eingibt, spielt sich auf dem Bildschirm ab, als ich mich mit dem Ramen, den ich gemacht habe, an unseren winzigen Tisch setze. In der Serie ist der Chaebol-Sohn in ein Mädchen verliebt, das jeder für seine Schwester hält. Der Vater, der diese ungute Beziehung ahnt, stiehlt sich nachts ins Auto seines Sohnes und nimmt die SD-Karte aus der Dashcam. Die Videos bestätigen seine Vermutung.

Die Szene mit der SD-Karte fesselt mich, und ich drehe den Kopf in Kyuris Richtung, um zu sehen, ob ihr in den Sinn kommt, was *mir* in den Sinn kommt. Sie achtet nicht auf mich. So wie sie da auf dem Boden sitzt, Rücken und Hals vollkommen steif, vermute ich, dass sie wieder eine Behandlung hatte. Wahrscheinlich wieder diese Knochenmassage, nach der sie so süchtig ist, wo sie einen zwei Stunden lang so heftig massieren, dass man nicht mehr weiß, wo oben und unten ist. Ich war auf ihre Empfehlung ein Mal da und bat um eine Gesichtsbehandlung, und sie fingen an, mir so fest das Kinn zu massieren, dass ich schrie, sie sollten aufhören. Als ich mein Geld zurückwollte, weigerten sie sich, also überließ ich die restliche Sitzung Kyuri. Das war möglich.

Aber das mit der Kamera – das könnte wirklich funktionieren. Hanbin hat eine installieren lassen, die das Innere des Autos filmt, nachdem auf einem bewachten Parkplatz sein Laptop gestohlen wurde.

Schwierig wird nur, Hanbin so lange von seinem Auto fernzuhalten, dass ich die SD-Karte entnehmen kann. Nachdem ich mir Videos angesehen habe, werde ich das bestimmt relativ schnell hinbekommen, aber wenn ich Angst habe, erwischt zu werden, stelle ich mich ungeschickt an.

Ich tue es schließlich, als wir uns in Itaewon mit seinen Freunden auf ein paar Drinks treffen. Er holt mich im Studio ab und findet dann wie durch ein Wunder einen Parkplatz in einer Straße, die nur einen Block vom Restaurant entfernt ist. Wir sind auf dem Weg dorthin, als ich tief Luft hole und sage, mir wäre gerade aufgefallen, dass ich mein Handy im Auto vergessen hätte.

»Ich hole es schnell«, sage ich.

»Nein, nein, lass mich. Ich brauche nur zwei Sekunden.« Er hat schon kehrtgemacht, als ich noch sage, dass mir sicher auch ein paar meiner »Frauenprodukte« aus der Tasche gefallen sind. Nichts sorgt so sicher dafür, dass ein Typ in die andere Richtung läuft, wie die Erwähnung von Menstruationsprodukten.

Und dann ist es das Einfachste der Welt, an das Beweismittel zu kommen.

Als ich nach den Drinks wieder zu Hause bin, gehe ich an meinem Computer die Videos durch. Ich scrolle und scrolle, und schließlich habe ich es: eins, auf dem er in seinem Auto Sex mit einem Mädchen hat. Es ist dunkel, und es ist schwer, etwas zu erkennen, weil die Bilder unscharf sind, aber der

Rhythmus und die Geräusche sind unmissverständlich. Ich pausiere das Video und schließe die Augen. Dann krieche ich unter meinen Schreibtisch und rolle mich zusammen, um zu gucken, ob die scharfen Stiche verschwinden.

Natürlich tun sie das nicht, und meine Beine zittern wie die eines Hundes.

Ich frage mich, ob ich diesen Moment vielleicht nicht überlebe, ob ich stattdessen in Flammen aufgehe. Aber ich will das Gesicht des Mädchens sehen, will sehen, was an ihr ihn angezogen hat. Ich krieche wieder auf meinen Stuhl und spule zurück – es muss eine Nahaufnahme von ihr geben, auf dem Beifahrersitz, bevor sie auf die Rückbank umzogen. Und, ja, da ist es, die Tür geht auf, und ein Mädchen steigt ein. Das Mädchen ist Nami. Kyuris Freundin. Die vorpubertäre Idiotin mit den gewaltigen Brüsten. Die, von der ich ziemlich sicher bin, dass sie auch eine Art Escort ist.

Ich sehe sie schweigend fahren, dann parkt Hanbin, sie steigen beide aus und hinten wieder ein, und dann spielt sich wieder die Szene ab, die ich gerade gesehen habe. Sie haben kein einziges Wort zueinander gesagt, es ist also klar, dass das schon mal passiert ist – wahrscheinlich mehrere Male. Es muss angefangen haben, als ich ihn anrief, damit er mit uns etwas trinkt. Ich bin mit Kyuri nach Hause gegangen, und mir war nicht klar, dass sie noch länger unterwegs waren.

Ich liege lange auf dem Bett, ohne im Dunkeln etwas zu sehen, dann gehe ich wieder an den Computer und gucke weiter. Dann muss ich wieder in mein Bett.

Während der nächsten Tage sehe ich mir jede einzelne Aufnahme auf der Karte an. Mein Herz splittert jedes Mal, wenn ich seine Stimme höre. Ich erfahre aus seinen Telefonaten, dass für ihn und die Tochter der Ilsun Group ein Seon organisiert wurde und auch gleich das Hochzeitsdatum festgelegt werden könne.

Das Seon soll nächsten Monat sein, wenn sie von einem Kulinarik-Programm in Paris zurückkommt.

Gewissermaßen, denke ich, erlebe ich jetzt zum ersten Mal im Leben wahre Freiheit. So muss man das sehen – es ist Karma und auch Absolution.

Ich bin langsam in meiner Schuld ertrunken, weil ich ihn begehrte, als er mit Ruby zusammen war, weil ich zu ihm ging und es wagte, ihm mein Herz zu zeigen. Ich bewohnte eine Welt, die nicht für mich gedacht war.

Er hat mir immer alles angeboten. Ich schreckte davor zurück, diese Dinge anzunehmen, weil ich dachte, ihm damit meine Liebe zu zeigen, zu zeigen, dass ich ihn jenseits materieller Dinge liebte, jenseits der Welt, die er repräsentierte, den Verbindungen, die in einem Wimpernschlag eine Karriere begründeten.

Ich wollte ihn in keiner Weise belasten und quälte mich damit, wie meine Entscheidungen auf seine Familie wirken würden, ob das eine Stipendium angesehener wäre als das andere.

Ich habe ihm nie erlaubt, meine Arbeit zu sehen, weil ich nichts erschaffen konnte außer Ruby.

Ich liebe die Vorstellung, dass er zu meiner Ausstellung kommt und an jeder Ecke auf Ruby trifft – ihr Gesicht, ihren Körper, was sie hasste und begehrte, ihre Apathie und ihre Verachtung, ihre gehüteten Schätze.

Aber bevor er sie in meinen Arbeiten sieht, werde ich ihn aussaugen. Ich werde wild und ungezügelt sein. Ich werde jetzt von ihm nehmen, was ich kann. Ich höre nicht umsonst ständig Kyuris Philosophie über Männer.

Ich werde ihn bitten, mir Schmuck zu kaufen.

Ich werde ihn bitten, meine Ausstellung aufzukaufen, damit ich schon allein wegen der Presse, die das gibt, eine weitere bekomme.

Ich werde den Frauenzeitschriften – den dicken Paparazzibibeln mit Fotos der Reichen und Berühmten – stecken, dass er mein Freund ist.

Ich werde in so kurzer Zeit so groß rauskommen, dass ich, wenn er mich verlässt, zu einem Gewitter werde, zu einer nuklearen Apokalypse.

Ich werde nicht mit nichts aus dieser Sache hervorgehen.

Wonna

Das Baby meldet sich wieder. Wenn sie das macht, hält mein Herz inne, und ich unterbreche, was ich gerade tue, und lege die Hände auf den Bauch, um sie zu spüren.

Ich weiß nicht, was es ist – es hat erst Anfang der Woche begonnen. Ich kann nicht sagen, ob es das ist, was man »Treten« nennt, oder ob sie Schluckauf hat.

Was es auch ist, ich bin so dankbar über die tief in mir sprudelnde Hoffnung, dass ich es kaum schaffe, nicht in aller Öffentlichkeit die Nerven zu verlieren. Ich möchte das mit jemandem teilen – mit irgendjemandem. Ich will die Frau, die in der U-Bahn neben mir sitzt, am Arm packen und es ihr erzählen. Sie soll wissen, dass in mir eine kleine Welt entspringt. Mein Baby versucht, mit mir zu sprechen. Sie versucht zu leben.

In den letzten drei Monaten habe ich mit mir selbst ein kleines Spiel gespielt. Ich nenne es Spiel, aber es ist eher eine Reihe von Verhandlungen. Mit wem, weiß ich nicht, denn an Gott glaube ich nicht.

Das Spiel sieht so aus. Wenn mein Baby noch eine Woche lebt, tue ich das. Oder verzichte ich auf jenes. Letzte Woche habe ich versprochen, nach der Niederkunft nie wieder eine Zigarette zu rauchen – obwohl ich ungern so weit vorausdenke, aus Angst, dafür bestraft zu werden. Ich rauche gar nicht mal so viel, aber mir gingen die Dinge aus, auf die ich verzichten könnte. In der Woche davor habe ich versprochen, nie wieder Diätpillen zu schlucken, nicht mal, wenn mir bei meinem Anblick im Spiegel übel wird. Und die Woche davor habe ich geschworen, nie wieder bis zum Filmriss zu trinken.

Fast hätte ich meinem Mann von diesem Spiel erzählt, aber ich konnte mir noch rechtzeitig auf die Zunge beißen. Er würde es nicht als vorbildlich oder selbst ermächtigend empfinden, was es für mich ist.

Bei meinem letzten Termin hat die Ärztin gesagt, jetzt, wo ich das zweite Trimester erreicht hätte, liege das Risiko einer Fehlgeburt nur bei zwei, vielleicht drei Prozent, ich solle mir also nicht mehr so viele Sorgen machen. Ich habe zu ihr gesagt, für die zwei Prozent ist die Erfahrung eine hundertprozentige, und ich weiß immer noch, dass etwas mit der Schwangerschaft schieflaufen wird, ich weiß nur nicht, wann. Sie hat mich komisch angesehen, und ich bereute, etwas gesagt zu haben. Sie hat ein Gesicht wie aus Stein.

Mein Mann ist diese Woche wieder geschäftlich in China. Das heißt, dass ich mich nachts über das ganze Bett ausstrecken kann und die Laken sich an meiner Haut doppelt so fein anfühlen. Ich kann mich von Seite zu Seite rollen und mich herumwerfen, wie ich will.

Gäbe es ein Ehe-Handbuch, was man tun und lassen soll, müsste das erste Kapitel lauten: »Kaufen Sie ein Kingsize-Bett«.

Im Queensize schläft mein Mann immer zuerst ein, und ich funkele ihn böse an, wenn er sich weit über die Mittellinie schiebt. Irgendwann landet sein Arm oder Bein auf meinem Körper, und ich kann nicht einschlafen, also starre ich hasserfüllt an die Decke, dann gebe ich seinem Rücken einen Stoß, sodass er auf seine Seite rollt, aber es ist nur eine Frage der Zeit, bis er wieder zu mir rollt. Jetzt, wo ich schwanger bin, kann ich keine Schlaftabletten mehr nehmen, und auf Melatonin verzichte ich auch schon seit den ersten Baby-Verhandlungen mit den namenlosen Gottheiten. Ich hätte die Verhandlungen strecken sollen – die Dosierung vielleicht um ein Milligramm pro Woche senken. Da ich zehn Milligramm pro Nacht genommen habe, hätte ich so noch zehn Wochen lang Einschlafhilfe gehabt. Aber ich habe in der zweiten Woche oder so komplett verzichtet, und inzwischen betrachte ich die Nacht schon als gerettet, wenn ich gegen drei oder vier einschlafe.

Zu Beginn der Schwangerschaft bin ich immer wütend geworden, wenn ich seinetwegen nicht einschlafen konnte. Ich habe ihn grob an den Schultern geschüttelt und gesagt: »Du hältst mich wach.« Er entschuldigte sich dann und legte sich kerzengerade auf seine Seite, so nah am Rand, dass er fast runterfiel. Aber er schlief zwangsläufig wieder ein, rollte wieder auf meine Seite, und der aufreibende Kreislauf begann von Neuem.

Und dann begann ich, Blogs zu lesen, in denen stand, Schlaflosigkeit sei unvermeidbar und dauerhaft – ist man erst mal schwanger, wird man sowieso nie wieder schlafen. Nicht mal, wenn das Baby schläft, wirst du schlafen können, und es wird dich rasend machen.

Ab da versuchte ich, mir einzureden, dass mein Mann keine Schuld daran trug. Es war meine Schuld, weil ich zuließ, dass das Queensize-Bett in unsere Ehe Einzug hielt. Mein Vater war so erstaunt, dass ich überhaupt heiratete, und dann auch noch einen normalen Mann mit einem Job, dass er etwas verkauft haben muss, um es uns zu kaufen. Wenn er schon Geld ausgab, das er nicht hatte, hätte ich dafür sorgen müssen, dass es ein Kingsize-Bett war. Aber der Matratzenverkäufer versuchte nicht mal, uns mehr zu verkaufen, und sagte, dieses Bett sei die weiseste Investition, die Frischverheiratete tätigen könnten. Für solche Lügen sollten Verkäufer aufgehängt werden.

Bevor mein Mann zu seiner Reise aufbrach, haben wir uns gestritten. »Bei SETEC ist am Wochenende eine Babymesse«, sagte er. Ich kochte nach der Arbeit zum Abendessen Kalguksu, er räumte auf und deckte den Tisch. »Willst du dir nicht Kleidung und Fläschchen und Kinderwagen und so ansehen? Es sind bestimmt mehrere Einkaufstouren nötig, um herauszufinden, was wir alles brauchen. Mein Vater hat gesagt, er gibt uns etwas Geld. Er bekommt nächsten Monat seine Rentenabrechnung.«

Ich fuhr herum und fixierte ihn ungläubig. »Das bringt Unglück«, sagte ich. »Sprich nicht über sie! *Denk* nicht mal an sie!«

Seine Stirn knitterte ein bisschen. »Wonna, das ist doch lächerlich«, sagte er. »Wir sind schon mitten in der Schwangerschaft. Du musst es auch deinem Chef bald sagen. Außerdem bist du doch diejenige, die Annahmen trifft. Du solltest nicht davon ausgehen, dass es ein Mädchen ist. Ich mache mir langsam Sorgen, dass du enttäuscht bist, wenn es am Ende ein Junge ist. Ich hoffe, den wirst du dann genauso lieben!«

»Ach, halt den Mund«, blaffte ich. »Du *hoffst* wahrscheinlich auf einen Jungen!«

Es war das erste Mal, dass ich so mit ihm sprach. Voller Gehässigkeit, so wie meine Großmutter immer redete. Ich wusste, dass ich ihn verletzt hatte, weil er dann etwas Seltenes tat – er sprach den restlichen Abend über nicht mehr mit mir, nicht mal am nächsten Morgen. Ich glaube, er erwartet eine Entschuldigung, weil ich ihn den ganzen Abend über dabei ertappte, wie er mir verletzte Blicke zuwarf. Aber er unterschätzte mich. Ich beachtete ihn nicht, und er nahm seine Schale Kalguksu mit ins Schlafzimmer, aß an meinem Schminktisch und starrte dabei auf sein Handy. Ich musste später am Abend, als er eingeschlafen war, die Suppenspritzer wegwischen.

Überreste von Zärtlichkeit empfinde ich für ihn jetzt nur noch bei der Arbeit, wenn das unabwendbare Ehemann-Bashing anfängt. Meist ergab sich das, wenn die weiblichen Angestellten unter sich waren – beim Mittagessen oder beim Kaffee, oder wenn wir warteten, dass ein Meeting begann –, aber in letzter Zeit sickert es in ganz normale Arbeitsgespräche, sogar, wenn die Männer dabei sind.

»Das schlägt dem Fass wirklich den Boden aus«, sagt zum Beispiel Sunbae Bora. »Letzte Nacht ist er um drei nach Hause gekommen und hat Seung-yeon geweckt, und heute Morgen hat er mich gebeten, ihm Kater-Eintopf zu machen. Und als ich gesagt habe, dass ich, er wisse schon, zur Arbeit müsse, sagte er, dann werde er demnächst seine Mutter bitten, welchen zu machen, den könne er dann einfrieren, dann wäre immer welcher da. Ist das zu fassen? Meine Schwiegermutter hält mich sowieso schon für eine schlechte Ehefrau und Mutter.«

Und dann fällt Sunbae Joo-eun ein: »Das ist noch gar nichts. Weißt du, wie oft meine Schwiegermutter in diesem Jahr in meiner Wohnung war, wenn wir nicht zu Hause waren? Nur, weil sie uns die Wohnung gekauft haben, denkt meine Schwiegermutter, es wäre *ihre.* Immer, wenn sie weiß, dass wir weg sind, ›guckt sie rein‹, um das Lieblingsessen ihres Sohnes in den Kühlschrank zu stellen, und natürlich schnüffelt sie überall herum! Neulich hat sie mich vorwurfsvoll gefragt, ob ich Verhütungsmittel benutze, weil sie es *im Bad hinter meinem Schlafzimmer* gesehen haben muss. Ich kann nicht mal die Schlösser austauschen, das würde einen derartigen Sturm der Entrüstung auslösen, dass ich am Ende wahrscheinlich auf der Straße säße!«

Ich saß dann da und nickte bestürzt und mitfühlend, mit wärmeren Gedanken an meinen Mann, dessen Mutter angenehmerweise tot war.

Hätte ich gewusst, wie unsere langfristigen Wohnaussichten waren, hätte ich eine tote Mutter vielleicht gegen eine lebendige mit Geld eingetauscht. Bevor mein Mann und ich heirateten, war ich einigermaßen beruhigt, denn, oh, dieser Mann hatte einen festen Job in einem der Top-Ten-Konzerne, für unser Einkommen war also gesorgt. Bald hätten wir was gespart, und in ein paar Jahren könnten wir uns eine Wohnung kaufen – machten es nicht alle so?

Mir war nicht klar, dass sein Monatsgehalt nur drei Millionen Won betrug. Oder, genauer gesagt, mir war nicht klar, dass drei Millionen Won so wertlos waren. Je länger wir verheiratet waren, desto weniger schien auf unserem Sparbuch zu sein, wenn ich es aus der Schublade nahm.

Ich weiß, eine Wohnung zu kaufen, ist wie nach den Sternen greifen. Aber ich habe mir jeden Monat jeden Penny vom Mund abgespart. Nach Gelegenheiten gesucht, dass uns jemand zum Essen einlädt. Zusätzlich zum Klopapier habe ich angefangen, auch Schwämme und Spülmittel aus der Büroküche mitzunehmen. Ich wünschte, es gäbe eine Möglichkeit, Bürobedarf weiterzuverkaufen. Wir haben einen Vorrat sehr schöner Stifte im Schrank.

Mit einem hat er allerdings recht, so ungern ich das zugebe. Wenn ich Mutterschutzurlaub in Anspruch nehmen will, muss ich das bei der Arbeit bald sagen. Ich hoffe auf mehr als ein Jahr, obwohl ich gehört habe, dass nach einem Jahr nichts mehr gezahlt wird. Aber das sind nur Gerüchte, die ich überprüfen muss. Unsere Personalstelle ist allerdings dafür berühmt, dass Dinge durchsickern, und wenn meine direkte Vorgesetzte rausfindet, dass ich es dort gesagt habe, bevor ich es ihr gesagt habe … ich bekomme schon weiche Knie, wenn ich nur daran denke.

Ich überlege, wie ich es ihr sagen soll, seit ich angefangen habe zu glauben, dass dieses Baby eine Chance haben könnte. Wie redet man über so was mit einer bitteren, unverheirateten, von der Arbeit besessenen Chefin? Ich habe Angst, dass sie sagt, bezahlter Mutterschutzurlaub sei lächerlich, vor allem, da wir alle davon ausgehen können, dass sie nie welchen nehmen wird. »Nein. Nein. Nein. Warum solltest du dafür bezahlt werden, nicht zu arbeiten, wenn alle anderen doppelt so hart arbeiten wie du? Dafür, dass du zu Hause mit dem Baby spielst? Frauen wie du sind der Grund dafür, dass Firmen keine Frauen einstellen wollen. Und das wirft die Frauen überall zurück. Wärst du ein Mann, wie viele Tage nach der Geburt des Babys würdest du freinehmen? Genau, keinen.« Und dann wird sie – irgendwie im Namen des Feminismus – tun, was sie kann, um mich zu degradieren, wenn ich zurückkomme. Sollte ich je versuchen, zu einer angemessenen Uhrzeit zu gehen – sagen wir mal, vorm Abendessen –, wird sie ihren Zorn konzentrieren und ihn wie einen Schweißbrenner auf mich richten. Ich kenne ihre Taktik. Ich kenne ihren ätzenden, verbitterten Geist. Wäre sie nicht so ein tobendes Miststück, sie täte mir leid. Aber so liegt mein Hass wie ein schwerer Stein in meiner Brust. Jeden Tag sinkt er etwas tiefer in meinen Magen.

Meine einzige Rettung ist, Sunbae Bora auszufragen. Sie ist noch nicht lange in unserer Abteilung, deshalb weiß ich nicht viel über sie, aber sie hat einen Sohn, der ungefähr drei oder vier Jahre alt ist. Ich frage mich, ob der Chef ihrer früheren Abteilung netter war als Miss Chun und ob sie auch solche Angst hatte, das Thema Mutterschutz anzusprechen. Ich beschließe, sie beim Mittagessen danach zu fragen, da lassen sich so pikante Dinge über das Privatleben ganz gut herausfinden.

Um 11:55 Uhr stehen alle auf dem Flur gleichzeitig auf und gehen zum Fahrstuhl, wo wir auf den unteren Pfeil drücken und vier volle Fahrstühle kommen und gehen lassen, ehe wir zwanzig Minuten später endlich in die Lobby kommen. Es ist jeden Tag dasselbe, und jeden Tag frage ich mich, warum ich nicht zwanzig Minuten vor allen anderen gehe und sage, dass ich auch zwanzig Minuten eher zurückkomme. Ich bin überzeugt, es denken alle dasselbe wie ich. Aber niemand tut es, außer Abteilungsleiter Lee.

Als wir in die Lobby kommen, wird mir mein Irrtum bewusst. Unser Team geht heute Mittag zu Sun Tuna. Das bedeutet nicht nur Sashimi, sondern Thunfisch, für Schwangere die gefährlichste Sorte. Ich hätte oben bleiben und an meinem Schreibtisch einen Becher Ramen essen sollen. Innerlich ohrfeige ich mich, aber dann fällt mir wieder ein, dass ich Fertiggerichten vor sechs Wochen abgeschworen habe. Ich könnte tun, als bekäme ich einen dringenden Anruf, und mich absetzen, aber Cho, unser Chef, lädt uns zum Essen ein, als Dank dafür, dass wir bei seiner Hochzeit waren, und es waren drei Monate Planen und Umplanen nötig, um das gesamte Team hier zu versammeln. Es sähe ganz schlecht aus, wenn ich jetzt ginge. Er müsste zwar für eine Person weniger zahlen und wäre insgeheim wahrscheinlich froh, trotzdem würde er wochenlang tun, als nähme er es mir übel. Das ist es nicht wert.

Durch ein paar strategische Manöver lande ich am Ende des Tisches, gegenüber von Sunbae Bora, und hoffe, niemand merkt, dass ich den Thunfisch nicht esse. Ich lange bei den Banchan ordentlich zu und frage den Kellner lauthals nach mehr.

»Und, wie ist das Eheleben? Wunderschön?«, fragt jemand entgegenkommend.

Cho plustert sich auf. »Klar ist es schön, abends nach Hause zu kommen und ein warmes Essen auf dem Tisch zu haben. Bisher kann ich es sehr empfehlen.«

»Wenn Sie Kinder wollen, fangen Sie besser damit an«, meldet sich Mr Geum zu Wort. »Wenn man älter wird, ist es ganz schön hart, mit den Kindern rumzurennen. Gibt Rückenschmerzen.«

Dann fängt jemand am anderen Ende des Tisches an, davon zu reden, wie alt sie sich fühlen und welche Schmerzen und Mühen sie derzeit so haben, und das Gespräch droht sich einem anderen Thema als Kinder zuzuwenden. Deshalb sage ich schnell: »Möchten Sie noch mehr Kinder, Sunbae Bora?«

Sie hat den Mund voller Thunfisch und verschluckt sich fast, als sie heftig den Kopf schüttelt. »Machen Sie Witze?«, fragt sie laut und zieht damit alle Aufmerksamkeit auf sich. »Ein Kind ist *so was* von genug.«

Cho, der mindestens drei Jahre älter ist als Bora, gluckst. »Sie wissen ja, was man sagt. Wenn sie klein sind, ist es hart, aber wenn man älter wird, sind sie das größte Kapital. Ich persönlich möchte drei.« Er strahlt. »Und ihr jungen Leute beeilt euch besser. Wartet nicht wie ich. Ich bedaure es jetzt schon.«

Ich sehe Miss Chun am anderen Ende mit ihren Stäbchen auf den Thunfisch einstechen.

»Ein Kind ist wie ein Krater, in dem man Geld versenkt«, sagt Bora. »Und je mehr Geld man reinwirft, desto größer wird das Loch.«

Alle lachen. Aus Boras ironischem Ton ist zu schließen, dass sie Witze macht. Sie kann nur so über Geld reden, weil sie viel davon hat. Ihr Mann ist Anwalt, und dessen Vater ist ein berühmter Arzt der koreanischen Medizin in Shinchon.

»Warum?«, frage ich und lasse meine Stimme leicht neugierig klingen. »Warum braucht man für ein Kind so viel Geld?« Ich weiß, dass Kinderwagen mehr kosten, als man meinen würde, und sobald die Kinder zur Schule gehen, muss man Nachhilfe und Extra-Kurse bezahlen, was exponentiell ansteigt, und dann kostet natürlich die Uni, aber warum man für ein dreijähriges Kind viel Geld brauchen sollte, kann ich mir nicht vorstellen. Vielleicht spricht sie von künftigen Kosten? Oder kauft sie ihrem Kind Ginseng-Extrakt und silberne Löffel? Für den Kindergarten kommt der Staat auf, und ich habe gehört, dass er monatlich dafür zahlt, dass man überhaupt ein Baby hat, weil sie wollen, dass die Bevölkerung wächst.

Sunbae Bora sieht mich an und lacht. »Ich meine, kein Wunder, dass heute keiner mehr Kinder bekommt. Ich verurteile niemanden dafür. Ich rede nur mal vom letzten Monat, okay? Also – er wird betreut, und ich habe mich zwar für einen staatlichen Kindergarten beworben, aber natürlich hat er keinen Platz bekommen, also haben wir uns für einen englischen Kindergarten entschieden, der 1,2 Millionen pro Monat kostet.« Sie hört nicht, wie ich scharf einatme, und spricht weiter. »Da wird er von neun bis drei betreut, das heißt, meine Ajumma muss um acht kommen und bleiben, bis ich abends nach Hause komme. Der Ajumma zahle ich pro Monat zwei Millionen Won. Dann, Kleidung. Ich weiß nicht, wieso, aber Kinder brauchen verdammt viel davon. Ich hab das Gefühl, ich muss jede Woche welche kaufen. Und jedes Mal, wenn ich Lebensmittel einkaufe und ihn mitnehme, müssen wir ein Spielzeug kaufen, sonst bekommt er mitten im Laden einen Schreianfall, und ich will im Boden versinken vor Scham. Und Bücher! Wisst ihr, wie viel Bücher kosten? Kinderbücher werden in Sets zu dreißig oder fünfzig verkauft. Und dann musste ich diesen Fuchsroboter kaufen, der Bücher vorliest, weil alle in seiner Gruppe den haben.« Sie plappert weiter, und ich höre ihr zu wie im Traum.

Ich weiß, dass die meisten Sachen auf ihrer Liste Frivolitäten sind. Für mein Kind wird es kein Spielzeug oder Vorleseroboter oder Sets mit fünfzig Büchern geben. Aber ich bin auch nicht naiv genug, um zu glauben, dass ich das nicht will, wenn es so weit ist. Und es wird mir das Herz zerreißen, meiner Tochter nichts kaufen zu können.

Das Gespräch wendet sich dem Thema Urlaub zu, weil Sunbae Bora davon spricht, wie sie die Kindersuite buchen »musste« und was für Aktivitäten ein Hotel in Jeju für Kinder anbietet. Ich gebe es auf, sie nach Mutterschaftsurlaub zu fragen, da sie offensichtlich auf einem anderen Planeten lebt, wo so was keine Rolle spielt. Wahrscheinlich hat sie nicht mal bezahlten Mutterschutz beantragt.

Wir sind wieder im Büro, als mich Miss Chun gegen drei Uhr in den Konferenzraum ruft. Sie sagt nicht, welchen Bericht ich mitbringen soll oder worüber sie ein Update braucht, deshalb nehme ich alles mit, woran ich gerade arbeite, um dabeizuhaben, was sie benötigt.

Sie sitzt am Kopf des Tisches und guckt düster auf einen Stapel Papiere. Sie liebt es, Leute zu sich zu zitieren, weil sie dann tun kann, als wäre es ihr Büro und als wäre ihr Schreibtisch nicht genauso groß wie unsere draußen. Ich verbeuge mich, setze mich zwei Plätze von ihr entfernt und mache mich an meinen Unterlagen zu schaffen.

»Einen Moment noch«, sagt sie, ohne mich anzusehen. Sie blättert gute fünf Minuten in ihren Papieren, und alles, was mir bleibt, ist, auf die ersten Seiten meines Berichts zu starren und mich zu fragen, wann ich das geschrieben habe, denn ich kann mich nicht mal erinnern, es überhaupt geschrieben zu haben.

»So«, sagt sie. »Miss Wonna.«

»Ja?«

»Ich werde nicht lange um den heißen Brei herumreden. Sind Sie schwanger?«

Ich bin so schockiert, dass ich tatsächlich nach Luft schnappe. Meine Hände fliegen zu meinem Bauch. »Woher wissen Sie das?«, sage ich.

»Ich habe Augen«, blafft sie. »Und ein Gehirn. Und Ihre Berichte sind so schlimm wie noch nie, und das will was heißen, denn besonders gut waren sie noch nie.«

Ich blicke auf die Berichte und nicke. »Es tut mir leid«,

wispere ich. Ich weiß nicht, ob ich mich für die Schwangerschaft entschuldige oder für die Berichte.

»Wann ist der Termin?« Ihre Stimme ist scharf. Ich kann spüren, wie sich ihr Blick in meinen Schädel bohrt.

»9. September.«

»Und haben Sie mit der Personalstelle geredet?«

»Nein …«

»Gut.«

Ich sehe voller Angst auf. Sie lehnt sich zurück und seufzt.

»Ich sage Ihnen das jetzt in aller Deutlichkeit«, sagt sie in erschöpftem Tonfall. »Ich kann nicht auf Sie verzichten, weil es zusätzlich zu der gigantischen Entlassungswelle, die auf uns zukommt, einen firmenweiten Einstellungsstopp gibt. Gäbe es den nicht, hätte ich Sie, ehrlich gesagt, schon längst entlassen, aber jetzt muss ich mit Ihnen vorliebnehmen, denn wenn ich Sie verliere, kann ich Sie nicht ersetzen, und das bedeutet mehr Arbeit für uns alle. Verstehen Sie?«

Ich nicke.

»Im zweiten Quartal nächsten Jahres bekommen wir vier neue Projekte. Wenn wir da nicht abliefern, wird diese ganze Abteilung gestrichen. Mein Chef hat mir gesagt, dieses Projekt entscheide, ob man sie behält oder nicht. Also, wenn diese Abteilung gestrichen wird, werde ich dank meiner Position bleiben. Ich werde nur in eine andere Abteilung versetzt. Alle unter mir werden aber entlassen. Es wäre also kaum fair, wenn Sie lange in Mutterschutzurlaub gehen, während Ihre Kollegen alle arbeiten, um ihren Lebensunterhalt zu sichern, oder? Erst recht, wenn wir den Personalbestand nicht aufstocken können?«

Sie sieht mich zugleich an und durch mich hindurch. Ich frage mich, warum sie nicht gesagt hat, ich soll die Tür zumachen. Mein Instinkt ist immer, diskret zu sein. Die Tatsache, dass sie derart nüchtern über kosmische Ereignisse meines

Lebens spricht, lässt mich schon wieder nach Luft schnappen. Aber sie wartet auf eine Antwort.

»Ja«, sage ich.

»Ja, was?«

Ich flehe sie mit Blicken an. Sagen Sie mir einfach, was ich sagen soll.

Sie blinzelt und seufzt erneut.

»Ich denke, länger als drei Monate können wir Sie nicht entbehren. Genauer gesagt, wir können Sie überhaupt nicht entbehren, aber wenn Sie unbedingt Mutterschaftsurlaub nehmen müssen, überlasse ich das Ihrem Gewissen. Ich verlasse mich darauf, dass Sie angesichts dieser Informationen nicht mehr als das beantragen. Oder anders gesagt: Wenn wir uns nicht gut darstellen und die ganze Abteilung geschlossen wird, werden Sie so lange Mutterschutzurlaub haben, wie Sie möchten.« Ihr Sarkasmus zerschlitzt die Luft. »Wissen Sie, in Amerika gibt es drei Wochen Mutterschutzurlaub. Oder so ähnlich. Das habe ich neulich in den Nachrichten gesehen. Jedenfalls tut es mir leid, dass die Situation ist, wie sie ist.« Sie guckt finster, und als ich nichts sage, bedeutet sie mir mit einem Handwedeln, dass ich gehen soll. Ich stehe auf und verbeuge mich tief.

Wieder an meinem Schreibtisch, kann ich den restlichen Nachmittag nichts anderes tun als auf meinen Bildschirm starren und im Kopf Berechnungen anstellen. Wenn ich nach drei Monaten wieder zur Arbeit kommen muss, werden wir eine Ajumma einstellen müssen, bis meine Tochter mit einem Jahr in eine staatliche Betreuung kann. Vielleicht finde ich eine billige für rund anderthalb Millionen Won. Es wäre ja nur für neun Monate, sage ich mir. Bora bezahlt für eine gute wahrscheinlich zu viel. Vielleicht spricht ihre Ajumma sogar Englisch.

Wenn es diesen Job nicht mehr gibt, werde ich keinen anderen finden. Mich wird niemand einstellen, weil ich schon diesen Job nur wegen der Verbindungen meines Schwiegervaters bekommen habe, als der noch arbeitete. Es wird keinen Zweck haben, nach einer anderen Stelle zu suchen. Und wenn ich keine Stelle habe, werden wir Miete und Essen nicht bezahlen können, und von dem Drei-Millionen-Won-Gehalt meines Mannes erst recht kein Baby oder eine Eigentumswohnung. Ich hyperventiliere.

»Alles okay?« Miss Jung ist im Bad und schminkt sich die Lippen nach, als ich reinkomme und mich über das Waschbecken beuge.

»Ich glaube, ich muss den restlichen Tag freinehmen«, sage ich. »Ich fühle mich nicht so gut.«

Ich verzichte auf neun Monate Mutterschutz. Sicher wird Miss Chun nichts sagen, wenn ich heute ein paar Stunden früher gehe. Ich packe zusammen und gehe, ohne auch nur der Personalstelle Bescheid zu geben, dass ich mir einen halben Tag freinehme.

Das Baby muss den Schock gespürt haben, denn sie stupst wieder. Ich lächele und stupse zurück, während ich langsam zu meiner Wohnung hochgehe. Als ich die Tür öffne, steht mein Mann im Flur, er trägt seinen dunkelblauen Anzug und wirkt so erschrocken, dass meine eigene Überraschung gar nicht erst zum Schrei wird.

»Ich dachte, du kommst erst Samstag zurück«, sage ich schwer atmend. »Du hast mich erschreckt!«

Er antwortet nicht, steht nur da und wirkt so nervös, dass ich ganz verwirrt bin.

»Ähm, was machst du denn hier?«, sage ich.

»Mir ist nicht gut, deshalb bin ich früher nach Hause gekommen«, sagt er und steckt die Hände in die Taschen.

»Oh«, sage ich. »Bist du krank?« Ich bedeute ihm, aus dem Weg zu gehen, damit ich eintreten kann.

»Mein Bauch«, sagt er. »Ich fühl mich einfach nicht gut.«

Ich gehe ins Schlafzimmer, um meine Tasche abzustellen, als mir bewusst wird, dass sein Koffer nicht da ist. Normalerweise sieht es in der Wohnung aus wie nach einem Hurrikan, wenn er von einer Reise zurückkommt, und überall fliegen dreckige Socken und Unterwäsche rum. Ich gehe zurück und sehe, dass er im Wohnzimmer auch nicht ist und mein Mann noch steht, wo er eben stand.

»Wo ist dein Koffer?«, frage ich.

Er räumt eine halb aufgegessene Schale Jjamppong weg und schüttet den Rest der leuchtend orangenen Suppe in die Spüle.

»Du hast Bauchweh und isst so scharfe Suppe?«, frage ich. Er steht immer noch mit dem Rücken zu mir am Spülbecken. »Warum hast du mir denn nicht gesagt, dass du früher zurückkommst?« Nicht, dass es mir wirklich was ausmacht. Ich bin nur verwirrt, weil er normalerweise viel zu viel über solche Dinge redet.

Er dreht sich langsam um und trocknet sich die Hände am Lappen ab, während ich die Suppenflecken vom Tisch wische.

»Und weißt du, dass du deine guten Schuhe hiergelassen hast? Musstest du dir für die Meetings neue kaufen? Hast du nicht gesagt, die sind da immer superförmlich gekleidet?«, frage ich und wasche den Lappen neben ihm in der Spüle aus.

»Ja, die Schuhe brauche ich«, sagt er und räuspert sich laut. »Genau deshalb bin ich tatsächlich hier. Die brauche ich für ein Vorstellungsgespräch heute Nachmittag. Du bist früh zu Hause.« Er spricht nicht weiter.

»Ein Vorstellungsgespräch?«, frage ich. »Was denn für ein Vorstellungsgespräch?« Wegen einer Beförderung? Ich will hoffnungsvoll nachfragen, zwinge mich aber, es nicht zu tun.

»Für einen Job bei der BPN-Group«, sagt er.

»Warum hast du denn da ein Vorstellungsgespräch?«, frage ich. BPN ist ein drittrangiger Konzern.

Er starrt mich wieder an und holt dann tief Luft. »Ich kann das nicht mehr«, sagt er.

»Was kannst du nicht mehr?«, frage ich.

»Hör zu, Wonna, warum setzt du dich nicht?«, sagt er. Er führt mich zum Küchentisch und gießt mir gekühltes Wasser ein. Nachdem er sich auch etwas eingegossen hat, setzt er sich mir gegenüber und beginnt zu erklären.

Dass er die letzten beiden Male, als er es gesagt hat, nicht auf Geschäftsreise war. Dass er in Wirklichkeit vor zwei Monaten seinen Job verloren hat. Dass er in der Zeit bei seinem Vater war und Bewerbungen geschrieben hat und zu Gesprächen gegangen ist. Dass er mir in meinem Zustand keine Sorgen machen wollte, es aber vielleicht besser sei, dass ich es rausgefunden hätte, weil es schrecklich für ihn sei, ein Geheimnis vor mir zu haben. Dass er nach einer Stelle mit kostenloser Kinderbetreuung sucht, wie es sie bei seinem alten Job gab.

»Aber warum – warum hast du dann immer einen Anzug angezogen und bist zur Arbeit gegangen?«, frage ich wie betäubt.

Da erzählt er mir, dass er sich angezogen hat, als ginge er zur Arbeit, und dann für den restlichen Tag wieder nach Hause gekommen ist.

Es stimmte, er war fast jeden Abend vor mir zu Hause gewesen. Ich hatte mir nichts dabei gedacht – ich glaubte ihm, als er sagte, seine Firma unterstütze Zeit mit der Familie.

»Ich wollte nicht, dass du dir Sorgen machst«, sagt er. Seine Augen und seine Stimme klagen, aber er ist einen Schritt zurückgetreten. Er hat immer Angst vor mir gehabt; das wird uns beiden zu unserem Erstaunen nun klar.

Und er sieht mich an und ich ihn, und wir hören beide unseren schweren Atem. Vor unserer Tür trappeln Schritte auf der Treppe wie Regen.

»Nicht aufregen«, sagt er, abwartend, was ich als Nächstes tue. »Das ist nicht gut für das Baby.«

Ich muss zugeben, dass ich keine Ahnung habe, wie deine frühen Jahre aussehen werden, da ist nur die sehr lebendige Vorstellung eines eingewickelten Du in meinem Arm. In dieser Vorstellung sind die Vorhänge zugezogen, aber es fällt Licht hindurch – es wird Zeit für dein Nickerchen, und ich muss versuchen, dich in meinen Armen in den Schlaf zu wiegen. Du bist unruhig und windest dich, aber dein Blick hält meinen, und ich weiß einfach, wie ich dich beruhige. In meiner Vorstellung ist die Zeit etwas Vages, und bald, vielleicht sind aber auch Stunden vergangen, bist du ruhig und still und schlummerst.

Du wirst Dinge haben, die ich als Kind nicht hatte – wie in Ehren gehaltene Fotos und Geburtstagskuchen und Tage am Strand.

Am häufigsten kommt in meinen Tagträumen eine ältere Version von dir vor. Du bist eine junge Frau, vielleicht so alt wie die Mädchen, die über mir wohnen – nicht so viel jünger, als ich jetzt bin. Aber anders als sie und anders als ich, hast *du* immer ein Lächeln in den Mundwinkeln, weil du eine glückliche Kindheit hattest.

In meinem Tagtraum kommst du zu Besuch – du kommst praktisch angeflogen, um mich zu sehen, weil du gute Neuigkeiten hast und mir persönlich davon erzählen willst, weil du und ich uns so nah sind, und du willst sehen, wie ich vor Freude strahle. Du klingelst mit ungeduldig wippendem Fuß, und als ich die Tür öffne, stehst du da mit deinem wunderbaren, majestätischen Selbstvertrauen und schwingst dein

Glück wie ein Zepter. Und deine Neuigkeiten sprudeln aus deinem Mund, die Worte überschlagen sich, denn es ist etwas, wofür du hart gearbeitet hast, und es macht dich stolz, mir zu erzählen, wie du das geschafft hast.

Und ich werde dich nach drinnen ziehen, dir sagen, du sollst reinkommen und dich setzen und es mir langsamer und von vorne erzählen, und ich werde weinen, weil es mich sentimental gemacht hat, dich großzuziehen, und ich werde meine Arme um dich schlingen und staunen, wie schön du bist, wie groß und stark und leuchtend. Und vor meinen Augen werden all meine Erinnerungen an dich tanzen, während ich durstig alles anhöre, was du zu sagen hast, lachend und meine Hände haltend und dich an meine Schulter lehnend, oder vielleicht legst du den Kopf in meinen Schoß, wie du es als Kind getan hast.

Und dann ist es für dich wieder Zeit, mich zu verlassen, in dein eigenes Leben zurückzukehren, summend vor Erwartung. Du musst dir um mich keine Sorgen machen – ich werde so glücklich sein wie noch nie, auch wenn es mir ein bisschen das Herz zerreißt, dich gehen zu lassen.

Aber ich weiß, dass du immer zu mir zurückkehren wirst. Und es wird der einzige Wunsch sein, den ich je kannte.

Ara

Erst als ich aufschrecke, merke ich, dass ich wieder am Schreibtisch eingeschlafen sein muss, beim Gucken alter Taein-Videos von seiner letzten Reality Show, *Slow Life, Happy Life*. Seit der Skandal mit Candy rauskam, hält er sich zurück, deshalb konnte ich mich nicht meinem Lieblingsprogramm hingeben und Ende der Woche sämtliche Fernsehauftritte hintereinander weg gucken. Stattdessen muss ich mich zum achtzigsten Mal mit Wiederholungen begnügen. Das ist alles Candys Schuld, und meistens stelle ich mir beim Einschlafen vor, dass sie von jedem einzelnen Sender im ganzen Land auf die schwarze Liste gesetzt wird.

Von der ungemütlichen Schlafposition tun mir der Nacken und das Kreuz weh. Ich friere – es ist zwar endlich Frühling, aber nachts wird es immer noch ziemlich kalt. Ich stehe auf, und als ich mich strecke, höre ich ein komisches Geräusch, das von sehr weit weg zu kommen scheint. Ich höre auf, mich zu strecken, und lausche. Und da ist es wieder. Ein unterdrücktes Schreien, gemischt mit erschrockenem Weinen. Ich öffne die Tür und gehe ins Wohnzimmer, ich frage mich, ob es Sujin ist.

In der Küche ist Licht an, und Sujins Tür ist offen, aber ihr Zimmer ist dunkel, was heißen muss, dass sie zu Hause war und wieder gegangen ist. Die Uhr über dem Fernseher zeigt 3:22 nachts. Heute sollte Sujins erstes Mal in einem Room Salon sein, zu dem Kyuri den Kontakt hergestellt hat. »Ich werd nicht wirklich arbeiten – die Madam hat gesagt, ich soll einfach mal vorbeikommen und ein bisschen bleiben und Spaß haben«, sagte Sujin aufgeregt. »Einen Vorgeschmack bekommen, wie es ist.«

Und da ist es wieder. Dieses Geräusch. Es ist definitiv eine schreiende Frau. Ich lege das Ohr an die Wohnungstür und kann es durch sie hindurch hören. Es kommt von draußen. Jetzt ist es wieder still. Ich blicke durch das Guckloch, kann aber nichts sehen.

Ich schreibe in den Gruppenchat der Mädchen auf unserer Etage – Kyuri, Sujin und Miho: »Jemand wach/zu Hause? Hat noch jemand das Schreien gehört? Ist glaube ich nicht in unserem Stockwerk, aber bin davon aufgewacht.«

Ich gucke auf mein Handy und warte. Entweder sie schlafen, oder sie sind unterwegs. Kyuri ist vielleicht mit Sujin zusammen. Und Miho wahrscheinlich im Studio? Rufe ich die Polizei? Aber wie soll ich denen etwas mitteilen? Kann man der Polizei eine Nachricht schicken? Ich weiß es nicht. Ich tippe in die Suchleiste »Textnachricht an Polizei«, als mein Telefon vibriert.

»Bin auf dem Nachhauseweg«, schreibt Miho in die Gruppe. »Soll ich die Polizei rufen?«

»Vielleicht streitet sich das Ehepaar unter uns?«, tippe ich.

»Nein, hab heut gesehen, wie der Ehemann weg ist«, schreibt Miho. »Ist mit riesigen Koffern ins Taxi gestiegen.«

»Wie weit bist du weg, Miho?«, schreibe ich.

»Ungefähr 20 Minuten. Bin in der U-Bahn.«

Zwanzig Minuten sind zu lang. Jemand könnte sterben.

»Kannst du dann die Polizei rufen?«, schreibe ich. »Ich gucke mal, was los ist.«

Sofort beginnt Miho zu tippen.

»Warte einfach auf die Polizei. Halt durch. Ich ruf die jetzt an. Wenn du runtergehen willst, warte wenigstens auf mich!!!«

»Schon gut, keine Sorge«, schreibe ich. »Ich nehme eine Waffe mit.«

»NEIN!!!«

Es ist süß von ihr, sich Sorgen um mich zu machen. Aber es überrascht mich, sie weiß ja von den Kämpfen früher. Das Problem ist, wir haben keine guten Waffen im Haus. Nicht für so eine Situation. Ich sehne den langen Holzstab meines Urgroßvaters herbei, der nutzlos im Großen Haus hängt. Eine Sekunde lang überlege ich, wie ich ihn beim nächsten Mal klauen kann, wenn ich in Cheongju bin. Nicht, dass ich irgendeine Ahnung hätte, wie man damit umgeht, aber ich kann es ja lernen.

Ich bin nicht sicher, ob ein Küchenmesser eine gute Idee ist, denn ich hab noch nie eins benutzt, und vielleicht lenkt es mich im entscheidenden Moment nur ab. Ich stelle den Wasserkocher an und scanne noch mal die Wohnung. Das ist inakzeptabel. Ich nehme mir vor, Waffen zu bestellen. Ich greife nach einer Schere und stecke sie in die Hosentasche – wahrscheinlich ist sie leichter zu handhaben als ein Messer –, und als das Licht am Wasserkocher ausgeht, nehme ich die dampfende Kanne und öffne die Wohnungstür.

Als ich im Treppenhaus darauf warte, einen Schrei zu hören, kommt mir der Gedanke, dass ich noch nie mit einem Mann gekämpft habe. Ich war dabei – die Jungsbanden hatten regelmäßig brutale Kämpfe, als ich zur Schule ging, und die Mädchen haben manchmal aus der Ferne zugeguckt. Die schiere Schnelligkeit und Stärke – das Geräusch von Baseballschlägern, die jemanden auf den Kopf treffen, das knallende Geräusch einer Faust auf einem Kiefer – schockierte mich jedes einzelne Mal. Die ersten paar Male weinten die meisten Mädchen, sogar Noh Hyun-jin, die berühmt dafür war, von unserem Sportlehrer mal sechs Schläge ins Gesicht hintereinander ertragen zu haben, ohne in die Knie zu gehen. Ich sage mir, wenn da unten ein Mann ist, der versucht, jemanden zu vergewaltigen oder zu töten, dann habe ich einzig und allein das Überraschungselement auf meiner Seite. Ich kann beides, zerbrechlich und verletzlich – das sagt Sujin immer.

Jetzt, wo ich im Treppenhaus bin, ist klar, dass die Schreie – die mit Unterbrechungen zu hören sind – von unten kommen. Das Ehepaar wohnt direkt unter uns, und in dem anderen Apartment lebt, glaube ich, ein Mädchen allein. Ich gehe leise die Treppe runter und lausche direkt vor der Wohnungstür von Apartment 302.

Da ist es. Und ich höre jetzt auch Stöhnen. Murmeln. Etwas über ein Baby? Ich drücke mein Ohr fester an die Tür und höre nur die Stimme einer Frau, und erst denke ich, sie spricht mit jemandem, aber dann wird mir klar, dass sie mit sich selbst redet. Und dann schreit sie so laut und schmerzerfüllt, dass ich vor Schreck aufspringe und fast den Wasserkocher fallen lasse.

»Wer ist da?«, ruft plötzlich eine verängstigte Frauenstimme. Ich klopfe an die Tür und hoffe, es klingt freundlich und harmlos.

»Wer ist da?«, ruft sie noch mal, unmittelbar vor einem erneuten Stöhnen. Dann Schlurfen und Ächzen, und ich höre sie direkt vor mir an der Tür. Wahrscheinlich sieht sie durch das Guckloch. Ich trete ein Stück zurück, damit sie mich besser sehen kann, lächele und winke mit der freien Hand.

Die Tür wird aufgeschlossen, und die verheiratete Frau steckt den Kopf durch den Spalt. Sie sieht schrecklich aus – ihre Augen sind blutunterlaufen, ihr blasses Gesicht ist verzerrt und von Tränen überlaufen. Sie macht die Tür etwas weiter auf und sieht, dass ich einen Wasserkocher in der Hand halte.

»Was ist?«, sagt sie. »Bist du von oben?«

Ich nicke, und dann deute ich auf meinen Hals und schüttele den Kopf.

»Hm?« Sie wirkt noch verwirrter, dann krümmt sie sich und stößt ein gequältes Stöhnen aus.

Ich stelle den Wasserkocher vor ihrer Tür auf den Boden, fasse sie bei den Schultern, und wir gehen in ihre Wohnung. Sie hat so starke Schmerzen, dass sie es kaum ins Wohnzimmer schafft, wo sie auf ein Sofa kippt.

Ich streiche ihr über den Arm, dann laufe ich zur Wohnungstür, öffne sie und hole das heiße Wasser rein. Ich gehe in ihre Küche, sehe mich nach einem Becher um und gieße etwas hinein.

Sie windet sich auf dem Sofa, hält sich den Bauch. Tränen strömen ihr über die Wangen. Ich knie mich vor sie und reibe mit den Händen über ihre Arme. Dann angle ich mein Handy aus der Tasche.

»Ich habe komische Geräusche gehört und bin runtergekommen, um zu gucken, ob etwas ist. Soll ich einen Krankenwagen rufen?«, tippe ich in mein Handy und zeige es ihr.

Sie wischt sich die Tränen weg, nimmt das Handy und liest es. »Du kannst nicht sprechen?«, fragt sie mit gerunzelter Stirn. Sie übertreibt die Betonung, wie die meisten Menschen, wenn sie es erfahren.

Ich nicke.

Sie setzt sich auf und greift zu meiner Überraschung nach meinem Handgelenk.

»Bist du so zur Welt gekommen?«, fragt sie seltsam verzweifelt. Das werde ich oft gefragt, aber bei ihr klingt es nach mehr als flüchtiger Neugier. Ich blinzele schnell und schüttle den Kopf.

Sie seufzt und legt sich wieder aufs Sofa. Ich warte auf die Frage danach, wie es passiert ist, aber die kommt nicht.

»Müssen Sie in die Notaufnahme?«, tippe ich noch mal.

Sie liest es und schließt vor Schmerz die Augen. »Ich weiß es nicht«, sagt sie, vor und zurück wippend. »Sollte ich wahrscheinlich, aber ich weiß es nicht.« Sie fängt wieder an zu weinen. »Es hat zwar keinen Sinn, aber ich will ein bisschen warten. Es ist noch so früh, wenn irgendwas nicht stimmt, bringen sie sie wahrscheinlich einfach um, wenn sie sie rausholen.«

Ich schließe daraus, sie ist schwanger und spricht von ihrem Baby.

»Ich habe gehört, wenn irgendwas nicht stimmt, retten sie eher die Mutter als das Baby, und das will ich nicht. Wenn mein Baby sterben muss, dann sterbe ich mit ihr zusammen.«

Ich sehe sie an und begreife. Ich nicke und bringe ihr ein paar Tücher aus einer Box auf dem Küchentisch, und sie putzt sich die Nase. Ich knie mich neben sie und streiche ihr übers Haar, das feucht ist vor Schweiß. Sogar die angespanntesten meiner Kundinnen entspannen sich, wenn ich das mache, ich hoffe also, es hilft wenigstens ein bisschen.

Ich sehe mich neugierig in der Wohnung um. Sie ist nur ein bisschen größer als unsere und wirkt überhaupt nicht wie die Wohnung eines Ehepaars. Nicht, dass ich schon mal bei jemandem zu Besuch gewesen wäre, der jung verheiratet ist, wenn ich so drüber nachdenke, aber die Wohnungen, die ich im Fernsehen gesehen habe, haben rüschenbesetzte Spitzengardinen und vergrößerte Hochzeitsfotos und zueinanderpassende blaue und rosa Tassen und Hausschuhe und so.

In dieser Wohnung gibt es keine Fotos oder Bilder oder Rüschen – sie ist so kahl und nichtssagend und neutral wie ein Warteraum im Krankenhaus. Auch keine Bücher oder Pflanzen. Das einzig Persönliche ist ein kleines Regal mit CDs in der Ecke. Was für eine seltsame Frau sie sein muss, so ohne jede Dekoration in ihrer Wohnung. Sogar im Friseursalon, wo jede nur die Breite eines Stuhls vor einem Spiegel hat, versuchen alle, auf Teufel komm raus die dreißig Zentimeter Regalplatz vor dem Spiegel zu dekorieren. Und sie bekommt ein Baby! Nirgends eine einzige Babysache. Allerdings hab ich gehört, dass Leute die Sachen lieber nicht so früh kaufen aus Angst, dass es Unglück bringt ... Dass sie, wenn sie davon ausgehen, Glück zu haben, die Götter herausfordern.

Mein Handy vibriert, und wir zucken beide zusammen. Es ist Miho. Sie muss völlig mit den Nerven runter sein, wenn sie mich anruft. »Ara, ich bins. Guck mal in deine Nachrichten!! Schreib mir zurück!!«, sagt sie, als ich drangehe, dann legt sie auf.

Ich öffne die Nachrichten und sehe, dass sie eine ganze Menge geschickt hat. »Wo bist du??? Alles in Ordnung???? Ich hab gerade an deine Tür geklopft und du bist nicht hier!!«

Ich schreibe ihr zurück. »Bin unten in 302. Die Frau ist in großer Not. Mir gehts gut!«

Vielleicht zehn Sekunden später höre ich es an der Tür klopfen.

»Wer ist da?«, fragt die Frau schwach, und ich gehe zur Tür und öffne.

Miho wirkt erleichtert, als sie mich sieht. Ihr langes Haar ist zu zwei fließenden Zöpfen gebunden, und sie hat wie üblich Farbe an Händen und Armen.

»Du hast mir Angst gemacht!«, sagt Miho tadelnd. »Das darfst du nicht! Erst Nachrichten schicken und dann einfach aufhören!«

Ich verziehe entschuldigend das Gesicht.

»Ich hab die Polizei gerufen«, sagt Miho. Ich schüttele den Kopf. »Soll ich noch mal anrufen? Ihnen sagen, dass sie nicht kommen sollen?«, fragt sie, und ich nicke.

»Wer ist da?«, ruft die Frau aus dem Wohnzimmer, und Miho geht mit mir hinein.

»Hallo, alles okay mit Ihnen?«, fragt Miho freundlich, als sie die Frau dort liegen sieht. »Meine Freundin Ara hat mir geschrieben, dass sie Schreie gehört hat, und als sie dann nicht mehr geantwortet hat, bin ich nervös geworden.«

Die Frau setzt sich langsam auf und berührt behutsam ihren Bauch. »Ich hatte schlimme Schmerzen«, sagt sie. »Mein Mann … ist nicht hier.« Sie sagt es zögernd, reibt sich dann kreisförmig den Bauch. »Ich glaube, es geht mir schon besser. Es tut noch weh, aber nicht mehr so sehr. Ich bin schwanger.« Den letzten Satz sagt sie etwas trotzig.

»Wollen Sie Ihren Frauenarzt anrufen?«, fragt Miho. Die Frau schüttelt den Kopf und sieht mich an. Ich berühre Miho am Arm und schüttele den Kopf.

»Na, wenigstens geht es Ihnen besser«, sagt Miho. »Das ist gut! Ich bin übrigens Miho. Das ist Ara. Wir wohnen oben.«

»Ja, es tut mir leid«, sagt die Frau. »Es ist so spät, und ich habe euch gestört. Mich wundert, dass nicht das ganze Officetel vor meiner Tür steht.«

»Ach, keine Sorge«, sagt Miho. »Ara ist da besonders. Sie hört besser als die meisten Menschen. Alle anderen schlafen bestimmt.«

»Wann kommt Ihr Mann zurück?«, tippe ich.

Sie liest meine Nachricht und schüttelt ein Mal den Kopf. Und dann stößt Miho mich in den Rücken, um mir zu sagen, dass ich aufhören soll zu fragen.

Ich gehe zum Küchentisch, um nach dem heißen Wasser zu sehen, das ich in den Becher gegossen habe. Es hat jetzt Trinktemperatur, also bringe ich es der Frau, und sie nippt daran.

»Danke für das heiße Wasser, das ist sehr aufmerksam.« Sie hält den Becher mit beiden Händen und stellt ihn dann auf ihren Bauch.

Ich muss lächeln. Besser, sie weiß nicht, dass ich in der Annahme, sie würde vergewaltigt, ihrem Vergewaltiger das kochende Wasser ins Gesicht schütten wollte.

»Es ist so spät. Ich fühle mich ganz schlecht, weil ich euch wach halte. Bitte, geht hoch und legt euch hin. Ich fühle mich wirklich schon viel besser.« Um das zu demonstrieren, steht sie auf und lächelt zittrig.

Miho und ich gucken auf die Uhr, die jetzt 4:05 anzeigt. Wir zucken beide mit den Schultern. Miho lebt nach ihrer eigenen Zeit und kann so lange schlafen, wie sie will.

Ich muss um 9:30 Uhr bei der Arbeit sein. Da Cherry seit jenem Abend nicht mehr kommt, habe ich keine persönliche Assistentin mehr. Ich habe die Füße stillgehalten und noch nicht um eine neue gebeten.

Ich greife nach der Hand der Frau und drücke sie. Sie ist knochig und weich zugleich.

»Danke«, sagt sie, die Augen verlegen zu Boden gerichtet. Miho murmelt Gute Nacht, wir gehen zusammen und schließen leise die Tür hinter uns.

Am nächsten Tag bei der Arbeit denke ich über die Frau nach. Ich sehe immer ihren verzweifelten Blick vor mir – wie sie trotz ihrer Schmerzen nicht in die Notaufnahme wollte, weil sie ihr Baby holen könnten.

Ich kann mir nicht vorstellen, mich so zu fühlen. Ich kann mir nicht vorstellen, ein Kind zu haben, nach dem man jeden Augenblick jedes Tages gucken muss, ohne ein eigenes Leben zu haben. Ich frage mich, wie dieser Übergang vonstattengeht und wie es ist, wenn sich dieser Instinkt meldet.

Einer meiner Kunden hat mal zu mir gesagt, das Problem mit einem Großteil meiner Generation in diesem Land wäre, dass wir nicht für morgen lebten. Es war ein Soziologieprofessor, der die Assistentinnen nach ihren Lebensentscheidungen ausfragte, was denen offensichtlich unangenehm war. Hätten sie gute Antworten auf solche Fragen, würden sie nicht in einem Friseursalon arbeiten, wollte ich sagen. Aber natürlich wussten er und alle anderen das schon, und es war einfach grausam von ihm, es anzusprechen. »Man muss mit Eltern aufwachsen, deren Leben sich mit der Zeit verbessert, damit man lernt, dass Mühe sich im Leben auszahlt. Wenn man mit Menschen aufwächst, deren Situation sich mit der Zeit verschlechtert, dann denkt man, man müsse einfach nur in den Tag hineinleben. Und wenn man junge Leute fragt: Was ist mit morgen? Was macht ihr, wenn die Zukunft kommt und ihr alles schon ausgegeben habt?, dann sagen sie, sie würden eben sterben. Und deshalb hat Korea die höchste Selbstmordrate der Welt.«

Das sagte er in belehrendem Ton, als wollte er jeden tadeln, der im Salon arbeitete.

Ich wollte fragen, ob seine Kinder denn genial und fürsorglich und erfolgreich seien, weil so schließlich niemand ist.

Manchmal ist es gut, dass ich nicht sprechen kann.

Am Abend bekomme ich eine Nachricht von Kyuri.

»Unser Manager sagt, dass Taein heute vielleicht ins Ajax kommt! Madam wird nicht hier sein, weil sie morgen ihren jährlichen Gesundheitscheck hat, deshalb muss sie ab fünf Uhr nachmittags fasten und darf nicht trinken. Das ist perfekt. Irgendeine Möglichkeit, dich loszueisen und gegen 9 hier zu sein? Sein Manager kommt definitiv mit irgendjemandem von Taeins Firma, und ich wette, es ist wirklich er. Und selbst wenn nicht, dann lernst du wenigstens seinen Manager kennen.«

Ich starre und starre auf diese Nachricht und kann nicht atmen und muss mich hinsetzen, und die Assistentinnen schwärmen auseinander wie die Kakerlaken, als sie mein Gesicht sehen. Vielleicht hat Cherry ihnen doch was über mich erzählt.

Endlich ist es so weit. Ich werde Taein kennenlernen. Ich habe tausend Mal davon fantasiert, und jedes Mal ist er ganz von mir eingenommen und will mit mir allein reden und nimmt mich mit in seine Wohnung, wo wir die ganze Nacht lang auf dem Boden in seinem Zimmer liegend Musik hören, wie er es in dieser Realityshow *Mein einsames Zimmer* getan hat. Ich fahre von meinem Stuhl hoch und starre in den Spiegel. Ich muss los. Ich weiß, dass Kyuri mir nie geschrieben hätte, wenn das nicht eine echte Gelegenheit wäre.

Ich muss mich verwandeln, das ist sofort klar. Ich muss mir von den anderen was zum Anziehen leihen. Im Kopf gehe ich alle Kleider durch. Einmal habe ich Miho in einem dunkelgrünen Kleid gesehen, das ich toll fand. Ich werde sie gleich danach fragen.

Ich haste zum Empfangstresen und frage, wie viele Kunden ich heute noch habe, und zum Glück sagen sie, es sind nur zwei. Mrs Park Mi-Soon und Mr Lim Myung-sang. Ich tippe in mein Handy, dass ich einen Notfall habe und nach Hause muss, und bitte Miss Kim, ob sie anrufen und fragen könnte, ob sie lieber einen neuen Termin möchten oder einfach nehmen, wer gerade Zeit hat. Mrs Park hat einen Termin für ihre Dauerwelle, die sie nur alle drei Monate bekommt, aber da ist jetzt nichts zu machen. Und Mr Lim bekommt nur seinen monatlichen Schnitt. Miss Kim nickt und fragt, was los ist, aber ich schüttele den Kopf und eile in die Garderobe, wo ich mir meine normalen Sachen anziehe. Als ich gehe, begegne ich Miss Kims Blick und bedeute ihr, mir zu schreiben, und sie nickt und wedelt mich weg.

Als ich zum Officetel komme, ist niemand zu Hause, und Miho beantwortet meine Nachricht wegen des Kleides nicht. Ich gebe die Nummern in das Schloss von Mihos und Kyuris Apartment ein, und sobald ich drin bin, wühle ich mich durch ihre Schränke.

Ich finde das grüne Kleid nicht in Mihos Schrank, sondern in Kyuris und schreibe in den Gruppenchat: »Leihe mir dunkelgrünes Kleid aus Kyuris Schrank, wem auch immer es gehört!! Danke!! Make-up und Schuhe auch!!«

Von Kyuris Utensilien hat man allerdings noch nicht Kyuris Gesicht, und ich verlasse ihr Zimmer für meinen Geschmack etwas zu blass und großäugig. Eyeliner war noch nie meine Stärke. Wenigstens meine Haare werden perfekt sein. Nachdem ich das Kleid angezogen habe, das an mir etwas eng ist, lege ich mein Haar in Wellen. Leider sind Kyuris Schuhe alle zu groß für mich, sodass ich meine eigenen tragen muss, und die einzigen, die auch nur ansatzweise gehen, sind nudefarbene High Heels, die ich vor ein paar Jahren gekauft habe und in denen mir die Zehen wehtun. Für den Abend wird überall Regen vorausgesagt, also nehme ich einen Schirm mit, denn ich will das Kleid nicht ruinieren.

Als ich endlich ein Taxi kriege, ist es schon nach neun, und ich weine fast vor Sorge, als wir fast zehn Minuten lang im Verkehr stecken bleiben. Kyuri schreibt mir, Taein sei gerade gekommen. Sie sagt, sie kommt hoch, um mich abzuholen, wenn ich da bin.

Mein Herz zerspringt, als das Taxi endlich vorfährt und ich Kyuri am Eingang winken sehe, wo mehrere Männer in Anzügen herumstehen.

»Da bist du ja!«, quiekt sie, und ich rieche den Alkohol in ihrem Atem. Sie ist bereits betrunken und kichert, als sie meine Hand drückt. Wir staksen zusammen die Treppe hinunter. »Also, er ist mit zwei Freunden und seinem Manager hier, und der CEO seiner Firma kommt später auch noch. Und Sujin! Sujin ist gerade in einem anderen Raum, aber sie kommt nachher rüber!«

Wir gehen einen dunklen Flur entlang, durch den Mädchen und Kellner laufen. Türen gehen auf und zu, und wir hören Lachen und leise Stimmen und Gesang. Endlich bleibt Kyuri stehen, öffnet eine Tür und schiebt mich hinein.

Drinnen ist es dunkel, in der Mitte des Raums ein langer rechteckiger Marmortisch, in der Ecke ein Badezimmer. Vier Männer sitzen am Tisch und trinken, und der ganz rechts ist wirklich Taein.

Es wirkt komisch, dass nicht mehr Leute hier sind, dass ihn nicht alle hingerissen anstarren. Ich halluziniere nicht – seine Haut schimmert, sein Gesicht ist schmaler, als ich dachte –, sein perfektes Gesicht, das ich jeden Abend auf dem Bildschirm anstarre, ist meinem so nah, dass ich die Hände ausstrecken und es umfassen könnte.

»Komm, Ara«, sagt Kyuri, schiebt mich, bis wir am Tisch sind, und drückt mich dann auf den Stuhl direkt neben Taein.

Ich verbeuge mich und werde bis zu den Haarwurzeln knallrot.

»Du bist so schnell verschwunden, ich wollte schon beleidigt sein, Kyuri«, sagt einer der Typen, der ein gestreiftes T-Shirt trägt und ungefähr so alt ist wie Taein.

Ein Typ auf der anderen Seite sagt: »Ja, mir war nicht klar, dass du derart beliebt bist, dass du hier keine zehn Minuten sitzen kannst.« Er hat ein rundes Gesicht und schlechte Haut, und sein Gesichtsausdruck ist unfreundlich. »Die bilden sich hier langsam ein bisschen viel ein.«

»Ich habe meine Freundin geholt, die ein riesiger Taein-Fan ist!«, sagt Kyuri fröhlich. »Ich war in keinem anderen Raum, Dummkopf.«

»Ach, echt, ein Fan?«, sagt der Typ in dem gestreiften T-Shirt. »Er hasst Fans.«

»Nein, tue ich nicht«, sagt Taein schnell und tut, als würde er ihn gegen die Schulter knuffen. Er wendet sich mir zu und lächelt breit, aber ich merke, dass er jetzt gewarnt ist.

»Und, wie heißt du?«, fragt Taeins Riese von einem Manager und sieht mich an. Sein breites Gesicht ist voller Akne, ich kenne auch ihn aus den ganzen Realityshows. Er hat schon vor ihrem Debüt für Crown gearbeitet. Mir fallen sofort sämtliche Geschichten ein, die je über ihn erzählt wurden – meistens eher im Radio als im Fernsehen. Er hat Essen in seinem Zimmer gehortet, und wenn die Jungs nach dem Probentag Hunger hatten und das Essensbudget von zehntausend Won schon aufgebraucht war, hat er so getan, als hätte er nichts. Und einmal hat er vergessen, sie vom Flughafen abzuholen, weil er zu betrunken war, und sie mussten ein Taxi nehmen und es selbst bezahlen (als sie noch gar kein Geld verdienten).

Ich frage mich, wie sie ihn ertragen, nachdem er ihnen so viel zugemutet hat, als sie arm und unbekannt waren.

»Sie heißt Ara«, sagt Kyuri. »Sie ist stumm.«

»Was?« Aufschreie am ganzen Tisch, und ich werde noch röter.

»Ich hab noch nie jemanden kennengelernt, der stumm ist!«, sagt einer der Freunde. »Wow, dieser Room Salon wird jedes Mal interessanter. Wie soll sie denn mit mir reden, wenn sie *stumm* ist?«

»Körpersprache, du Idiot«, sagt der Große und lacht sich kaputt. »Sie beherrscht bestimmt alle möglichen Dialekte.«

Sooft ich mir vorgestellt habe, Taein kennenzulernen, habe ich irgendwie nie darüber nachgedacht, wie ich damit umgehe, dass ich nicht sprechen kann. Ich frage mich, warum ich mich darauf nicht besser vorbereitet habe. Heiße Tränen sammeln sich in meinen Augen, als die Tür aufgeht und Sujin hereinkommt.

»Ich hab gehört, du bist hier!«, sagt sie fröhlich zu Kyuri. »Hallo, alle!«

Die Männer werfen ihr einen Blick zu und ignorieren sie wieder. Dann sieht sie mich und Taein.

»Ara?«, sagt Sujin. »Oh mein Gott!« Sofort begreift sie, was ich durchmache, eilt zu mir und setzt sich neben mich. Sie kneift mich und fängt an zu kreischen.

»Was soll denn der Scheiß«, höre ich den Großen murmeln. Dann drückt er auf den Summer auf dem Tisch, und ein Kellner kommt rein. »Rufen Sie die Madam«, sagt er. Sofort sind alle still, und Kyuri wirkt aufgewühlt.

Nur eine Minute später kommt der Manager, ganz in Schwarz, leise durch die Tür. »Hallo«, sagt er und verbeugt sich tief. »Ist etwas nicht in Ordnung? Wie kann ich helfen?«

»Ich sagte, rufen Sie die *Madam*. Nicht Sie. Sie kenne ich nicht«, sagt der große Typ.

»Die ist heute leider nicht da, aber ich bin sicher, ich kann weiterhelfen. Soll ich hier aufräumen?« Der Manager guckt Kyuri an, und ich kann sehen, dass er sehr darum bemüht ist, sie und damit auch uns zu beschützen. Er mag sie, das ist offensichtlich. Wir halten alle den Atem an.

»Wie oft muss ich Ihnen noch sagen, rufen Sie die Madam? Sie hat doch ein scheiß Telefon oder nicht? Egal, ich habe ihre Nummer selbst. Ich werde sie anrufen.«

Zu unserem Entsetzen holt er sein Handy aus der Tasche, scrollt und hält es dann ans Ohr.

Kyuri flüstert leise »Shit«. Sujin steht auf, nimmt mich beim Handgelenk, und wir gehen langsam zur Tür.

Das wars. Taein hat nicht mal mit mir geredet. Ich kam nicht dazu, etwas für ihn zu tippen. Verzweifelt sehe ich mich nach ihm um, als ich durch die Tür gehe, er scherzt mit seinen Freunden und bemerkt nicht mal, dass ich gehe.

Bevor sich die Tür schließt, höre ich den Freund am Telefon brüllen: »Von wegen Qualitätskontrolle! Ich dachte, das hier wäre ein Zehn-Prozent-Laden! Kein Haus voller Amateure und Freaks! Ich hab hier über die Jahre ein Vermögen gelassen, und dann werde ich so behandelt!«

Ich gehe trotz meiner hohen Absätze schnell, versuche, mit Sujin und Kyuri Schritt zu halten. »Ihr geht jetzt besser«, sagt Kyuri leise und bleibt abrupt vor der Tür zu einem anderen

Raum stehen. »Wir sehen uns zu Hause.« Sie öffnet die Tür und schlüpft hinein. Sujin nimmt meine Hand, und wir gehen los. Ich weiß, wie sie sich fühlt, und sie weiß, wie ich mich fühle, und bald rennen wir beide.

An dem Tag, an dem ich meine Stimme verlor, war es genauso. Sujin und ich rannten, und sie hielt meine Hand, um mich da rauszuführen. Sie war diejenige, die mich überhaupt dorthin gebracht hatte – zum Gewölbe an der Schotterpiste nach Einbruch der Dunkelheit, wo wir, wie sie sagte, in die Gang der schlimmen Jugendlichen aufgenommen werden würden, sodass wir im nächsten Jahr die Anführerinnen der Schule wären. Ich wollte nicht hin, weil ich nicht sicher war, ob ich das Etikett *schlimm* haben wollte, denn dann würden uns alle Lehrer hassen und immer rauspicken und schlagen, sobald irgendwas nicht stimmte. Einem Iljin-Jungen im Jahrgang über uns war mal ein Trommelfell geplatzt, nachdem der Konrektor ihn geschlagen hatte.

Wir wussten nicht, dass die anderen Schulen alle wussten, dass wir heute Abend in die Gang aufgenommen werden sollten, und aus Rache für die in den letzten Jahren verlorenen Kämpfe gekommen waren. Sie brachten Holzbretter mit, und ein paar hatten Bierflaschen dabei, die sie kaputt schmissen, um sie als Waffen zu benutzen. Sie umzingelten uns, und wir wussten nicht, dass sie die kaputten Flaschen wirklich an uns ausprobieren würden, bis einer der Sunbaes »Lauft!« schrie, und dann versank die Welt im Chaos. Ich habe das Gesicht meiner Angreiferin nie gesehen, aber Sujin hat mir später erzählt, sie hätte einen Schlagstock gehabt.

Als wir wieder auf dem Gelände des Großen Hauses waren, weckte Sujin meine Eltern und rief einen Krankenwagen. Ich erinnere mich nicht gut an den Abend, aber ich erinnere mich an Sujins Fingernägel, unter denen Blut und Haut waren, weil sie dem Mädchen, das mich angriff, das Gesicht zerkratzte. Als erste »Polizei!«-Rufe laut wurden, war das Mädchen abgelenkt, und da langte Sujin nach ihrem Gesicht und zog mich dann verzweifelt weg. Ich konnte nicht richtig gucken, weil in meinem Kopf die Schmerzen explodierten.

»Es tut mir so leid, es tut mir so leid«, schrie sie. Das ist die Erinnerung an diesen Abend, die am schwersten zu ertragen ist. Zu hören, wie sie aus Angst um mich fast erstickt.

Kyuri

Es ist das erste Mal seit drei langen, gedrückten Wochen, dass mir nach der Arbeit danach ist auszugehen. Als Sujin vorhin schrieb, dass sie ungefähr zur selben Zeit fertig sein würde wie ich, habe ich gefragt, ob wir uns in meinem liebsten Samgyeopsal-Restaurant treffen. Jetzt ist sie seit zwanzig Minuten auf Klo, und ich grille und esse und trinke ganz allein. Ich spüre, dass die Leute an den anderen Tischen Mitleid mit mir haben.

Es ist ein Uhr nachts an einem Donnerstag, es ist also knallvoll, und das Personal rennt mit Leidensmienen herum, aber mir ist das egal – ich rufe einen jungen Kellner und lasse ihn für mich grillen, während ich Sujin suche. Sie steht im Toilettenvorraum vor dem Spiegel und stupst mit einer kristallbesetzten Fingerspitze in ihrem Gesicht rum.

»Was *machst* du denn?«, zische ich.

»Oh, sorry, sorry«, sagt sie nervös. »In meinem Mund hing so viel Essen fest, das hab ich rausgeholt, und dann dachte ich, ich hätte rechts wieder etwas Gefühl im Kinn, aber das stimmte wohl nicht. Komme schon!«

Wieder am Tisch, nimmt sie dem schwitzenden Kellner die Stäbchen ab, dreht damit die Schweinebauchscheiben um und legt die fertig gegrillten auf meinen Teller. Ich beobachte, wie sie die Schere nimmt und ihre eigenen Stücke in dünne Scheiben schneidet, und in meiner Brust schmilzt etwas. Natürlich weiß ich noch, wie das ist – wie schwierig jede Mahlzeit ist –, das Essen bleibt hängen, das langsame Kauen, das Knacken des Kiefers, die Taubheit und die Schmerzen.

»Man gewöhnt sich dran«, sage ich nicht zum ersten Mal zu ihr. Nach meinen eigenen Operationen musste ich mich sehr anstrengen, um nicht wie ein Kranich den Hals zu recken und ständig in mein Kinn zu piken, weil ich es nicht spüren konnte. Das Gefühl kam nie zurück, aber wofür gibt es Handspiegel und die Selfie-Kamera – um zu gucken, ob einem Essen oder Trinken übers Kinn läuft. Wortlos greife ich in meine Tasche und gebe ihr meinen Lieblingsspiegel – er ist klein und rund und hat einen Rand aus Spitze.

»Ach, ist schon gut«, sagt sie, neigt etwas den Kopf und lächelt. Ihr Gesicht ist kaum noch geschwollen, und in der letzten Woche hat die Schönheit dramatisch Einzug in ihr Gesicht gehalten. Ich bin jedes Mal erstaunt, wie plötzlich die Blüte kommt, wenn sie endlich kommt.

Ich sehe, dass die Männer an den Nachbartischen ihr verstohlene Blicke zuwerfen und dann mir. Sie hat meinen Rat befolgt und war bei meinem Wimpernstudio, und die haben ihr Federn an ihre neuerdings symmetrischen Augen gezaubert. Sogar ihre Nase wirkt niedlicher – eine häufige Nebenwirkung einer Kiefer-OP. In einem kleineren Gesicht wirken nicht angetastete Bereiche wie Stirn und Nase tendenziell hübscher.

Ich wünschte, Sujin wäre vor drei Wochen schon so hübsch gewesen, am Abend des Taein-Vorfalls. Vielleicht hätte das Ajax sie eingestellt, und wir würden jetzt alle zusammen mit Crown feiern, in irgendeinem geheimen Privatraum eines angesagten neuen Clubs. Stattdessen arbeitet sie als Freelance-Mädchen und wird jeden Abend mit einem Bus in die Room Salons gekarrt, die gerade Mädchenmangel haben. Und auch das nur, weil mir ein alter Freund aus Gangseo-Tagen noch einen Gefallen schuldete.

»Bist du jetzt *völlig* verrückt geworden?«, fragte Madam, als ich ein paar Tage nach dem desaströsen Abend zu ihr ging, um mich zu entschuldigen. Es war früher Nachmittag, und sie saß in einem der Räume im Salon am Tisch, schrieb Zahlen in ein kleines schwarzes Buch und benutzte ihr Handy als Taschenrechner.

Miho hatte darauf bestanden, dass ich mich in jedem Fall persönlich entschuldigte. »Geh einfach hin. Es wird so viel bringen, glaub mir. Mehr wollen ältere Menschen gar nicht – man soll sich entschuldigen und den ersten Schritt machen.« Ich hatte vorgehabt, einfach für immer zu Hause zu bleiben, scheiß auf meine Schulden. »Und im schlimmsten Fall bleibt alles, wie es ist«, sagte Miho. Sie ließ wegen ihres Freundes nicht mehr den Kopf hängen, und die Selbstgefälligkeit ihres proaktiven Märtyrertums wurde langsam unerträglich. Trotz ihrer ohrenbetäubenden Überzeugung war ich ein paar Tage lang nicht hingegangen, bis der Manager mir schrieb, Madam habe nichts gesagt, als er meinen Namen erwähnte. *Wenn du jetzt wiederkommst, wird es sein, als wäre nichts gewesen,* stand in seiner Nachricht.

»Es tut mir wirklich so furchtbar leid«, sagte ich wieder und wieder und verbeugte mich so tief, wie meine Taille es zuließ. »Ich habe gar keine Worte dafür.«

Madam sah wieder auf ihr Handy und beachtete mich gar nicht. Sie ließ mich gut zwanzig Minuten so warten, während sie abrechnete und ein paar Anrufe machte, aber auch ich rührte mich nicht. Ich fühlte mich wohl mit dem Gesicht nach unten. Ich stellte mir vor, wie ihr Hirn in ihrem Riesenschädel surrte, um die optimale Art und Weise zu finden, mich bis an die Grenzen des Erträglichen zu erniedrigen.

Als sie mich schließlich ansprach, klang sie erschöpft und resigniert. »Hör zu«, sagte sie und knallte ihr kleines Buch dermaßen zu, dass ich zusammenzuckte. »Es ist kein Geheimnis, dass diese Branche nicht mehr ist, was sie mal war. Es ist alles hart. Für alle. Für mich ist es hart, und du kannst sicher sein, dass es für dich auch hart wird, auch wenn ihr Dummköpfe euch das vorher immer nicht vorstellen könnt.«

Ihr erbärmliches, hässliches Gesicht wirkte alt und verhärmt. Ich dachte an all das Geld, das sie dadurch sparte, so hässlich zu bleiben. Ihr Blick wirkte nicht warm, war es aber auch nie gewesen, nicht mal, als sie mich noch mochte. »Und jetzt hau ab und verdien Geld wie ein Profi«, sagte sie und entließ mich mit einem vagen Wedeln. Und damit wurde ich an die freie Luft gelassen.

Sujin spuckt diskret etwas Fleisch in eine Serviette und sagt: »Ich glaube, du solltest dir eine andere Art Job suchen.«

Ich gluckse in mein Schnapsglas. »Du verwendest so viel Zeit und Geld und Schmerzen darauf, es in einen Room Salon zu schaffen, und jetzt sagst du *mir,* ich soll einen Zehn-Prozent-Salon verlassen?«, sage ich. »Und was soll ich stattdessen machen? Toiletten putzen?«, frage ich aus Spaß. Es ist keine Frage, über die ich je ernsthaft nachgedacht hätte. Egal, wohin ich blicke, ich sehe nur Jobs, die ich garantiert nie bekommen würde. Das weiß ich, obwohl ich versuche, keine Nachrichten zu sehen, denn Schlagzeilen über Arbeitslosigkeit blitzen in der ganzen Stadt auf. Gerade gestern steckte ich im Verkehr fest und musste auf den gigantischen Bildschirm am Umsteigebahnhof Sinsa Station gucken, auf dem mit riesigen Untertiteln von einem Zehnjahreshoch die Rede war und davon, dass sich die Leute aus purer Langeweile umbringen werden oder so. Werden bei diesen Arbeitslosenzahlen auch Leute mitgezählt, denen Immobilien gehören und die nicht arbeiten gehen? Jeder einzelne Wolkenkratzer und jede Shoppingmall in dieser Stadt gehört Leuten, die in Fitnessstudios und Kaufhäusern leben und noch keinen einzigen Tag ihres Lebens gearbeitet haben. Der Weg, den sie am häufigsten machen, ist wahrscheinlich der in den Room Salon.

»Ich glaube einfach nicht, dass deine Madam gut zu dir ist«, sagt Sujin, was mich noch mehr zum Lachen bringt. Sie schüttelt genervt den Kopf. »Ich weiß, ich weiß, ich meine nur, du wirkst im Moment wirklich gestresst. Schlimmer, als ich es bei dir je erlebt habe.« Der Kellner bringt eine neue Flasche, und Sujin füllt mein Glas.

»Und was ist mit *dir?*«, sage ich. »Überdenkst du den Job auch noch mal?«

»Nein, bei mir ist es was anderes«, sagt sie. »Ich bin gerade viel zu sehr damit beschäftigt, meine Schönheit zu genießen.« Sie sieht sich schnell um, ob uns jemand gehört hat, und wird rot, als ihr Blick den eines Mannes trifft, der sie offen anstarrt. »Außerdem bin ich nicht so schnell gestresst. Oder wenn, dann weiß ich, wie ich damit umgehe. Das kann Ara dir bestätigen. In einem Waisenhaus lernst du das ziemlich früh, sonst gehst du gleich unter. Wenn ich es bis hier geschafft habe, bin ich sicher. Das ist jetzt der Wendepunkt in meinem Leben.« Sie sieht mich mit ernstem Blick an. Ich kann sehen, dass sie fast Tränen in den Augen hat.

»Ich weiß nicht«, sage ich eilig. »Miho wirkt nicht, als könnte sie so gut mit Stress umgehen.«

»Miho?«, sagt Sujin ausreichend abgelenkt. »Die wird das schon packen. Um die brauchst du dir keine Sorgen zu machen. Sie plant nur minutiös ihre Rache, das ist alles. Wir sind sehr lösungsorientiert.«

Ich sehe Sujin amüsiert an. »Rache wofür?«, frage ich und überlege, ob Miho es ihr gesagt hat. Sujin ist heute ganz schön unterhaltsam, mit ihren angeblich so tiefen Einsichten. Die Sache ist nur, meine derzeitige Situation ist gar nicht stressig. Sie hätte mich mal in meiner Miari-Zeit erleben sollen.

»Sie hat nur gesagt, sie hätte rausgefunden, dass er ihr untreu war«, sagt sie und greift nach einem verbrannten Stück

Schweinebauch. »Dabei hätte sie überhaupt nie was anderes erwarten sollen. Das hab ich ihr schon gesagt, als ich gehört habe, dass sie mit ihm zusammen ist.«

»Hast du ihn mal kennengelernt?«, frage ich mit hochgezogenen Augenbrauen.

»Nein, brauche ich aber auch nicht«, sagt sie. »Jemand, der so gut aussieht und so reich ist, ist nicht nett.«

»Vermutlich«, sage ich seufzend. Ich bin plötzlich extrem müde und denke an Nami. Ich habe seit dem Tag, an dem sie vorbeikam, nicht mehr mit ihr gesprochen. Sie hat mir ein paar Nachrichten geschrieben, aber da ich nie geantwortet habe, hat sie damit aufgehört. Immer wenn ich an sie denke, wird es ganz dunkel in mir.

»Ich hab ein paar Ideen für Miho gesammelt«, sagt Sujin sachlich. »Ich muss nur noch ein paar Dinge checken – welche Reporter auch glauben werden, was ich sage, wer vielleicht was zahlt und wer anonyme Hinweise annimmt. Miho muss Geduld haben, aber es ist ihr Schicksal, berühmt zu werden. Das haben alle im Waisenhaus immer gesagt.«

Wir stoßen noch mal an und trinken. Ich bedeute ihr, dass sie Soße am Kinn hat, und sie wischt sie ab. Dann greift sie zu ihrem Handy und beginnt, durch die Fotogalerie zu scrollen.

»Wir haben sie alle um eine Zeichnung gebeten, weil wir wussten, dass sie eines Tages berühmt sein würde. Guck mal, das hat sie in der Highschool gezeichnet.« Sie schiebt mir ihr Handy hin. Darauf ist die kleinteilige Bleistiftzeichnung einer Familie zu sehen, die hintereinander durch eine Blumenwiese geht. Vorn der Vater, dann die Mutter und dann die ältere Tochter, die mehrere Bücher an ihre Brust drückt. Ein Stück dahinter kommt eine kleine Figur in der Hanbok-Tracht eines Mädchens, aber mit dem Kopf eines gigantischen Froschs mit irren, hervorquellenden Augen und hervorschnellender Zunge.

»Also, das würd ich aber nicht haben wollen«, sage ich und gebe ihr das Handy zurück. »Du hast *gefragt,* ob du das haben könntest? Wie schrecklich.«

»Das war ihre Krötenserie«, sagt Sujin. »Sie hat eine Menge Froschleute in Brunnen gezeichnet, aber dies hier ist fröhlich, mit all den Blumen. Keine toten Menschen!« Sie lächelt auf das Foto hinunter.

Ich habe immer gewusst, dass die beiden einen Schaden haben.

»Ich dachte, nach New York zu gehen, wäre gut für sie, deshalb hab ich im Loring Center so einen Wirbel gemacht, aber so hat sie dann auch Hanbin kennengelernt, und jetzt ist sie unglücklich …« Sujin verstummt. Ich frage, was sie meint.

»Als ich nach Seoul kam, war ich Assistentin im Friseursalon, und eines Tages hörte ich eine Kundin vor einer Stylistin damit angeben, dass ihre Tochter sich um ein Kunststipendium in New York bewirbt. Ich hab, so gut es ging, gelauscht, es später nachgeschlagen und im Loring Center angerufen, damit sie dafür sorgen, dass Miho sich dort bewirbt.« Sujin schüttelt den Kopf. »Die Erwachsenen denken nicht bis zu unserer Zukunft – na ja, mit Mädchen wie mir haben sie auch alle Hände voll damit zu tun, Feuer zu löschen –, aber deshalb suchen diejenigen von uns, die hier draußen sind, immer nach Informationen für die Jüngeren. Den Job beim Friseur hab ich auch nur bekommen, weil mich eine Unnie vom Center angerufen hat. Ich meine, der Job war furchtbar, aber so bin ich hier gelandet!«

Sujin grinst mich an, als wäre dieser Abschluss ihrer Geschichte ein genialer Twist.

»Übrigens war ich heute Morgen zum Check-up in der Cinderella-Klinik und hab gehört, dass Direktorin Koo weg ist«, sagt Sujin auf dem Nachhauseweg.

»Was?« Ich bin überrascht. Direktorin Koo arbeitete dort, seit Dr. Shim die Cinderella-Klinik eröffnet hat. Ich konnte mir nicht vorstellen, was er ohne sie tun würde, denn sie war diejenige, die ständig für neue Patientinnen sorgte und die alten von den neuesten Operationen überzeugte. Sie zeigte jeweils mit einer dezenten Geste auf ihr Gesicht und ihren Körper, dann flüsterte sie: »Ich habe einfach *alles* machen lassen, Sie können mich also alles fragen – wirklich alles, ich werde vollkommen ehrlich zu Ihnen sein.« Sie war, gelinde gesagt, extrem überzeugend.

»Ja, ich hab gehört, sie ist jetzt im NVme, diesem riesigen neuen Krankenhaus direkt an der Sinsa Station«, sagt Sujin. »Die Cinderella-Klinik steht offenbar unter Schock, es waren alle ganz aufgeregt, als ich hinkam. Wahrscheinlich hat sie nicht mal für eine Nachfolgerin gesorgt oder jemanden ausgebildet oder so, ich hab nämlich gesehen, wie die jüngste Assistentin eine Beratung gemacht hat!«

NVme ergibt Sinn – es ist das riesige neue Haus, das seit der ganzen Presse alle ausprobieren. Ich habe irgendwo gelesen, es sei das größte Krankenhaus der Welt für plastische Chirurgie. Auf den Fotos war ein mit Marmor verkleidetes zwanzigstöckiges Gebäude zu sehen mit einem Spa im Erdgeschoss und Luxushotelzimmern in den oberen Stockwerken, für alle, die für ein Schönheits-OP-Set aus dem Ausland kamen.

»Jedenfalls hab ich zu Dr. Shim gesagt, dass du genau die Richtige wärst für den Direktorinnenposten, und er schien das genauso zu sehen«, sagt Sujin.

»Du hast *was?*« Ich bleibe stehen und starre sie an.

»Ich *glaube* jedenfalls, dass er es genauso sieht.« Sie wirkt kurz besorgt, dann hellt sich ihr Gesicht wieder auf.

»Okay, erzähl mir ganz genau, was du gesagt hast und was er gesagt hat. Sujin! Bist du verrückt? Jetzt kann ich da nicht mehr hingehen!«

In meinem alkoholvernebelten Kopf taucht ein Bild von Dr. Shims stoischem, intelligentem Gesicht auf, und ich bin entsetzt.

Im Officetel ziehe ich Sujin in mein Apartment. Miho ist noch nicht zu Hause – sie geht in letzter Zeit wieder mit flammendem Blick nachts ins Studio. Sie soll nur ihre gruseligen Kunstwerke nicht mit nach Hause bringen. Ich hab keine Lust, Namis Kopf an einem Stock baumeln zu sehen, oder was ihr dafür Gestörtes einfällt.

»Na los«, blaffe ich Sujin an.

Sie geht in die Küche und gießt sich Wasser in ein Glas. »Okay, okay, tut mir leid, dass ich das zu Dr. Shim gesagt hab, aber ich hab an dich gedacht und wie gut du in dem Job wärst und wie fies deine Madam ist, und das wäre doch was anderes. Das Schlimmste, was passieren kann, ist, dass sie Nein sagen. Ich hab nur erzählt, dass du über eine berufliche Veränderung nachdenkst und wie gut du darin wärst – schließlich hat du mich dorthin gebracht und eine Menge andere Mädchen, oder? Und Dr. Shim hat genickt, so.« Sie macht ihn nach mit seinem Eulenblick, gar nicht mal so schlecht.

Ich denke über ihre Worte nach und spüre, wie ich rot werde. Ich im rosa Blazer, ein metallenes Namensschild am Revers, besorgte Frauen anlächelnd, die herzliche Blicke brauchen. Unwillkürlich denke ich daran, dass ich mit Frauen nicht umgehen kann. Andererseits weiß ich eigentlich auch nicht, wie man mit Männern umgeht. Ich denke an all die Schulden, die ich angehäuft habe.

»Triff dich einfach mal mit Dr. Shim und guck, was er sagt«, sagt Sujin gähnend. Sie steht auf, um zu gehen.

»Die kriegen bestimmt tausend Bewerbungen«, sage ich leichthin. »Zehntausend wahrscheinlich. Ich hab nicht mal ’nen Lebenslauf.«

»Kann sein, aber du bist eine wandelnde Werbung für ihre Klinik«, sagt sie. »Wie viele OPs und Eingriffe hast du da machen lassen? Wie viele von den anderen Patientinnen würden sich auf den Job bewerben? Ich wette, du bist die Einzige. Überlegs dir.«

Als Sujin sich zum Gehen wendet, hören wir das Piepen von Mihos Türcode und das Geräusch der sich öffnenden Tür.

»Hallo«, sagt Miho und legt den Kopf schief, als sie uns sieht. Sujin und ich müssen beide nach Luft schnappen. Mihos wildes, fließendes Haar ist bis zu den Schultern abgeschnitten, sie wirkt wie ein vollkommen anderer Mensch. Sie wirkt jünger. Nein, älter. Nein, jünger. Schick. Strahlend. Schockierend.

»Ich weiß, ich weiß, wie klischeehaft kann man sein?«, sagt Miho lachend, als sie unsere Gesichter sieht. »Ich hab sogar geweint, als Ara sie abgeschnitten hat. Ara hätte auch fast geweint. Ich musste sie mindestens zwanzig Minuten lang davon überzeugen, dass ich sie wirklich abschneiden will. Nachdem sie jahrelang gesagt hat, ich müsste sie schneiden lassen!«

Sie wirft ihr kurzes Haar vor und zurück und pustet hinein. Es ist komplett glatt geföhnt, sie sieht aus wie ein Model, das in Riesengroß an einer Luxus-Mall hängt. »Mein Institutsleiter bringt mich wahrscheinlich um«, sagt sie. »Aber egal.«

»Das sieht unglaublich aus!«, sagt Sujin. Sie geht zu ihr und berührt einzelne Strähnen. »Fühlt es sich befreiend an?«

Miho nickt, aber ihre Lippe zittert. »Ich hab es ein oder zwei Stunden lang echt bereut und es dann beim Arbeiten komplett vergessen, bis ich mich im Spiegel gesehen habe. Da musste ich wieder heulen. Aber ich glaub, jetzt gehts. Und Ara hat meine Haare irgendeinem Wohltätigkeitsverein gestiftet, das macht es ein bisschen besser.«

»Ara ist so begabt«, sage ich. »Ich fühl mich ja *selbst* leichter, wenn ich dich ansehe.«

»Ich habe nächste Woche ein Fotoshooting für einen Zeitungsartikel über Nachwuchskünstlerinnen«, sagt Miho und fummelt sich verlegen im Haar herum. »Ich hab zu Ara gesagt, vielleicht färbe ich es morgen einfach blau. Stahlblau. Ich hab immer stahlblaue Haare gewollt, wie Powerade.«

»Whoa, eins nach dem andern«, sage ich. »Jetzt gib dir erst mal eine Woche, um drüber nachzudenken. Mach lieber nicht so viele drastische Veränderungen auf einmal, das könntest du bereuen.«

Sujin stupst mich von hinten an. »Siehst du?«, sagt sie. »Du wärst ein Naturtalent in dem Job. Genau das hat Manager Koo bei meinem ersten Gespräch auch zu mir gesagt. Und mir dann ganz nebenbei noch ein Dutzend mehr Sachen aufgeschwatzt.«

Vor Jahren, als ich noch unsicher war, ob ich weitere Operationen durchführen lassen sollte, ging ich zu einer bekannten Wahrsagerin. Die sagte mir, wenn ich meinen Kiefer machen lassen würde, verlöre ich all das Glück, das im hohen Alter auf mich warte. Aber als sie meinen Namen aufnahm und Geburtstag und -zeit und mein Saju und meine Zukunft errechnete, änderte sich ihr Gesichtsausdruck. Sie sagte, meine späten Jahre hielten nichts als furchtbares Unglück bereit, ich sollte mein Bestes tun, um das zu ändern.

Mit vor Mitleid verzerrtem Gesicht sagte sie mir, dass wegen der Form meiner Nase alles Geld, das in mein Leben flösse, direkt wieder hinausfließe. Und dass ich in der Liebe kaum Glück hätte – dass es das Beste wäre, erst spät im Leben zu heiraten, wenn überhaupt. Ich hätte dasselbe Saju wie ein berühmter Befehlshaber, der mit dem Wissen in den Krieg gezogen sei, nichts zu verlieren zu haben, weil er von seinem Altersschicksal wusste, und so starb er mit Ruhm und Ehre.

Es ist einfach zu springen, wenn man keine Wahl hat.

Am Samstagvormittag sitze ich tatsächlich im Wartezimmer der Cinderella-Klinik, der erste Besuch hier, bei dem ich schrecklich nervös bin. Ich lege eine Hand auf mein rechtes Knie, damit es aufhört zu zittern, aber es führt ein wildes Eigenleben.

Normalerweise verbringe ich die Zeit hier damit, die anderen Patientinnen mit ihren überdimensionalen Sonnenbrillen und übertrieben gespritzten Lippen zu verurteilen, die mit beiden Daumen wie verrückt auf ihren Handys rumtippen. *Yo-han darf auf keinen Fall zu spät zu seiner Lego-Stunde kommen. Hast du gehört, dass Daesu einen Platz in der Schule soundso bekommen hat?* Und bestimmt noch irgendwas Vernichtendes an ihre Ehemänner, auch wenn ich mir nicht vorstellen kann, wie es ist, seinem Ehemann zu schreiben. *Liebling, ich habe den Doenjang-jjigae gemacht, den du so gern magst, also komm bitte ausnahmsweise zum Abendessen nach Hause.* Oder: *Diese Lippenstiftflecken auf deinem Hemd gehen nicht raus, deshalb hab ich es in Streifen geschnitten, während du geschnarcht hast. Schönen Tag noch!*

Heute dagegen konzentriere ich mich auf die Angestellten hinter dem Tresen. Drei von den vier Assistentinnen mit rosa Blazern kenne ich gut, die Vierte muss neu sein. Sie wirkt jung und zurückhaltend und guckt dauernd zu den tippenden Assistentinnen neben ihr. Ich schaue sie mir von oben bis unten ganz genau an. Warum haben sie sie genommen? Sie wirkt auf dumme Weise schüchtern und ist kein bisschen hübsch – viele Schönheits-OPs hatte sie nicht – nur die Augen und vielleicht etwas aufgespritzt, soweit ich es sagen kann. Die Haare sind zu einem straffen Pferdeschwanz gebunden, und ihr Haaransatz ist peinlich ungleichmäßig und fusselig. Gewohnheitsmäßig berühre ich mein Haar. Obwohl ich seit zwei Wochen nicht beim Friseur war, haben die nächtlichen Haarmasken dafür gesorgt, dass meine Spitzen seidig sind wie Seegras.

Die anderen Assistentinnen sind seit Jahren hier, seit ich zum ersten Mal hier war. Sie sind eigentlich ganz nett, mit zuckersüßen Stimmen und brutalem Durchsetzungsvermögen, wenn es um Vorauszahlungen geht. Irgendwie schaffen sie es mit ihrer Art, dass man dankbar ist, hier Patientin zu sein, und sich gleichzeitig so minderwertig fühlt, dass man irgendwann endlos viel Geld ausgibt, um sie zu beeindrucken.

In der Hoffnung, dass sie von ihren Bildschirmen aufsehen, versuche ich, Bewunderung in meinen Gesichtsausdruck zu legen. Meine Wangenmuskeln tun weh, so viel lächle ich.

Mein Handy vibriert, und ich gucke drauf. Die Nachricht ist von Manager Oppa. *Guten Morgen! Ich hoffe, du hast bisher einen schönen Tag. Was machst du so?* Er hat einen Kaffee-Coupon geschickt und ein zwinkerndes Hasen-Emoji.

Gegen meinen Willen muss ich lächeln. Zuerst habe ich seine Freundlichkeiten nicht mal bemerkt – so viele Kleinigkeiten hier und da. Aber jetzt gibt es keinen Zweifel mehr, dass er mich mag. Das ist süß und bisher nicht nervig.

Nur eine Make-up-Stunde, schreibe ich, denn auch wenn er nett ist, er ist ein Mann, und er wird von Madam bezahlt. Und außerdem wird wahrscheinlich sowieso nichts draus.

Die Rezeptionistin ruft einen Namen auf, und die Frau zu meiner Linken sammelt ihre Sachen zusammen und steht auf. Als sie ins Sprechzimmer geht, höre ich sie fragen, was in diesem Monat im Angebot ist. Ich komme schon lange genug her, um zu wissen, dass die Angebote nicht viel bringen, feilschen kann man sowieso immer, aber das hält mich nicht davon ab, mich zu dem Ständer mit den Broschüren vorzubeugen und mir den neusten Flyer zu nehmen.

»Macht euch bereit für den Sommer!« Ein Mädchen im roten Bikini posiert vor einem Pool, darunter sind die Preise aufgelistet. Allerdings nur die »kleinen« Eingriffe, die nichtinvasiven.

Das »Schulterfrei-Paket« führt mich schwer in Versuchung, dazu gehört Botox für die Schultern, Fettkiller-Injektionen für den Achselbereich und entweder LED-Phototherapie oder Cryotherapie. Phototherapie habe ich letzten Sommer mehrfach ausprobiert, das Ergebnis hat mir gefallen. Die Liste erinnert mich daran, dass ich weitere Hautaufhellungen der Achselhöhle brauche und eine neue Lippeninjektion, weil die kleinen Grübchen neben meinen Lippen anfangen zu hängen. Ich blinzele und zwinge mich, damit aufzuhören – heute muss ich mich konzentrieren. Ich hole das schmale Notizbuch hervor, das mir die verheiratete Frau aus ihrem Büro mitgebracht hat, und gehe die Notizen durch, die ich mir gestern Abend bei dem Gespräch mit den Mädchen gemacht habe. Ich habe aufgelistet, welche Mädchen auf meine Empfehlung hergekommen sind. Dazu gehören auch Miho und Ara, die Anfang der Woche ebenfalls Termine hatten, um meinen Namen zu erwähnen und meine Chancen zu verbessern. Vor allem Ara war nach ihrer Beratung ganz fasziniert von all den Möglichkeiten, sagte aber, sie fange mit etwas Kleinem an, vielleicht einfach etwas Filler für die Nase.

Mein Telefon vibriert. Es ist wieder Manager Oppa.

Ein Freund von mir eröffnet in Gangnam Station ein Nap Café. Hast du Lust, es dir anzusehen, wenn du fertig bist?

Ein paar Sekunden später vibriert es schon wieder.

Gerade gemerkt, dass das komisch klingt – nur, um meinen Freund zu besuchen, meine ich, nicht, um dort zu schlafen! Die haben aber sowieso nur Einzelbetten, glaube ich! Gemeinsam schlafen ist gar nicht erlaubt!

Ich lache, weil er irgendwie noch so unschuldig ist, aber dann höre ich eine Assistentin meinen Namen aufrufen. Ungeschickt mein Handy verstauend, stehe ich schnell auf und folge ihr ins Sprechzimmer – eins, in dem ich schon viele Male war. Ich stelle mein Handy stumm, sende Manager Oppa schnell ein Daumen-hoch-Emoji und überprüfe in der Handykamera mein Spiegelbild, dann richte ich mich gerade auf.

»Dr. Shim wird gleich kommen«, sagt sie mit Singsangstimme, geht raus und schließt hinter sich die Tür.

Ich weiß, dass ich diesen Job nicht kriegen werde – nichts in diesem Leben ist so einfach. Aber es heißt doch was, dass ich es versuche? Ich denke an die Wahrsagerin, die mir gesagt hat, mein Lebensstrom würde in meinen Zwanzigern die Richtung ändern. Und an die Mädchen und die Notizen von ihrer Online-Recherche zu Bewerbungsgesprächen, die sie gestern mit mir durchgegangen sind. Ich denke an meine Mutter, und dass ich ihr tatsächlich zeigen könnte, wo ich arbeite, weil es etwas Richtiges wäre, und wie glücklich sie das machen würde. Und aus irgendeinem Grund kommt mir auch das Gesicht von Manager Oppa in den Sinn, das ich schnell verscheuche. Totales Chaos. Ich überfliege noch mal meine Notizen, mein Bein zittert jetzt noch stärker.

Wenige lange Minuten später höre ich Dr. Shims Stimme und schwere Schritte im Flur. Die Türklinke bewegt sich wie in Zeitlupe, als er hereinkommt.

Ich wende mich ihm zu, öffne die Augen, soweit ich kann, und lächle.

Auf dem Nachhauseweg später am Abend hole ich Ara und Sujin von SeverLand ab, dem neuesten E-Sport-Entertainment-Center von Berserk Games, Bruce' Firma. Um ehrlich zu sein, der einzige Grund, aus dem ich mir die Mühe mache, dort vorbeizugehen, ist der Rum-Drink, den sie da im Fantasycafé anbieten. Bruce hat mir den manchmal mitgebracht, nachdem er mitbekommen hatte, dass ich Rum mag. Er wird in Behältern verkauft, die aussehen wie Dracheneier. Im Café starre ich auf die Reihe schimmernder Eier und beschließe, doch keins zu kaufen.

Ich finde die beiden wild zockend in einer Ecke des PC Bang. Sujin bedeutet mir, dass sie in zehn Minuten aufhören, Ara blickt nicht mal auf. Ich betrachte das Meer angestrengter, konzentrierter Gesichter, die Bruce mit jeder Minute, die sie an der Gamestation verbringen, in die Tasche spielen. Solange ich auf die beiden warte, mache ich einen irritierten Rundgang durch das Spielelabyrinth. Es ist ein seltsamer Ort, zugleich kindlich und voller Gewalt, mit gruftartigen Türen, kleinteiligen Wandgemälden von Schlachtszenen und Buntglasfenstern, die Feen und Drachen und Kriegerinnen mit riesigen Brüsten zeigen. Ich denke darüber nach, wie viel Geld jedes einzelne Detail gekostet haben muss. Ich erinnere mich, wie Bruce einen Künstler mit ins Ajax brachte, um über die Szenen zu sprechen, die er in seinem Center dargestellt sehen wollte. Der Künstler sagte nicht viel, trank nur ordentlich und grunzte bei allem, was Bruce sagte, mit halb geschlossenen Augen.

Manager Oppa hat mir heute erzählt, dass Bruce wieder ein paar Mal im Ajax war. Alle haben die strikte Anweisung, dafür zu sorgen, dass er mich nicht sieht.

Sujin und ich müssen Ara dabei helfen, Poster mit Spielszenen nach Hause zu tragen, weil sie im Souvenirshop total zugeschlagen hat. Sie dekoriert ihr Zimmer um. »Sie hat alle Taein-Fotos von der Wand gerissen«, flüstert Sujin mir zu, als wir über die Preise staunen. Ich musste Ara davon abbringen, das komplette Cosplay-Outfit einer Wasserelfe aus dem Spiel zu kaufen.

Die Luft ist stickig, und ich frage mich, ob es bald regnet. Die Mädchen wollen Einzelheiten vom Bewerbungsgespräch hören, aber es gibt nicht viel zu erzählen. Dr. Shims Gesicht war so ausdruckslos wie immer. Ich sage ihnen, es war nur zum Üben, sie geben mir Bescheid. Sie sollen nicht merken, wie wichtig es mir ist.

Als wir beim Officetel ankommen, sitzt die verheiratete Frau auf den Eingangsstufen, Wonna, die Hände auf dem Bauch.

Ich weiß nicht, ob ich ihr sagen soll, wie beängstigend sie wirkt, wie sie da im Schatten auf den Stufen sitzt wie ein unheimliches Gespenst und mit leerem Blick auf die Straße sieht. Aber ich brauche mir keine Gedanken zu machen – die Leute gehen einfach vorbei und bekommen vor lauter guter Laune gar nichts mit. An Samstagabenden ist unsere Straße immer sehr belebt – alle Bars sind hell erleuchtet, und die Menschen streiten angeheitert darüber, was sie als Nächstes machen.

»Ich hab mich schon gefragt, wann ihr nach Hause kommt – ich hab gesehen, dass bei euch kein Licht ist, und konnte nicht schlafen«, ruft sie, als sie uns sieht, das Gesicht plötzlich voller Wärme. Ara läuft die Stufen hoch, setzt sich neben sie und zeigt ihr die Poster, die sie gerade gekauft hat. Die verheiratete Frau ist so freundlich, interessiert zu tun, und Sujin beginnt, die einzelnen Figuren zu erklären.

Ich setze mich auf die kühle Treppenstufe neben Sujin, verbeuge mich und sage Hallo, und die Frau tut es mir gleich. Ara hat uns über die neusten Entwicklungen bei ihr und ihrem Baby auf dem Laufenden gehalten, obwohl es mich eigentlich nicht besonders interessiert, um ehrlich zu sein. Offenbar hat die Frau wie im Rausch ihre Wohnung eingerichtet. *Babys brauchen heute die verrücktesten Sachen,* schrieb Ara uns letztes Wochenende von einer Baby-Messe, weil die Frau sie gebeten hatte, sie zu begleiten. Ara schickte Fotos von pastellfarbenen Gitterbettchen mit Zeltdächern, Luftverbesserern für Kinderwagen und würfelförmigen Wasserklärern in Puppenherd-Optik.

»Ich hab ganz vergessen, Miho meinte, Ihre Eltern hätten ein paar Päckchen für Sie bei ihr abgegeben. Die waren heute hier und haben bei Miho geklopft, weil Sie nicht zu Hause waren«, sagt Sujin. »Miho hatte Ihre Nummer nicht, deshalb sollen wir es Ihnen sagen.«

Die Frau schweigt. Dann seufzt sie und sagt, sie sei eigentlich zu Hause gewesen, wollte aber nicht mit ihnen reden und hätte sich deshalb im Bad versteckt.

»Diesmal geben sie sich ganz schön Mühe, nachdem sie bei mir so viel Mist gebaut haben«, sagt sie trocken.

Ich sage, sie sähe aus, als wäre aus ihr was geworden – hat sie nicht einen richtigen Job, und ist sie nicht verheiratet und alles? Aber sie lächelt nur und fragt mich, ob ich Lieferdienste empfehlen könnte. »Das Baby will um ein Uhr nachts immer Brathähnchen«, sagt sie, die Hand auf dem Babybauch.

»Brathähnchen klingt gerade ziemlich gut«, sage ich, und Ara klatscht in die Hände wie ein Kind.

»Wollt ihr mit zu mir kommen und wir bestellen was?«, fragt die Frau ein bisschen nervös. »Ich wollte euch schon lange mal einladen. Ihr könnt den ganzen Whiskey haben, den mein Mann dagelassen hat. Er braucht ihn nicht mehr.«

Bei den letzten Worten wirft sie den Kopf zurück. Ara nickt, und ich sage Ja, und Sujin sagt, sie bestellt und schreibt Miho.

»Oh«, sagt die Frau plötzlich, atmet scharf ein und legt beide Hände auf ihren Bauch.

»Alles in Ordnung?«, fragt Sujin alarmiert.

Sie hält inne, als würde sie auf etwas lauschen, dann atmet sie tief durch. »Mir gehts gut. Ich dachte, es wären Schmerzen, aber es ist wohl nichts.«

Ich betrachte sie. Sie wirkt verloren, aber nicht verzweifelt, und es ist erstaunlich, wie ruhig sie sein kann.

Ara rückt hinter sie, berührt die Haare der Frau und fährt dann fachkundig mit den Fingern hindurch. Die Frau seufzt bebend – als würde sie nach einem langen Tag loslassen – wodurch ich mich auch gleich leichter fühle.

»Wollt ihr … wollt ihr ein Foto von meinem Baby sehen?«, fragt sie mit schüchterner Stimme. Sujin schreit Ja, und sogar ich nicke. Die Frau greift in ihre Jackentasche und holt den dünnen Ausdruck eines 3-D-Ultraschalls hervor, der sich an den Rändern wellt. Er zeigt ein winziges, schimmerndes Gesicht mit geschlossenen Augen und eine Minifaust in der Nähe des Mundes.

»Wow«, haucht Sujin ehrfurchtsvoll, und wir alle schauen uns das Gesicht an.

»Ich hab es noch niemandem gezeigt«, sagt die Frau. »Ich habe eigentlich mit niemandem über das Baby geredet. Ich muss also üben.« Sie legt den Kopf schief, als müsse sie darüber nachdenken.

Als Sujin mir das Foto gibt und ich dieses zarte, wellige Bild in Händen halte, begreife ich einen flüchtigen Moment lang, wie es wäre, nur an morgen zu denken, nicht nur an heute.

Eine Zeit lang sitzen wir schweigend da, immer noch auf dieses Bild eines neuen Lebens blickend, dann sehen wir in der Ferne Miho die Straße entlang- und auf uns zukommen. Sie schwankt ein bisschen, trägt hohe Absätze und ein Kleid, ausnahmsweise, ihr kurzes Haar leuchtet im Licht der Straßenlaternen, und ich sehe, wie die Männer sich nach ihr umdrehen, obwohl sie ihre Blicke gar nicht wahrnimmt. Sie guckt in unsere Richtung, ohne uns wirklich anzusehen, und denkt dabei bestimmt an Wasserfrösche oder an ein Schlangennest oder etwas ähnlich Groteskes.

Als sie die Stufen erreicht, blickt sie auf und lächelt kleinlaut. Sie zeigt sich nicht überrascht, dass wir auf den Stufen sitzen wie Figuren aus einem Musical in Daehak-ro.

»Hey«, sagt Sujin. »Ich hab dir eine Nachricht geschickt. Wo kommst du denn her, in *dem* Aufzug?« Sujin zeigt auf Mihos Kleid aus zartem cremefarbenem Stoff mit kunstvollen

Glockenärmeln, in dem ich das Kleid wiedererkenne, das Shin Yeonhee letzte Woche zu ihrer Filmpremiere trug.

»Ich bin eine Frau voller Geheimnisse«, sagt Miho mit verschmitztem Lächeln, und ich muss daran denken, dass Sujin sagte, wir müssten uns um sie keine Sorgen machen. Miho geht langsam die Stufen hoch, nickt Wonna vertraut zu und setzt sich auf meine andere Seite. Sie atmet aus, und ich lege einen Arm um ihre Schultern. »Ich hab Hunger«, sagt sie, und ich sehe sie augenrollend an, so wie immer.

Es fällt ein Regentropfen, und ich bedecke das Foto panisch mit der Hand, um es zu schützen, und gebe es der Frau eilig zurück. Sujins Handy läutet, und als sie rangeht, fragt der Lieferservice, der unser Officetel nicht findet, wo er hinsoll. Es fallen noch mehr Tropfen, immer dichter. Also stehen wir alle auf und machen uns gemeinsam auf den Weg nach oben, während der Himmel beginnt zu knistern, uns ins Visier nimmt und die betrunkenen Männer an uns vorbeitaumeln.

Dank

Mein ewiger Dank gilt meiner brillanten Agentin Theresa Park und ihrem beeindruckenden Team bei Park & Fine – Alex Greene, Abigail Koons, Ema Barnes, Marie Michels, Andrea Mai und Emily Sweet. Es ist mein Glück, von ihren außergewöhnlichen Einsichten und Mühen zu profitieren. Wie ich ihr jedes Mal sage, wenn ich sie sehe: Danke, Theresa, dass du mein Leben verändert hast.

Jennifer Hershey schulde ich für immer Dank für ihre Geduld, Anleitung und ihren Weitblick. Jede Lektoratsrunde hat mein Buch so viel besser gemacht, und ein beruhigendes und vergnügliches Erlebnis war es obendrein. Kara Welsh, Kim Hovey, Quinne Roberts, Taylor Noel, Jennifer Garza, Melissa Sanford, Maya Franson und allen bei Ballantine und Penguin Random House, die an diesem Buch gearbeitet haben, sowie meiner UK-Lektorin Isabel Wall bei Viking – danke, dass meine erste Verlagserfahrung wunderbarer war, als ich es mir hätte träumen lassen.

All dies begann als Erzählung in Binnie Kirshenbaums Workshop bei der Writing Division der Columbia University. Ihr aufmerksames Lesen und ihre Ermunterung waren der Auslöser für den Versuch, sie zu einem Roman weiterzuentwickeln. Allen Lehrenden, die ich hatte: Danke, dass ihr genau die Bücher empfohlen habt, die ihr empfohlen habt, und dafür, dass ihr mich zum Nachdenken über Zeit und Story und *Suspension of Disbelief* gebracht habt: Catherine Tudish, Cleopatra Mathis, Heidi Julavits, Rebecca Curtis, Julie Orringer und Jonathan Dee. Ein besonderer Dank gilt Ed Park für Weisheit, Empfehlungen und lebhafte Diskussionen aller koreanischen und koreanisch-amerikanischen Dinge.

Während ich über diese jungen Frauen schrieb, griff ich auf viele Themen zurück, an denen ich als Seoul-Redakteurin von CNNGo und später CNN-Travel gearbeitet habe. Meine Vorgesetzten Andrew Demaria und Chuck Thompson gaben mir einen Traumjob und brachten meine Texte tagtäglich unerbittlich in Form. Danke für diese unbezahlbare Ausbildung.

Min Jung Lee führte mich durch die sagenumwobenen Flure von Random House, lange bevor mein Buch fertig war, und sagte mir nach einer frühen Lektüre, sie sei sicher, ich würde bald veröffentlicht werden. Ohne sie hätte ich nie den Mut gehabt, mein Manuskript irgendwo hinzuschicken.

Vor zehn Jahren las ich, während ich in Korea beim Arzt im Wartezimmer saß, in einem Interview in der *Elle* zum ersten Mal von Janice Lee. Ich konnte nicht wissen, dass sie zu so einer bedeutenden Figur für mich als Autorin werden würde. Danke, Janice, für deine Ermunterung und Großzügigkeit.

Als ich zurück nach New York gezogen war, hatte ich dank der Columbia Fiction Foundry und den wöchentlichen Workshops im Center for Fiction mit Vanessa Cox Nishikubo und Cindy Jones Gelegenheit, mein eingerostetes Schreiben auf Vordermann zu bringen. Außerdem danke ich Soo Kong und meiner Dartmouth-Korea-Familie für ihre große Unterstützung, allen voran dem geschätzten Dr. Michael Kim von der Yonsei University, Henry Kim, Jaysen Park, Dr. Euysung Kim und Kevin Woo. Mein talentierter Onkel, der Journalist Chun Kyoung Woo, beantwortet jede meiner willkürlichen Fragen mit nachdenklichen Theorien und stellt mich den coolsten Menschen in Korea vor.

Wann immer ich meinen Onkel und meine Tante in Daejeon besuche und aufbleibe, um spannenden Familiengeschichten zu lauschen, inspiriert mich das, ein nächstes Buch zu plotten. Ich muss wirklich anfangen, diese nächtlichen Geschichten aufzunehmen.

Für wichtiges Feedback in Zeiten der Not geht ein besonderer Dank an meine lieben Freundinnen Jean Pak und Violet Kim, die verschiedene Versionen des Manuskripts gelesen haben.

Christie Roche, mütterliche Freundin, Lifehack-Beraterin und tägliche Therapeutin – was würde ich ohne dich machen? Ich verdanke dir meine Zurechnungsfähigkeit oder was davon übrig ist. Mögen uns die Worte bei unseren tagtäglichen Nachrichten und plötzlichen Telefonaten nie ausgehen.

Für ihre schönen Seelen und ihre sprachlos machende Großzügigkeit während der dunklen Zeiten unserer Familie und für all das Lachen und die Überfülle an Essen während der guten Zeiten: Annie Kim und Jeff Lin.

Den Freunden meiner Eltern, die nach dem Tod meines Vaters für meine Familie da waren – danke für all eure Geschichten, die Unterstützung, die Mahlzeiten und die Liebe. Ich wünschte, ich wäre in der Lage, meine Dankbarkeit persönlich besser auszudrücken.

Meine Schwiegereltern Jun-jong Lee und Haesook Lim haben in vielen entscheidenden Momenten unsere Kinder genommen, während ich an diesem Buch schrieb. Danke, 아버님 und 어머님, dass ihr euch immer so liebevoll um sie gekümmert habt, wie es eure Art ist, und für all die Mühe, die ihr euch für unsere Familie macht. Außerdem danke ich der Großfamilie in Marlton für ihre warmherzige Unterstützung.

Soon Hyouk Lee und Michelle Lee für beispiellose Liebe, Beratung und Unterstützung als unerschütterliches Rückgrat unserer Familie. Die Nichten Maia und Aster ebnen unseren Mädchen immer den Weg und zeigen uns, wie man es machen sollte.

Mein Bruder Chris war, seit ich mich erinnern kann, mehr als begeistert von meinem Schreiben. Ich liebe und vermisse dich so sehr – hoffentlich leben wir eines Tages wieder auf demselben Kontinent. Meine Schwägerin, Jenny Jeeun, du bist so eine süße und optimistische Kraft in unserem Leben – was für ein Geschenk, dass du von einer Freundin zum Familienmitglied geworden bist.

Dafür, dass sie mir als Kind Bibliotheken voller Bücher vorgelesen hat, dafür, dass sie während meiner koreanischen Schuljahre die ganze Nacht mit mir wach blieb, um für dreizehn Fächer zu lernen, dafür, mir ihre hohen Standards beizubringen, obwohl ich ihnen nicht genüge, und für all ihre Opfer für ihre Kinder, bin ich meiner außergewöhnlichen Mutter Minkyung Shon zu ewigem Dank verpflichtet. Aufgewachsen mit dem Reichtum ihrer fesselnden Geschichten und erhellenden Kommentare zum Leben, konnte ich gar nicht anders, als Schriftstellerin zu werden. Meinem Vater, den ich jeden Tag vermisse. Ich wünschte, er wäre hier, um dieses Kapitel meines Lebens mit mir zu erleben.

Meinen kleinen Töchtern, Cora und Avie – die Quelle größter Verzweiflung und völliger Verzückung –, ihr seid ständig sprudelnde Inspirationsquellen. Heute Morgen sagte Cora zu mir: »Ich liebe dich mehr als alles andere«, während Avie zum ersten Mal »Ich LIPich!« sagte, was meine Gefühle für sie auf den Punkt bringt.

Schließlich meinem Mann Soon Ho Lee, der alles und jedes liegen lässt, um bis in die Nacht oder morgens in der Bahn geänderte Fassungen zu lesen, mit dem ich stundenlang über Figuren, einzelne Worte und Nuancen geredet habe, der alle Aspekte des Schreibens an diesem Buch mit dem unerklärlichen, unerschütterlichen Glauben unterstützt hat, der ein Wunder ist und an den ich mich nie gewöhnen werde. Ewig danke.

Damals, jetzt und überhaupt

Die Sweets – Mutter, Vater, zwei Kinder – leben in einem Städtchen in Neuengland, wo auf den ersten Blick alles beschaulich erscheint. Jamaica Kincaid erzählt vom schwierigen Miteinander und allmählichen Auseinanderbrechen einer Familie. Sie scheut sich nicht, in die Abgründe der Seele zu leuchten, und sie kreist ein, was die Zeit mit den Menschen anstellt.

Die Autobiografie meiner Mutter

Claudette Richardson erzählt ihre Lebensreise in Dominica: Die eigene Mutter stirbt bei der Geburt, sie wächst bei einer Pflegemutter auf. Wie soll sie, gefangen in innerer Einsamkeit, lieben lernen? Stattdessen entdeckt sie ihren Eros und heiratet zuletzt einen reichen weißen Mann, der sie nie glücklich machen kann.

Lucy

Lucy, 19 Jahre alt, kommt von den Westindischen Inseln zum ersten Mal nach New York. Als Au-pair-Mädchen lebt sie bei Mariah und Lewis, einem wohlhabenden Ehepaar mit vier kleinen Töchtern. Alles ist neu für Lucy, sie entdeckt eine vollkommen fremde Welt, die Angst macht und erschreckt. Doch die junge Frau kämpft um ihre innere Unabhängigkeit.

»Die Geschichten, die uns Kincaid erzählt, entfalten eine nachhaltige Kraft, der man sich kaum entziehen kann.«
Frankfurter Allgemeine Zeitung

»Kincaid ist eine unserer tiefschürfendsten Autorinnen. Sie verfügt über ein poetisches Verständnis dafür, wie sich Politik und Geschichte, Privates und Öffentliches überschneiden und die Grenzen verschwimmen.« *The New York Times*

Mehr über Autorin und Werk auf *www.unionsverlag.com*